Susanne Strauß

Denn es pilgert sich leichter mit kleinem Gepäck

Mein Jakobsweg. Mein Schwarzwald.

Mein Camper.

Meine Multiple Sklerose

Wie können wir wissen, wer wir sind, wenn wir nicht wagen, was in uns steckt.

Paulo Coelho

Impressum

Verlag: Susanne Strauß

Konradin-Kreutzer-Straße 9

78166 Donaueschingen

susisbuch@gmail.com

Druck: epubli, ein Service der neopubli GmbH, Berlin

Printed in Germany

Inhalt Teil 1:

Prolog - 9

Ich plane wieder einen Jakobsweg und ein Buch entsteht - 12

Meine Multiple Sklerose - 15

Mein erster kleiner Nervenzusammenbruch - 26

Die erste und die zweite Diagnose - 29

Die Tage daheim - 35

Meine beiden Basistherapien - 38

Ein kleines Abenteuer um Donaueschingen - 43

Der Neckar-Baar-Jakobsweg von Horb am Neckar bis Oberndorf-am Neckar - 46

Von Oberndorf am Neckar bis Rottweil - 51

Von Rottweil nach Villingen - 54

Von Villingen in mein Heimatstädtchen Donaueschingen – 59

Von Hüfingen nach Blumberg - 63

Der Bregtaler Jakobsweg von Donaueschingen bis Blumberg - 68

Hilfe ein Symptom wird plötzlich sichtbar - 72

Der Kinzigtäler Jakobsweg - 79

Tag eins von Loßburg nach Schenkenzell, Pilgertag mit Ehemann - 81

Tag zwei von Schenkenzell nah Hausach, mit Spirit von Bruder Otto - 84

Tag drei von Hausach nach Zell am Harmersbach, der Obstpflücktag - 99

Tag vier von Zell am Harmersbach bis irgendwo in Offenburg, der Prinzessinnentag - 102

Tag fünf von irgendwo in Offenburg bis Kehl, der Tag an dem der Regen kam - 119

Der Beuroner Jakobsweg

Tag eins von Hechingen nach Tieringen, ein heißer Spätsommertag - 129

Tag zwei von Tieringen nach Irndorf, das Grauen im Naturschutzgebiet - 136

Tag drei von Irndorf nach Meßkirch, eine kleine Farm im Donautal - 144

Mein zweiter Zusammenbruch und wie ich Yoga für mich entdeckte - 149

Der vierundzwanzig Stunden Trail im Schwarzwald - 154

Hoch hinauf zur Zugspitze - 163

Jahreswechsel 2021/2022 mit einem Schub, Kortison und der Planung für den Camino del Norte - 173

Inhalt Teil 2

Mein Camino del Norte Tag eins, die Anreise erster Teil - 181

Tag zwei Anreise zweiter Teil und die ersten fünf Kilometer Fußmarsch - 184

Tag drei Irun (Kirche Berg) nach San Sebastian - 187

Tag vier von Picknickplatz auf Höhe Itziar bis kurz vor Deba - 196

Tag fünf von Deba nach Markina Xemain - 203

Tag sechs von Markina Xemain bis Gernika Lumo - 210

Tag sieben von Gernika nach Bilbao - 218

Tag acht von Bilbao doch noch bis La Arena - 226

Tag neun La Arena bis Gastro Urdiales und mit Henry drei Kilometer weiter nach Cerdio - 239

Tag zehn von Cerdio nach Laredo - 248

Tag elf von Laredo über Noja nach Güemes, barfuß am Meer - 258

Tag zwölf Von Güemes nach Santander im Pilgergänsemarsch zur Küste - 271

Tag dreizehn von Santander/Mogro nach Orena - 278

Tag vierzehn von Orena nach La Cerruca - 287

Tag fünfzehn von La Cerruca nach Colombres, plus vier Kilometer mit Henry nach La Franca - 299

Tag sechzehn von La Franca nach Llanes, alle wieder da - 309

Tag siebzehn von Llanes nach Cuerres - 318

Tag achtzehn von der Küste bei La Espina nach Colunga, ein Tag im Regen - 325

Tag neunzehn von Colunga nach Peon, der letzte Pass - 333

Tag zwanzig von Peon nach Gijón nach Avilles, der letzte Tag auf dem Camino - 342

Und das Beste zum Schluss - 367

Prolog:

Wann und wo beginnt unser Weg 372

Danksagungen - 374

Prolog

Heute, ich bin noch immer mittendrin im Schreiben meines Buchs und mache mir Gedanken, wie und wann ich es endlich veröffentlichen kann, da fragt mich mein Mann Thilo zum ersten Mal, wie ich damals dazu kam, auf den Jakobsweg zu gehen und ich erzählte ihm Folgendes.

Bewusst vom Jakobsweg gehört hatte ich noch nicht. Ich war mit Sonja ausreiten. Sie erzählte vom Jakobsweg, „kennst du den nicht"? Ich zuckte mit den Schultern und sah sie fragend an. Sie klärte mich ausführlich über den Jakobsweg auf, voller Neugier und Interesse lauschte ich Sonjas Worten und hing förmlich an ihren Lippen. „Das klingt alles wie ein schönes Abenteuer", sagte ich begeistert. „Naja weniger Abenteuer, für mich soll es eher eine spirituelle Erfahrung werden", erwiderte sie. Von diesem Zeitpunkt an hat mich der Jakobsweg in seinen Bann gezogen und lässt mich bis heute nicht los. Spontan fragte ich sie, ob sie sich vorstellen könnte, dass ich sie begleite.

Kaum zuhause angekommen erzählte ich meinem damaligen Freund davon, er fand die Idee gut, „wenn du das gerne machen willst, ich leg dir keine Steine in den Weg, aber wie willst du das deinem Chef verklickern, solange Urlaub zu nehmen"? "Ach das bekomm ich schon hin".

Letztendlich wurde aus dem gemeinsam geplanten Jakobsweg nichts und so wollte ich mich allein auf den

Weg machen. Mir war anfangs nicht ganz wohl bei dem Gedanken, auf mich allein gestellt zu sein, mit der Planung und mit allem, ich hatte ja noch nicht mal einen Rucksack. Zur gleichen Zeit erzählte mir ein Freund, dass er einen Artikel einer Dame in der Wochenzeitung entdeckt habe, die den Jakobsweg gegangen war. Sie halte in ein paar Tagen einen Diavortrag über ihre Pilgerreise. Perfekt, da geh ich hin.

Der Diavortrag hielt mich nicht davon ab, den Jakobsweg zu gehen, nein, ganz im Gegenteil, ich war mehr denn je Feuer und Flamme. Die Dame lud mich einige Tage später zu sich ein und erzählte mir alles Wissenswerte über den Jakobsweg, vor allem, was ich an Gepäck brauche und was unnötig ist. Das war mir eine sehr große Hilfe.

Kein einziges Mal, während ich ihm alles erzählt habe, hat Thilo mich unterbrochen.

Teil 1

Jeder Tag ist anders

Ich plane wieder einen Jakobsweg und ein Buch entsteht

Heute ist Sonntag, der 16.02.2020 meine Pilgerreise plane ich nun schon seit Anfang September 2019, als ich mit Thilo in unserem Bayernurlaub am Ammersee war. Mein Rucksack steht seit gestern halb gepackt in greifbarer Nähe. Wer packt den schon seinen Rucksack 45 Tage bevor die Reise beginnt? *Na ich*.

Oder plane ich die Reise etwa schon länger, schon immer? Jedenfalls mit Sicherheit seit dem Tag, als ich vor etwa neun Jahren zum zweiten und bisher letzten Mal Santiago de Compostela verließ. Die Umsetzung dauerte nur etwas länger, aber in genau diesem Urlaub, an diesem erholsamen Ort, an diesem wunderschönen See mit den unvergesslichen Sonnenuntergängen, erscholl der Ruf des Weges in mir so laut, so unüberhörbar. Mir blieb keine andere Wahl, als meinem lieben Ehemann zu sagen, dass ich diesem Ruf folgen muss. Ich wusste, dass es keine Alternative gab. Ich muss nochmal aufbrechen und meinen Weg gehen. Meine Seele ist seit diesem Tag schon unterwegs, was folgt, sind in 45 Tagen meine Füße. Tragen werden sie mich über 22 Tage lang auf einer Strecke von fast 700 Kilometern entlang der spanischen Küste auf dem Camino del Norte. Und eines verspreche ich euch jetzt schon, meine lieben Beine ihr werdet mich tragen, ihr werdet mich Schritt für Schritt begleiten, ihr werdet genau wie ich nicht aufgeben, ihr seid an meiner Seite 22 Tage lang, jeden Tag.

Einfach wird es sicher nicht, ich habe mir für meinen dritten Jakobsweg, den ich nun gehen will, den härtesten der Wege ausgesucht. Die Strecke ist mit den vielen Steigungen, dem ewigen auf -und ab entlang der Küste, den schmalen Wegen und den langen, von mir veranschlagten Etappen von mindestens 30 Kilometern pro Tag sicherlich eine Herausforderung, der ich mich in vollem Bewusstsein stelle. Der Weg wird mir die Stärke und die Kraft, das Durchhaltevermögen und die Freude geben, die ich von ihm erwarte. Das ist die Anforderung, die ich an den Weg stelle.

Abgesehen von der eigentlichen Härte des Camino del Norte kommt dazu, dass nur etwa sechs Prozent der Jakobswegpilger diesen Weg gehen. Das heißt wohl, dass es vermutlich um die Jahreszeit, in der ich unterwegs sein werde, nicht gerade von anderen Pilgern wimmeln wird. Es wird ruhig sein auf dem Weg, diese Ruhe werde ich brauchen auf meiner Suche. Eine Suche nach was? Was suche ich und was werde ich finden? Warum tun sich die Menschen die Strapazen des Weges an, warum ich?

Meine Seele ist schon lange unterwegs, wie lange, das kann ich nicht sagen. Irgendwann machte sie sich auf den Weg ohne mich und wir müssen jetzt hinterher. Wir, das sind meine Füße, mein Quasimodo und natürlich *ich.* Susi Strauß, noch 41 Jahre alt. Auf den Tag genau in drei Wochen werde ich 42 Jahre und fünf Wochen später brechen wir auf. Wir, werdet ihr euch fragen, und wer ist Quasimodo?

Quasimodo ist seit drei Jahren mein ungebetener Gast. Eingeladen habe ich ihn nicht in mein Leben und haben wollte ich ihn auch nicht. Aber er ist da und er wird bleiben für immer. Wegrennen kann ich selbst vor ihm nicht. Quasimodo, warum ich? Das frage ich ihn immer wieder, ich, die immer auf Achse ist, immer unterwegs, am liebsten draußen so oft es geht, keine Ruhe findet, sich immer neue Herausforderungen sucht.

Geh wieder weg, geh zu jemand anderem, ich habe keine Kraft für dich. Aber du hast mich gar nicht gefragt, kamst einfach zu mir an diesem Tag. Der Tag, der alles verändert hat in meinem Leben. Und Du gabst mir ein Versprechen, das ich nie wollte. Du versprachst mir, ab jetzt für immer bei mir zu bleiben, an meiner Seite. Mein Quasimodo, meine Multiple Sklerose.

Akzeptiert habe ich dich noch lange nicht, selbst wenn ich dir einen Namen gegeben habe. Aber so sind wir Menschen, wir geben den Dingen einen Namen. Jedem zugelaufenem Kätzchen, das plötzlich da ist. Man füttert es an und macht es vertraut, irgendwann kriegt man es nicht mehr los, man nimmt sich seiner an, beginnt vielleicht sogar es zu lieben. Warum also nicht einer uneingeladenen Krankheit einen Namen geben? Eine Krankheit, die dich nicht gefragt, hat, ob du sie haben willst, dich als Besitzer ausgesucht hat und beschließt zu bleiben. Werde ich sie eines Tages annehmen können, endlich akzeptieren? Ich weiß es nicht. Aber genau darum geht es.

Meine Multiple Sklerose

Es passierte an einem Wochenende im August 2017. Es war ein sehr intimer Moment, als ich zum ersten Mal merkte, dass etwas nicht stimmt. Das Gefühl blieb den ganzen Tag. An den folgenden Tagen verstärkten sich die Symptome zunehmend. Ein unangenehmes Kribbeln breitete sich beginnend von meiner Scham immer weiter nach unten aus. Eigentlich wollte ich auf dieses Thema nicht so ausführlich eingehen, aber du sollst wissen, was ich durchgemacht habe. Zum ersten Mal bemerkte ich es auf der Toilette. Hm, das ist jetzt aber komisch, dachte ich, als ich mich mit Toilettenpapier säuberte, das Papier kratzte merkwürdig, fühlte sich rau an. Ich schaute auf die Toilettenpapierrolle an der Wand, das ist dasselbe wie immer. Aber das Gefühl blieb den ganzen Tag, bei jedem Toilettengang.

Ebenso am nächsten Tag bei der Arbeit, als ich auch da zur Toilette ging. *He, was geht, was ist denn mit dem Papier überall los*, fragte ich mich immer wieder, keinen Gedanken verschwendete ich daran, dass es etwas anderes sein könnte. Wie auch, zeigte es sich doch anfangs immer nur auf der Toilette und nur in meinem intimsten Bereich.

Einen Tag später fing dieses taube Gefühl, dieses Kribbeln deutlich an zu wandern, über meine Pobacken, meine Schenkel, meine Knie. Die Waden und zuletzt die Füße kribbelten. Gegen Nachmittag hielt es in meinen Schuhen nicht mehr aus. Ich streifte mir die Schuhe unter meinen Schreibtisch ab und lief in Socken umher. Voller Sorge sprach mich mein Arbeitskollege auf mein Befinden an und riet mir bald zum Arzt zu gehen. Aber ich und Ärzte! Das ist etwa so wie Feuer und Wasser, Vogel und Fisch, Wolf und Lamm. Nur wer ist hier der Wolf, wer das Lamm? Ich gab dann dem Drängen meines Kollegen nach und rief gegen Feierabend bei meiner Orthopädin an. Sie hatte Urlaub, der Anrufbeantworter verwies mich an eine mir fremde Praxis. Der sehr freundlichen Arzthelferin schilderte ich meine Beschwerden. Sie ging einfühlend auf mich ein, sagte aber, dass das kein orthopädisches Problem sei und ich mich an einen anderen Arzt wenden müsse. So blieb mir nichts anderes übrig, als genauso hilflos wie vor dem Gespräch mit einem Schulterzucken, den Hörer aufzulegen.

Völlig aufgewühlt und verstört von diesem Tag und den merkwürdigen Symptomen, wollte ich nach Feierabend eine Runde auf meinem Motorrad drehen. Dass das keine so gute Idee war, merkte ich schon nach kurzer Zeit. Ich fuhr den Aussichtspunkt an mit dem wunderbaren Blick auf die Hegau-Vulkane und den Bodensee, ja, das ist meine Heimat. Ich saß etwas abseits auf einer Bank und versuchte den Ausblick und die nahende Abendstimmung zu genießen, aber es gelang mir nicht. Meine Gedanken um meinen Körper und das fürchterliche Kribbeln holten mich ein. Es länger zu ignorieren war mir gar nicht mehr möglich.

Hier meldete *er* sich zum ersten Mal, Quasimodo, damals noch namenlos. Ich versuchte einen klaren Gedanken zu fassen, mir meine nächsten Schritte zu überlegen. Was soll ich nur tun, was passiert hier? Es war Dienstag, noch drei Tage, dann wollte ich mit Thilo zu unserer Reise in die Toskana aufbrechen. Zwei Wochen mit dem Caprio durch Italien, ein lang ersehnter Traum sollte wahr werden, der sich aber nun immer mehr zu einem Alptraum wandelte. Ich versuchte krampfhaft immer wieder klar zu denken und zu ignorieren, was da in mir vorging, ich schaffte es nicht. Bei Kopfschmerzen gelang es mir manchmal, mich mit einem extra starken Espresso abzulenken, aber hier Fehlanzeige, nichts ist mehr mit ignorieren. Mein Blick schweifte unruhig umher, ich konnte die Aussicht nicht mehr genießen. Ich war wie zugeschnürt, es gab nur noch dieses Kribbeln. Ich schaute zu meinem Motorrad, wie es dastand und da fiel es mir wie Schuppen von den Augen, morgen früh muss ich zum Arzt, es gibt kein aber mehr, kein Aufschieben, kein Abwarten. Das war schwer für mich.

Die Nacht war qualvoll, voller Fragen, Fragen, die ich nicht mal stellen konnte, war ich doch mit dieser Situation völlig überfordert. Eigentlich war die ganze Nacht nur ein riesiges Fragezeichen in meinem Kopf.

Am nächsten Tag brauchte ich keinen Wecker, ich lag früh morgens wach und grübelte. Ich setzte mich ohne Frühstück in mein Auto, ich war zu aufgewühlt dafür. Der Satz der Arzthelferin „es ist kein orthopädisches Symptom, das Sie da beschreiben," ließ mich nicht mehr los. Natürlich ist es was Orthopädisches, ich habe mir irgendeinen Nerv, im Rücken oder so was verklemmt, das hört man doch immer wieder. Außerdem hatte ich seit Jahren Probleme mit meinen Bandscheiben, also ist es so etwas, entschied ich und mit diesen Gedanken fuhr ich zu meiner Hausärztin.

Auch bei meiner Hausärztin schilderte ich meine Symptome erst mal der Sprechstundenhilfe. „Nehmen Sie bitte noch kurz Platz". Ja genau kurz, ich richtete mich darauf ein, ewig dort zu sitzen, da ich keinen Termin hatte, wurde aber schon nach kurzer Zeit aufgerufen. Auf den Ruf meines Namens hin, stand ich auf und genauso schnell setze ich mich fast auf den Boden des Wartezimmers. Irgendetwas blockierte in dem Moment meine Beine, sie waren weich wie Gummi und ich nahm auf meinem Weg nach draußen noch scheppernd ein, zwei Stühle mit. Ich konnte mich gerade noch so fangen, sonst wäre ich glatt zwischen den beiden Stühlen zu Boden gegangen. Oh, man nur schnell weg hier. Die anderen Patienten denken bestimmt, dass ich am frühen Morgen *schon einen gekippt habe.*

Ich torkelte ins Sprechzimmer. Bei meiner Ärztin war an dem Tag ein Praktikant mit dessen Anwesenheit ich einverstanden war.

Sie machte einige Tests und stellte mir Fragen und verständigte sich immer wieder wortlos mit dem Praktikanten, nur ich verstand gar nichts.

Schließlich sagte sie, ich müsse für weitere und genauere Untersuchungen ins Krankenhaus. Sie schrieb mir eine Überweisung und sagte ich soll direkt in die Notaufnahme gehen und mich auf einen längeren Aufenthalt einstellen. Auf meine Fragen zu einer ersten Diagnose, was mit mir los sei ging sie nicht weiter ein, aber ihr sorgenvoller Blick und der Ausdruck in ihrem Gesicht sprachen Bände.

Ich rief meiner Kollegin bei der Arbeit an, dass ich wohl heute nicht mehr erscheine aber nichts Genaueres wisse, weil mir keiner erklärte, was mit mir sein könnte. Ich machte mich also mit zitternden und kribbelnden Beinen, denn mein Zustand verschlimmerte sich konstant, auf dem Weg ins Krankenhaus.

In der Notaufnahme angekommen, gab ich meine Überweisung ab und wurde zum Warten auf einen Stuhl gesetzt. Schon wieder warten, wie ich es *liebe* zu warten. Warten ist das Schrecklichste, vor allem wenn man auf etwas wartet, eine Diagnose zum Beispiel.

Eine Pflegerin holte mich aus dem Wartebereich ab und brachte mich ins erste Behandlungszimmer.

Wieder wurden mir Fragen gestellt, wann mein Geburtstag ist, über mein Befinden und ob ich schwanger bin. Nein, ich bin nicht schwanger und wie soll man sich schon fühlen, wenn niemand mit einem redet. Mir wurde ein Venenzugang gelegt, ein paar tröstende Worte gesagt, meine Hand gestreichelt und ich verließ den Raum mit vielen Fragezeichen im Gesicht.

Im nächsten Behandlungszimmer wartete ich zwei Stunden, ging umher, lag aber auch zeitweise auf der Liege, weil ich unsagbar müde war. Einige Male ging die Türe auf und verschiedene Krankenschwestern kamen und gingen und bedienten sich mit verschiedenen Sachen aus den Schränken, ich bin wohl im Lagerzimmer gelandet.

Dann endlich kam er, *mein* Arzt, ein Arzt dessen Namen ich gerne vergessen habe und der mir am kommenden Sonntag meine Diagnose mit solcher Wucht an den Kopf knallen wird, dass mir erst einmal für Minuten die Sprache verschlug. Auch dieser Arzt hatte an dem Tag zwei junge Praktikantinnen an seiner Seite, zwei Mädchen die offensichtlich keine Lust auf das hatten, was sie tun sollten.

Diesem Arzt musste ich wieder jede Menge Fragen beantworten, Untersuchungen über mich ergehen lassen und alles genau schildern, was ich die letzten Tage durchlebt habe.

Er war mir unsympathisch dieser Kerl, so ein Typ in Weiß, der sich für etwas Besonderes hielt und sich mit den Mädchen in der dritten Person über mich unterhielt. *Hallo, ich kann Euch hören*, denke ich bei mir. Aber auch er wollte mir nichts zu meinem Zustand sagen, jedenfalls jetzt noch nicht. Bei den Untersuchungen, die er mit mir durchführte, merkte ich, dass sich mein Zustand noch weiter verschlechtert hat und ich mittlerweile Probleme hatte zu stehen, geschweige denn vernünftig zu gehen. Zu all meinem Elend teilte mir dieser Arzt mit, dass ich für weitere Untersuchungen einige Tage im Krankenhaus bleiben müsse.

Ich und Krankenhaus und dortbleiben? Nein ohne mich, da mach ich nicht mit, aber mich fragt ja keiner.

So oder so ähnlich waren auch die Worte, die ich ihm ins Gesicht schleuderte, „ihr könnt doch die Untersuchungen machen, ohne dass ich über Nacht bleibe". „Nein können wir nicht, die ziehen sich über mehrere Tage hin". „Na dann komm ich morgen wieder und übermorgen auch". „Nein sie bleiben da, es geht nicht anders, die Untersuchungen finden früh am Morgen statt und sehr spontan, je nachdem welche, da müssen sie vor Ort sein". So ziemlich genau war der Wortwechsel zwischen uns. Dann rief er irgendwo an, buchte ein Zimmer für mich und zu den Mädchen sagte er wieder in der dritten Person über mich, „sie ist sich über den Ernst Ihrer Lage noch immer nicht bewusst". Bitte was für eine Lage? Redet hier mal endlich jemand mit mir? Zur Krönung setzte er mich zum Abschluss in einen Rollstuhl. Den ich zu dem Zeitpunkt auch bitter nötig hatte, denn nun gaben meine Füße unter der Last endgültig Ihre Tätigkeit auf. Vom Pflegetaxi wurde ich auf mein Zimmer gebracht, wo ich, genau, wieder einmal wartete.

Ich saß auf der breiten Fensterbank und schaute zum Fenster raus. Es war ein herrlicher Spätsommertag, ins Krankenbett lege ich mich sicher nicht rein. Durchhalten, du kommst da sicher bald wieder raus, Mist, nein das konnte selbst ich mir nun nicht mehr einreden. Mein Adrenalinspiegel stieg an, ich schwitzte stark und merklich. Im Badezimmer zog ich mein T-Shirt aus und wusch mich etwas, setzte ich mich wieder auf die Fensterbank, ich öffnete das Fenster, um etwas frischen Wind abbekommen zu können.

Die Türe ging auf, eine junge Ärztin, freundlich und nett, oh ja, diese gab es hier auch, kam rein und klärte mich über die erste, von den vielen der noch folgenden Untersuchung auf. Eine Lumbalpunktion stand an. Eine was? Das habe ich noch nie gehört. Sie klärte mich auf und drückte mir eine Broschüre über die Untersuchung in die Hand, die ich auch unterschreiben muss, sollte ich zustimmen und gab mir einige Minuten Bedenkzeit, für die sie das Zimmer nochmals kurz verlies.

Als sie kurz darauf wiederkam, war sie in Begleitung einer jungen Schwester, diese sollte mir bei der Untersuchung meine Hand halten. Wie bitte meine Hand halten? Ich bin 39 Jahre alt ich habe keine Angst vor Spritzen. Aber die junge Frau ließ sich von ihrem Vorhaben nicht abbringen und setzte sich mir gegenüber. Für die Untersuchung musste ich mich nun doch auf das Krankenbett setzen. Brav hielt sie mir meine beiden Hände, ganz sanft, ich ließ es geschehen. Was die Ärztin hinter meinem Rücken tat, sah ich nicht, ich sah auch die Spritze nicht und das war gut so. Sie erledigte ein paar Vorbereitungen, ich konnte es rascheln hören, sie stopfte mir auch ein kleines OP-Tuch in meinen Hosenbund. Zum Glück sah ich die Nadel, die sie mir zwischen meine Wirbel stach, erst als sie wieder draußen war. Die Ärztin, diese wunderschöne sanfte, zierliche Frau, mit roten Locken, setzt nun die Spritze an, fragte mich, ob ich bereit bin, ich soll mich nun nach vorne bücken und einen runden Rücken machen. Die beiden Frauen tauschten einen kurzen Blick, der Griff um meine Hände wurde stärker und die Spritze drang in meinem Rücken ein, irgendwo zwischen irgendwelche Wirbel ganz tief. Jetzt wusste ich auch, warum das mit dem Händehalten so nötig war. Ich weiß bis heute nicht, ob ich dieser jungen Schwester alle Finger gebrochen habe, aber ich danke ihr dafür, dass sie da war für mich, Danke.

Bei dieser Untersuchung wird einem im unteren Rücken, da wo kein Knochenmark mehr ist, das aber immer noch vom Hirnwasser umspült wird, eben dieses Hirnwasser entnommen. Im Labor wird es auf verschiedensten Krankheiten untersucht. Die Ärztin sprach unter anderem von einer Borreliose oder einer möglichen Bakteriellen Krankheit, man müsse eben alles in Betracht ziehen.

Das war also die erste Untersuchung, die hatte ich nun geschafft. Das abgezogene Hirnwasser geht nun ins Labor. Bei einem Zeckenbiss oder einer Bakteriellen Infektion, so sagte sie mir, müsse ich für zehn Tage im Krankenhaus bleiben, bekäme jeden Tag eine Cortisontherapie intravenös, oder es wäre etwas anderes, da müsse ich bei gleicher Behandlung für fünf Tage bleiben. Was das aber wäre, könne sie mir zum jetzigen Zeitpunkt noch nicht sagen. Ja ich merke schon, hier will einem niemand irgendwas sagen. Aber In genau fünf Tagen am Montag wollte ich mit Thilo zu unserem Italientrip starten. Das müsse ich wohl verschieben meinte sie noch.

Frustriert, müde und erschöpft legte ich mich ins Bett, das war mir jetzt auch egal. Das Zimmer teilte ich mir, mir noch einer unbekannten Frau, die zu diesem Moment operiert wurde. Ihre Tochter, die zu ihrer Unterstützung mit im Krankenhaus war, steckte alle halbe Stunde ihre Nase ins Zimmer, um zu sehen, ob ihre Mutter schon aus dem Aufwachraum zurück im Zimmer war und lächelte mich dabei einfühlsam an.

Am frühen Abend kam endlich mit sorgenvollem Gesicht Thilo zu Besuch. Er brachte mir all das, was man in einem Krankenhaus für einige Tage braucht, endlich konnte ich aus den angstverschwitzen Sachen raus.

Informationen hatte ich für ihn keine, nur eine schlechte, dass ich hierbleiben müsste, wir unseren Urlaub nicht antreten können und ich nicht weiß, wie es weitergeht, aber sehr deutlich spüre, dass etwas nicht stimmt. Etwas passiert mit mir, ich hatte zum ersten Mal Angst. Mein Mann, mein wunderbarer Mann ist für mich da, nimmt mich in den Arm und tröstet mich, „wird schon alles gut werden", meint er und dass ich bald wieder ganz die Alte bin. Nun, nein dem ist bis heute nicht so.

Am Abend gab es auch endlich mal was zu essen, ich hatte ja seit dem Frühstück nichts mehr. Es gab Wurstsalat, lecker, das war dann auch das einzige gute Essen im Krankenhaus, denn das Cortison, das ich ab dem nächsten Morgen bekommen sollte, verdarb mir die Geschmacksnerven.

Die erste Nacht und auch die folgenden Nächte waren grauselig. Das Cortison, das ich gleich am nächsten

Morgen bekam, hielt mich in den darauffolgenden Nächten hellwach und der Vollmond schien in dieser ersten Nacht hell durch die großen Fenster genau auf mein Kissen. Für die folgende Nacht holte ich mir bei der Nachtschwester was zum Einschlafen, aber das wirkte nicht, also ließ ich es und blieb wach. Bleibt also noch mehr Zeit zum Grübeln.

Am nächsten Morgen zur Visite kam sehr früh die Ärztin, im Schlepptau andere Ärzte. So meine erste Visite. Man sagte mir, dass ich keine bakterielle Entzündung habe und auch von Viren sei ich nicht befallen. Es sei etwas anderes, für eine genauere Diagnose müssen weitere Untersuchungen gemacht werden, natürlich. Man könne aber nun direkt mit dem Cortison starten. Fünf Tage lang jeden Morgen für eine Stunde am Tropf hängen, um die Flüssigkeit in meine Venen fließen zu lassen. Am Tropf hing ich auch noch nie.

Mein Tropf wurde mir gleich an den Zugang angedockt und lief dann Tropfen für Tropfen in mich rein. Ich beobachtete jeden dieser Tropfen traurig, in völliger Ungewissheit, was weiter geschehen sollte. Nachdem der letzte Tropfen durch war, wurde ich von einer Schwester aufmerksam gemacht, dass ich gleich vom Krankenhaustaxi für eine MRT abgeholt werde. Die Lähmung meiner Füße war zwar fast weg aber mein Gang war noch immer wacklig und schwankend und das Kribbeln war noch voll da.

Mein Kopf tat mir höllisch weh, davon wurde ich von meiner Ärztin vor der Lumbalpunktion gewarnt, aber dass es so schlimm werden würde, damit rechnete ich bei weitem nicht. Hinlegen sollte ich mich und viel trinken dann wird es besser, riet man mir. Nun wurde ich aber vor der MRT zum Warten auf einen Stuhl gesetzt. Mein Kopf platzte fast, so weh tat es. Im Wartebereich saßen mehrere Leute, es war mir egal ich legte mich flach auf vier Stühlen hin, ja so gings, mir egal was die anderen über mich denken.

Eine Schwester kam und fragte, ob alles in Ordnung ist. „Nein ich habe sehr starke Kopfschmerzen ich hatte gestern eine Lumbalpunktion, nur wenn ich liege, geht es". Ich darf also liegen bleiben. Nach kurzer Zeit bin ich dran, in der kleinen Kabine zieh mich aus, aber niemand kommt. Aua, mein Kopf patzt, warum holt mich niemand? Die Schwester von eben kommt, sagt es gehe noch einen Moment, „aber ich muss mich hinlegen, jetzt!", sage ich ihr, es berührt sie nicht. Schulterzuckend schloss sie wieder die Türe hinter sich. Mir egal ich quetschte mich in der kleinen Kabine auf die kurze Bank. Schaffe es meinen Oberkörper inklusiven Kopfs flach auf die Bank zu legen, die Füße schauen irgendwo in Richtung Decke. Egal, Hauptsache der Schmerz hört endlich auf. Die Schwester kommt wieder, sieht mich komisch an, *he ich habe es dir gesagt nur im Liegen geht es, also schau nicht so*, denke ich. Nach der MRT werde ich, wieder ohne irgendeine Art der Kommunikation auf mein Zimmer entlassen. Liegen und trinken, waren dort meine Hauptaktionen.

Mein erster kleiner Nervenzusammenbruch

Am Samstag werde ich zur MRT geholt. Was noch eine?

Warum? Meine Frage bleibt unbeantwortet, an den Wochenenden ist keine Visite. Keiner spricht mit einem, keiner sagt einem was los ist, noch immer warten. Also auf zur MRT, mein Kopf dröhnt noch immer, sobald ich aufstehe, trotz vielem Trinken, ich trinke stilles Wasser und Kamillentee in rauen Mengen, was anderes gab es nicht. Nur Kranke Menschen trinken Kamillentee, nun ist es offiziell, ich bin krank.

Ich liege im MRT-Gerät es brummt, klopft und rattert um mich und während dieser MRT, in dieser Röhre passiert es. Ich liege ganz still da, ich darf mich nicht bewegen, mir kullern dicke Tränen die Wangen runter, viele dicke Tränen, ich kann sie nicht wegwischen und ich kann sie nicht aufhalten. Was passiert mit mir? Was genau in diesem Moment und in diesem Krankenhaus? Niemand ist da, um mich zu trösten, ich bin der Verzweiflung nahe.

Wieder werde ich auf mein Zimmer entlassen und auch dieses Mal gab es keine Untersuchungsergebnisse für mich, nur dass diese MRT nochmal nötig war, es wird ein anderer Bereich untersucht sagen sie. Meine Zimmernachbarin ist nicht da, ich bin allein, es ist noch früh am Morgen. Mein Kopf tut so weh, ich muss trinken, ich stürze viele große Schlucke vom zimmerwarmen stillen Wasser in mich rein, so viele, dass ich sie nicht mehr schlucken kann. Das Wasser kommt wieder so zurück, wie es eben runter ging. Ich übergebe mich auf den frisch geputzten Krankenhausboden. Dort wo eigentlich das Bett meiner Zimmernachbarin steht, dann breche ich langsam wie in Zeitlupe zusammen. Ich übergebe mich noch zweimal im Sitzen auf dem Fußboden, ich sitze mittendrinn, es ist nur Wasser was da kommt, ich fing an zu schreien, aber ich weiß nicht mehr, ob ich das laut tat oder nur ganz leise in mir drin. Irgendwie schaffe ich es den Notknopf für die Schwester zu drücken dann sacke ich wieder zurück auf den Boden, nehme mein Gesicht in beide Hände und heule, was das Zeug hält.

Mein erster und bisher Gott sei Dank einziger Nervenzusammenbruch.

Zu viel erste Male für die wenigen Tage, finde ich. Die liebe Schwester kommt, sie weiß was mit mir los ist, dafür brauch es keine Worte. Rührend kümmerte sie sich um mich, half mir auf und brachte mich die wenigen Schritte zurück in mein Bett. Sie verlässt nochmal kurz das Zimmer, kommt mit einem Zäpfchen zurück, fragt, ob ich das selbst kann oder sie soll. „Nein ich kann das allein". Ich frage nicht nach was ein Wirkstoff es ist, irgendwie brauche ich das auch nicht, ist ja offensichtlich. Die Schwester streichelt mir kurz übers Haar und lässt mich in diesem intimen Moment allein. Eine Reinigungskraft kommt ins Zimmer und putzt wortlos den Boden, ich murmle eine leise Entschuldigung, drehe mich von ihr weg und weine mich in einen beruhigenden Schlaf.

Am Mittag hatte ich noch immer so starke Kopfschmerzen, obwohl ich so viel von dem langweiligen stillen Wasser und Kamillentee trank und die Hirnwasserabnahme schon Tage her war. Aber die vielen andauernden Untersuchungen schwächten mich zusätzlich. Einem jungen Arzt, den ich bei den Pflegerinnen im Flur antraf, klagte ich mein Leid. Dieser hatte Erbarmen mit mir und flößte mir via Venenzugang endlich mal ein wirksames Schmerzmittel ein.

Später am Tag ruft meine Mutter an, will wissen, wie es mir geht, ich will ihr nichts sagen. Kann ich auch nicht, da ich selbst nichts Genaues weiß. Ich will da allein durch, aber natürlich schaffe ich es nicht. Es sprudelt dann doch alles aus mir raus, sie leidet mit mir. Gleich am nächsten Tag kommt sie mich besuchen, meine Liebe Mama.

Meine Tage im Krankenhaus bestehen außer an Untersuchungen eigentlich nur mit viel Schlaf. Das Cortison macht müde, außer nachts, da lag ich hellwach da. Das Krankenhausessen schmeckt auch jeden Tag grässlicher.

Die erste Diagnose und zweite Diagnose

Am Sonntag, nachdem ich immer noch nicht weiß, was mit mir los ist, bin ich kurz davor in dem Krankenhaus Amok zu laufen. Der Schlafmangel, die Ungewissheit, die Tage des Wartens und mein verdorbener Urlaub, das alles machte mich mehr und mehr ungeduldig und brachte mich fast um den Verstand. Ich frage eine der lieben Schwestern, das waren sie auf dieser Station nämlich wirklich alle, ob denn nicht mal endlich jemand kommen kann, um mir zu sagen was los ist, ich habe das Warten so satt. „Am Wochenende sind keine Visiten", sagte man mir nur und ich müsse mich eben gedulden, aber man würde mein Anliegen weitergeben.

Erst mal kam niemand, nur eine Pflegerin, die sagte ich müsse zu einer weiteren Untersuchung, „was noch eine?" Ich schwankte also den breiten Krankenhausgang entlang, gut dass dieser so breit ist, ich benötigte die ganze Breite. Ich musste zur Neurologischen Abteilung. Dort machte man eine weitere Untersuchung mit mir, die ich neben der Lumbalpunktion, wirklich nie wieder brauche, wirklich gar nie mehr. Man setzte mich auf einen elektrischen Stuhl. Auf meine Bitte den so flach wie möglich zu stellen, wegen meiner starken Kopfschmerzen, folgten sie dort gerne. Auch bei dieser Untersuchung halfen der Ärztin zwei Assistentinnen, deren Arbeit war es, die Enden der Kabel schön nass zu halten um mich zu Erden.

Dann floss tatsächlich immer wieder Strohm durch meinen Körper. Dabei wurde gemessen wie gut die Reaktionen von meinem Gehirn in die verschiedenen Gliedmaßen ankam. Es tat nicht weh, war aber sehr unangenehm und ich war mehr als dankbar als es endlich zu Ende war.

Die Strom Anschlüsse wurden immer wieder gewechselt und neu angelegt. Die beiden Mädchen waren für das Befeuchten der Leitungen zuständig. Bei einem erneuten Wechsel vergaßen die beiden, mir die feuchten Tücher unterzulegen. Die Leitungen waren schon gelegt und just in dem Moment sollte der Strom wieder fließen. Ich wies sie mit einem stillen Kopfnicken in Richtung des Wasserbehältnisses, in dem die nassen Tücher lagen. Eiligst holten die beiden verschämt das nach was sie versäumt haben. Ich denke wir hatten alle Glück.

Zurück in meinem Zimmer ging nach kurzer Zeit die Türe auf. Herein kam ein Arzt, und zwar genau der Arzt, der mich in der Notaufnahme aufgenommen hat. Na super, sollte er mir jetzt also meine Diagnose überbringen? Ja er tat es, und zwar etwa mit genau mit folgenden Worten. „Sie haben um ein Gespräch mit einem Arzt gebeten. Nun, laut dem was ich hier in ihrer Krankenakte lese, was die Laborergebnisse sagen und was ich bei meiner Untersuchung Mitte der Woche bereits bei ihnen festgestellt habe, kann ich ihnen mitteilen, dass sie an Multipler Sklerose erkrankt sind." *Multiple Sklerose, Multiple Sklerose, Multiple Sklerose*. Nur das hörte ich ab jetzt aus seinem Mund. Das saß. Irgendwas meinte er noch mit, ich könne mich im Netz über alles informieren.

Bis zu dem Zeitpunkt saß ich im Schneidersitz auf der Fensterbank mit geradem Rücken, erhobenen Kopfes, soweit es meine Kopfschmerzen zuließen und habe ihm direkt in die Augen geschaut. Nun wurde ich immer kleiner, meine Zimmernachbarin, die im Bett nebenan saß und alles mitanhörte, schnappte merklich nach Luft und ich sackte immer mehr in mich zusammen, verlor bestimmt an die zehn Zentimeter Körpergröße.

Warum konnte dieser Mann nicht einfach einen anderen Beruf lernen? Kopfschlächter zum Beispiel, oder irgendwas in der Art. Hallo, kann man mit so einer Diagnose um sich werfen und mit Menschen vielleicht etwas sensibler vorgehen?! Ich hoffe ich muss den nie mehr wiedersehen.

Als er das Zimmer verließ, schaffte ich es gerade noch in mein Bett und zog mir die Decke über den Kopf. „Oh je", war die Reaktion meiner Zimmergenossin. Da lag ich nun, hatte was ich wollte, meine Diagnose. Ich habe Multiple Sklerose. Ich! Und nun? Was soll ich jetzt machen, wie gehe ich damit um und verdammt nochmal, warum ich?

Am Montag, an dem Tag an dem ich, wenn alles gut geht, entlassen werden sollte, war noch einmal eine letzte Visite angesagt. Die junge Neurologin, zwei weitere Ärzte mit ihren Klemmbrettern und die besonders Liebe Krankenschwester, die auch bei mir war, als ich meinen Nervenzusammenbruch hatte, kamen hintereinander an mein Bett. Die Krankenschwester setzte sich rechts von mir auf mein Bett, die zwei Ärzte reihten sich an der mir mittlerweile verhassten Fensterbank auf, zu viele schlechte Erinnerungen, zu meiner linken auf.

Die Krankenschwester nimmt meine Hand. Was passiert hier? frage ich mich. Die Ärzte wissen offensichtlich nicht, dass mein toller *Arztfreund*, bereits bei mir war oder sie lassen sich nichts anmerken. Die Neurologin spricht mit mir, die beiden anderen Ärzte stehen nur da. Ihre genauen Worte weiß ich nicht mehr. Etwas einfühlsamer als er, der Arzt tags zuvor, versuchte sie mir meine Krankheit, die so plötzlich aus dem Nichts kam, zu erklären. So ganz aus dem Nichts kam sie aber doch nicht, denn bei beiden MRTs, und den anderen Untersuchungen, stellte man anhand alter Vernarbungen fest, dass ich schon mindestens einen Schub gehabt haben muss. Wann der war und wie groß die Auswirkung sei, wisse man nicht. Bei meinem aktuellen Schub seien zwei aktive Herde erkennbar. So nannte man das also, was ich seit Tagen durchmache: einen Schub. Irgendetwas von Myelinschicht erklärte sie mir, dass ich eine Therapie mit Medikamenten machen sollte, die Krankheit eine Autoimmunkrankheit und nicht heilbar sei, ich aber im Großen und Ganzen so weiterleben könne wie bisher und kaum Einschränkungen bei meinem milden Verlauf haben würde.

Ob ich irgendwelche Fragen habe, wollte einer der Ärzte wissen. Da ich mich im Netz informieren konnte, hatte ich mir einige Fragen zurechtgelegt. Ob Sport ein Problem sei, nein ganz im Gegenteil, das sei sogar gut für mich ich dürfe alle Sportarten weiter durchführen. Ob es für mich Einschränkungen bei der Arbeit gebe, nein, arbeiten könne ich ebenfalls uneingeschränkt. Was dann so schlimm an dieser Krankheit sei, wenn doch alles so weiterlaufen kann wie zuvor, wollte ich wissen. Auf diese Frage ging man nicht genauer ein, nur dass die Krankheit noch nicht ganz genau erforscht sei, man nicht wisse, wo sie herkommt und auch nicht zu hundert Prozent behandelbar sei, mit Medikamenten aber ganz gut in Griff zu bekommen sei. Sie empfahlen mir, die Krankheit erst mal ganz sensibel anzugehen, nicht an die große Glocke zu hängen, auch dem Arbeitgeber oder den Kollegen gegenüber erst einmal nicht zu erwähnen.

Ach ja, und die gute Nachricht wäre, da die Cortisontherapie so gut angeschlagen habe, könne ich, sobald meine Entlassungspapiere fertig seien, das Krankenhaus wieder verlassen.

Okay das sagen die mir jetzt so einfach. Dir wird eine Diagnose an den Kopf geworfen, die dein ganzes Leben umkrempeln wird und dann schmeißen die dich so hier nicht, dir nichts raus. Nach all dem, was ich die letzten Tage durchgemacht hatte. Mein Kopf tat noch immer weh, sobald ich länger aufrecht stand oder saß, mein Gangbild war noch immer sehr schwankend und auch das Kribbeln in meinen Beinen war noch deutlich zu spüren. Ganz deutlich spürte ich, dass ich noch nicht bereit war, entlassen zu werden, aber die Ärztin war anderer Meinung, das Bett sei schon für die nächste Patientin frei gegeben worden und ich solle mich auf die baldige Suche nach einem Neurologen in meiner Umgebung machen der mich ab sofort begleiten sollte. So schnell bist du da wieder raus.

Gegen Frühen Nachmittag holte mich Thilo am Klinikum ab. Auf dem Heimweg fuhren wir bei meiner Arbeitsstelle vorbei, um meine Krankmeldung abzugeben. Da hatte ich dann zum ersten Mal dieses Gefühl der Verwirrtheit, wie ich es noch des Öfteren merken sollte, soll vom Cortison kommen, brachte ich aber erst nach ein paar Jahren in Erfahrung. Einer meiner Arbeitskollegen ging gerade mit einem Kunden über den Hof und ich dachte mir, irgendwoher kenn ich diesen Typ, den habe ich schonmal gesehen. Fragend sehe ich Thilo an, „das ist doch der Dirk" sagt er in dem Moment. Hä! Man was ist nur los mit mir?

Mein damaliger Chef saß im Büro, ich gab ihm meine Krankmeldung, sagte ich wisse aber nicht, wie es weiter geht, ich aber jetzt erst mal versuche irgendwie den Rest meines Urlaubs genießen wolle. Da sagte er mir offen ins

Gesicht, dass er bereits über meine Krankheit Bescheid wisse, und riet mir, vorsichtig zu sein, wem ich von der Diagnose berichte.

Ich hatte im Krankenhaus Kontakt mit einer Arbeitskollegin, die ich via WhatsApp über meine Diagnose in Kenntnis setzte. Dabei konnte ich nicht ahnen, dass es sie in der Firma allen erzählt. Auch in der Familie wurde es mit der Diskretion nicht so genau genommen. Das meinte also die Ärztin damit, dass man es sich genau überlegen sollte mit wem man darüber redet. Von diesem Moment an sollte ich also vorsichtiger sein. Bis dato sind das im Übrigen noch nicht viel, auch in der Familie weiß nicht jeder Bescheid. Ebenso im Freundeskreis und auf meiner neuen Arbeitsstelle weiß niemand davon. Andere gehen damit offener um, ich habe mich für diesen Weg entschieden, ich lüge niemanden an, wenn ich gefragt werde, bin ich offen, aber ich brülle es nicht hinaus.

Die Tage daheim

Zuhause in der mir bekannten Umgebung ging es mir nicht viel besser. Thilo ging am nächsten Morgen zur Arbeit, ich blieb allein zuhause, machte mir Gedanken über meine Krankheit und ob wir unseren vermurksten Urlaub noch irgendwie retten konnten. Dabei saß ich am Küchentisch am Frühstück, das Brot schmeckte mir nicht, der Kaffee war grausig und auch meinen Orangensaft kippte ich weg. Erst dachte ich, dass alles schlecht geworden sei, aber Kaffee? Irgendwie musste es am Krankenhaus liegen, vielleicht ja am Cortison.

Also beschloss ich etwas spazieren zu gehen. Keine gute Idee, wie ich bald merken sollte. Ich wankte wie eine Betrunkene durch die Straßen, war verwirrt, wusste irgendwann gar nicht so recht, wo ich überhaupt war, lief auf der falschen Straßenseite, wo der Gehweg in einer Sackgasse endete und ich das eigentlich auch wusste, nun aber nicht. Ich kam mir hilflos und verloren vor. Wieder weinte ich, diesmal auf offener Straße. Ich wischte mir die Tränen weg, hoffentlich erkennt mich niemand. Ich wechselte die Straßenseite und lief eiligst wieder nach Hause. Später kaufte ich ein paar Lebensmittel ein, es schmeckte mir ja nichts mehr und der Kühlschrank war nach fünf Tagen Krankenhaus von Thilo leer gefuttert. Auch tanken musste ich. Also fuhr ich zur Tankstelle, bezahlte wie gewohnt mit Karte, wie immer musste ich unterschreiben. Ich starre den Zettel an, den Stift auch, was soll ich nochmal? Und wie geht eigentlich meine Unterschrift? Ich stehe absolut neben mir, wie in einem schlechten Film. Irgendetwas kritzele ich auf den Zettel und dann nur schnell weg hier.

Am Abend erzählte ich Thilo von den kuriosen Ereignissen des Tages. Er war aufgebracht darüber, dass ich so aus dem Krankenhaus entlassen wurde und riet mir, gleich zu meinem Hausarzt zu gehen, der habe noch Sprechstunde. Also ging ich, wieder mal schweren Herzens zu einem Arzt. An der Rezeption wollte man mich, wie so oft wieder einmal abwimmeln und mir einen Termin geben. Abermals erklärte ich den Damen meine akute Situation, also gut, man müsse Rücksprache mit dem Arzt halten. „Ihr Geburtsdatum bitte", „am 08.03.2018", antwortete ich, große Augen schauten mich an, ich fragende Blicke zurück. Im Ernst, was habe ich eben gesagt? „Ähm 1978" korrigierte ich. Ich solle kurz Platz nehmen. Nach einigen Minuten kam die Sprechstundenhilfe zurück und wedelte mit einer Krankmeldung für den Rest der Woche. Einfach so, ohne dass ich selbst mit dem Arzt zu sprach, ich solle mir aber baldigst einen Neurologen suchen, denn eigentlich seien sie hierfür nicht zuständig.

Da sind wir wieder mit meiner Liebe zu Ärzten. Gestern frisch aus dem Krankenhaus entlassen, mit einer Diagnose, die ich lange nicht verdauen sollte, und nun der Hausarzt meines Vertrauens, keine Zeit für mich.

In den folgenden Tagen rief ich bei irgendeinem wahllos ausgesuchten Neurologen an, zwei Monate musste ich auf einen Termin warten. Dieser drückte mir am Termintag nach einem kurzen Gespräch, bei dem ich nichts an neuen Informationen bekam und das ist auch nicht mehr als das, was man sich selbst im Netz raussuchen kann, drei Broschüren von Medikamenten in die Hand gedrückt. Ich solle mir Gedanken machen und mich für eine davon entscheiden. Er riet mir zu einem Medikament, trotz vieler Nebenwirkungen und meinte, „eine schlechte Therapie ist besser als keine Therapie". Gut aufgehoben fühlte ich mich jedenfalls von Anfang an nicht bei ihm.

Meine beiden Basistherapien

Bis zum nächsten Termin, der beim Neurologen anstand, und nach langem Hin und Her, vielem Abwägen von Vor- und Nachteilen, vielen Recherchen im Netz und Gesprächen mit Thilo, ließ ich mir ein Präparat erst mal minimal dosiert verschreiben. Eine nette MS-Schwester gab mir einige Tipps, wie ich das Medikament am besten einnehmen soll und wie ich es besser vertrage. Aber ich vertrug es einfach nicht, auch wenn ich mich an alle Einnahmeregeln hielt. Auch nach der mir vom Arzt gesagten zwei Wochen Eingewöhnungsphase nicht. Mir war ständig schlecht ich bekam alle zwei bis drei Tage einen Flush der übelsten Sorte, morgens, mittags, abends, zuhause oder in der Firma bei laufender Kundschaft, ohne Rücksicht. All die gut gemeinten Tipps der MS-Krankenschwester halfen nichts, egal wie sehr ich mich daranhielt. Das Kribbeln auf der Haut, die Hitze unter der Haut, die Rötungen im Gesicht und auf den Armen und danach immer diese Übelkeit brachten mich fast um den Verstand. Vor allem wenn man mit knallrotem geschwollenen Gesicht vor die Kundschaft treten muss und man nicht weiß, ob man nicht doch mal einem Kunden über die Füße..., na du weißt schon!

Immer wieder beklagte ich mich bei meinem Neurologen über die Unverträglichkeit des Medikaments, aber er meinte nur, ich solle Geduld haben, mein Körper würde sich schon noch darauf einstellen. Das tat er aber nicht. Mir wurden regelmäßige Blut- und Urinproben abgenommen, es schien alles in Ordnung zu sein. Nein nichts ist in Ordnung, ich leide: Hallo, nimmt mich hier irgendwer wahr? Immer wieder klagte ich bei ihm über das Medikament, immer wieder die gleiche Aussage. Ich solle Geduld haben. Nur, ich hatte keine Geduld mehr. Nach einem verzweifelten Jahr bei ihm wechselte ich den Neurologen und fand eine nette neue Neurologin. Auch bei ihr war mein Medikament Thema eins, neben all den anderen Begleiterscheinungen meiner Krankheit. Sie hörte mir aufmerksam zu, aber zuerst auch nicht auf mich, denn auch ihre Aussage war, dem Medikament noch eine Chance zu geben, also ließ ich es mir weiter verschreiben, aber es wurde einfach nicht besser.

Beim Vorstellungsgespräch zu meiner jetzigen Anstellung bekam ich während des Gespräches auch einen Flush. Ich versuchte ihn zu überspielen so gut es ging, mir nur nichts anmerken lassen. Ich denke, meine Chefin schob es in die Kategorie Nervosität, den Job bekam ich jedenfalls.

Mit der Diagnose MS umzugehen und diese gar anzunehmen, fällt mir nach wie vor schwer und auch Thilo hatte damit Probleme. Die Diagnose traf uns beide wie eine Klatsche ins Gesicht. Klar, Thilo war für mich da, tröstete mich, wir sprachen über die Folgen der Krankheit und was die Zukunft an Überraschungen bringen könnte. Aber wie sehr diese mich belastete und auch Thilo, darüber sprachen wir erst viel später, um genau zu sein dauerte dies fast ein Jahr.

Ja, ein Jahr sprachen wir zwar miteinander, aber sind wir auch wirklich aufeinander eingegangen oder verdrängten wir es gar? Jedenfalls war es nicht in seinem Mittelpunkt. Es war in seinem Unterbewusstsein nicht präsent genug für ihn. Ich wollte ihn nicht großartig mit meinen Symptomen belasten und er mich nicht mit vielem Nachfragen ständig daran erinnern. Aber dass es mir nicht gut damit ging, war uns beiden deutlich bewusst. Nur, wie es ansprechen, wenn man merkt, wie sensibel der Partner ist und selbst versucht so behutsam wie möglich damit umzugehen?

Begleiterscheinungen der Krankheit hatte ich nach wie vor fast täglich. Das Kribbeln in den Beinen, das sich selbst nach Wochen noch in den Füßen bemerkbar machte, machte sich nun, wieder Monate später meistens abends vor dem Zu- Bett- Gehen, wenn ich mir die Socken ausziehe, noch ganz leicht in den Fersen bemerkbar. Wie wenn mich mein Körper jeden Abend vor dem Schlafengehen noch mal warnen wolle. He Susi, gib acht auf dich. Auch die vielen Nebenwirkungen der Tabletten sind stets präsent. Immer wieder stelle ich mir die Frage: sie abzusetzen oder weiter zu nehmen, was ist besser? Niemand kann einem so eine Entscheidung abnehmen.

Auch die Fatigue ist ein großes Thema bei mir. Es gibt Tage, da macht sie mich echt fertig, quält mich, meistens ab mittags, ich sitze bei der Arbeit vor meinem PC und muss mich zwingen die Augen offen zu halten. Kaffee trinken hilft da nicht mehr, es fällt mir schwer mich zu konzentrieren, die meiste Konzentration geht dafür drauf, nicht einzuschlafen. Da bleibt nicht mehr viel Kraft übrig um entspannt zu arbeiten und ich mogele mich dann irgendwie durch den Tag. Am Abend die Kraft aufzubringen, um eine meiner vielen Sportarten durchzuführen, fällt mir dann oft sehr schwer. Aber meine Devise ist, wenn du dich den ganzen Tag durch die Arbeit gequält hast, dann schaffst du es auch noch zwei Stunden zu tanzen oder irgendwelche Kunstfelsen hochzuklettern. Und siehe da, danach fühle ich mich besser. Vor allem das Tanzen! Meine Ballettlehrerin ist ein Phänomen, sie quält mich mit Kommentaren wie, „Bauch rein, Po anspannen, die Ellenbogen nach oben und lächeln", aber es hilft mir jedes Mal. Wenn ich ihren Ballettsaal verlasse, bin ich wie neugeboren und happy. Sie entlässt mich entspannt und glücklich, mich leicht wie eine Feder fühlend in den Abend.

Nein, du liest gerade nicht die Zeilen einer Primaballerina. Das mit dem Tanzen habe ich erst vor etwa sechs Jahren angefangen. Ballett war schon als Kind mein Traum, ich wollte immer tanzen können. Leider war das in der ländlichen Gegend, in der ich aufwuchs, nicht möglich und so blieb das immer ein sehnsuchtsvoller Traum von mir. Erst im Erwachsenenalter las ich in einer Zeitschrift davon, dass manche Ballettstudios Balletteinstieg für alle Altersklassen anbieten, egal welches Gewicht und welche Vorkennnisse. So kam ich zum Ballett.

Die Nebenwirkungen meines Präparates schränkten mein Leben unerträglich ein. Ich kam damit nicht mehr klar, die ewigen Flushs und die Übelkeiten waren für mich das Hauptthema. He, ich muss mich täglich mit meiner Krankheit auseinandersetzen, jeden Tag gibt es irgendeine Überraschung in meinem Körper, da will ich nicht noch mehr und vor allem nichts, was man mir ansieht. Wie etwa ein rotes, geschwollenes Gesicht und überall Pusteln auf den Armen. Endlich, nach einigen Bitten, verschrieb mir meine Neurologin ein anderes Präparat. Natürlich gab es auch hierbei Nebenwirkungen, aber die schlimmstem, ein extremer Haarausfall, vor dem ich mich am meisten fürchtete, setzte zum Glück kaum ein. Mit meiner Neurologin bin ich sehr zufrieden, sie nimmt sich Zeit für mich. Um die 20 Minuten sitze ich alle drei Monate bei ihr im Sprechzimmer. Sie spricht mir immer wieder gut zu, wenn ich wieder unter extremen Ermüdungserscheinungen leide und so einige Male in ein tiefes Loch falle. Nur eine der Nebenwirkungen, die sich im Laufe der nächsten Monate einstellen sollte, sollte mein Leben erneut durcheinanderwirbeln, aber dazu erst später.

Ein kleines Abenteuer um Donaueschingen

Nun stehen die drei Wochen Jakobswegurlaub an, den ich in Rahmen der Kurzarbeit nehmen musste, und ich versuchte irgendwie das Beste aus der Situation zu machen. Ich habe mir im Internet mehrere Jakobswege rausgesucht, die durch Süddeutschland verlaufen.

Ein paar wenige Vorteile kann ich auch schon an meinem zukünftigen Pilgerleben sehen. Abends kommt man bei sich zu Hause an, schläft im eigenen bequemen Bett, kann mit kleinem Gepäck reisen und trotzdem Kraft und Energie tanken. Auch die Schönheit des Weges in Deutschland entdecken, sollte nicht zu kurz kommen. Deutschland hat genauso schöne Seiten, wenn das Wetter mitmacht. Es ist Frühling, die Welt um uns erblüht gerade. Zwar werden mir die Abende in den Pilgerherbergen und die Gemeinschaft andere Pilger fehlen, aber ich versuche mir jeder Menge an Vorteile daraus zu ziehen.

Gleich am nächsten Morgen startete ich eine kleine Wanderung. Eigentlich wäre ja heute mein Flieger nach Bilbao gegangen. Gestern habe ich versucht nach Vorgabe des Reiseunternehmens mein Ticket zu stornieren. Heute bekam ich per E-Mail die Ablehnung meines Anliegens, aber gleichzeitig auch eine neue Vorgehensweise das Ticket noch einmal zu stornieren, bzw. die Stornierung zu beantragen. Also setzte ich mich am Abend noch mal ans Laptop und probierte es erneut.

Jetzt bin ich aber erst einmal auf dem Weg, ja ich laufe. Gerade lief ich die Brigach entlang, etwa 20 Kilometer habe ich mir für heute vorgenommen, rund um

Donaueschingen. Das Wetter ist traumhaft, die Sonne scheint, ich sehe jede Menge einheimischer Tiere, Enten, Gänse, den Storch und Spaziergänger mit Hunden. Aber im Allgemeinen ist es ruhig, es sind kaum Menschen unterwegs, es ist ja auch erst acht Uhr am Morgen.

Eben bin ich durch unseren schönen Stadtpark und am Entenweiher entlanggelaufen und habe dort die Schwanen-Familie gesehen, Mama, Papa und sieben kleine graue Schwäne. Dann passierte ich den Zusammenfluss von Brigach und Breg und ging ein ganz kurzes Stück entlang der Donau.

Für die kommende Woche habe ich mir einen Jakobsweg hier im Schwarzwald rausgesucht, den ich gerne laufen möchte: Den Neckar-Baar-Jakobsweg, der seinen Startpunkt in Horb am Neckar hat und bis nach Schaffhausen in die Schweiz geht. Meine Füße fühlen sich noch etwas ungewohnt an, laufen aber fleißig mit. Über mir fliegt schon seit etwa fünf Minuten eine Amsel, die mir die ganze Zeit eins ihrer schönen Lieder vorzwitschert.

Bei meiner ersten Rast genieße ich den Blick auf die Felder des noch frischen grünen Weizen. In der Ferne liegt irgendwo der nächste Ort, die Kirchturmspitze kann man schon sehen, sie überragt den Hügel. Fast wie auf dem Camino.

Gerade hatte ich eine Begegnung mit einem Hofhund, der aus dem Hof wie aus dem Nichts auf mich zu gerannt kam. Den massiven Versuchen seines Herrchens zur Rückkehr gehorchte er nicht. Ich hatte nur noch die Chance meinen Wanderstock über meinen Kopf zu schwingen, dem Bauern, der weit weg stand, habe ich zugerufen „macht der was"? Mit einem selbstsicheren Unterton rief der Bauer nur „nein, nein, der tut nichts", aber ich war mir nicht sicher und hatte kurz Angst. Als der Hund mich in meiner Drohgebärde sah, machte er etwa zwei Meter vor mir einen abrupten Stopp und suchte das Weite in Richtung Herrchen. Glück gehabt!

Noch einmal rastete ich und setzte mich auf eine Bank in die Sonne, die sich im Frühling von ihrer schönsten Seite zeigte. Die Bank war hoch, ich ließ meine Beine baumeln und biss genüsslich in meine Brote. Mein Blick schweifte ruhig umher und ich genoss die Zeit hier allein draußen und die Ruhe, bevor es wieder weiterging.

Kurz vor dem heutigen Tagesziel, am Ortseingang von Sumpfohren, sah ich einen stattlichen Bullen auf seiner Weide, der mich neugierig beäugte. Ich war froh über den sicheren Zaun zwischen uns. Im Ort selbst traf ich dann noch auf einer kleinen Straußenfarm meine Namensvetter.

Ganz zurück über die vielen Dörfer wieder nach Hause schaffte ich es an diesem Tag leider nicht. Die Wege um die Ortschaften zogen sich sehr in die Länge und so ließ ich mich nach 22 Kilometern von Thilo abholen. Abends gab es ein Luxuspilgeressen auf unserem Balkon, natürlich mit einem guten Roten dazu. Ein weiterer Luxus folgte dem guten Essen: Ich konnte erledigt in mein eigenes Bett fallen.

Der Neckar Baar Jakobsweg von Horb am Neckar bis Oberndorf am Neckar

Nach zwei Tagen Ruhe, starte ich meinen Jakobsweg im Schwarzwald. Den Neckar-Baar-Jakobsweg, von Horb am Neckar bis nach Blumberg in fünf Etappen. Heute geht es von Horb bis nach Oberndorf am Neckar. Die Strecke ist eigentlich geteilt, mit einmal 13 und einmal 14 Kilometern. Ich werde das aber wegen des An- und Abreiseaufwands an einem Tag versuchen und packe alles für eine Etappe mit 27 Kilometern. Wir fuhren mit zwei Autos nach Oberndorf am Neckar, ließen mein Auto dort stehen und mit Thilo fuhr ich nach Horb zum Ausgangspunkt. Das hieß, ich musste auf jeden Fall nach Oberndorf kommen, um mit meinem Auto wieder nach Hause zu fahren.

Endlich waren wir da, Thilo setzte mich an der Liebfrauenkirche ab, an der ich den ersten Wegweiser des Jakobswegs, der mir die Richtung wies, fand. Thilo winkt mir hinterher, als ich mich auf den Weg mache. Am leeren Marktplatz vorbei und aus der Stadt raus führte mich der Weg, an einem schönen Hang gelegen, in Richtung Ihlingen.

Das Wetter war herrlich, eigentlich sollte es heute schlechter sein und Regen war angesagt, aber vielleicht habe ich Glück. Ich bin mutig und schleppe mein Regencape nicht mit. Allerdings komme ich heute erst recht spät los, durch die Fahrerei mit zwei Autos für die Anreise war es schon nach neun Uhr, als ich in Horb aufbrach.

Gestern habe ich ja geruht und mit Thilo einen Ostertag genossen. Mein Papa und seine Frau waren zum Grillen bei uns, ihr Hund Dodo war auch mit von der Partie. Dodo ist ein Englischer Bulldogge Rüde, hat einen großen Dickkopf und fast dreißig Kilo Kampfgewicht, bei einem Stockmaß von nur gerade mal bis zum Knie. Wir lachten uns kaputt über seine liebevolle Art, wie er sich den Nachmittag über verhielt. Sämtliche Äste, die er in unserem Garten fand, wurden von seinem kräftigen Kiefer genüsslich zu feinem Mehl zerkaut.

Nach gut einer Stunde auf dem Jakobsweg musste ich leider feststellen, dass die Beschilderung hier, auf dieser Etappe, teils mangelhaft ist und ich mich wahnsinnig konzentrieren musste, um auf dem richtigen Weg zu bleiben. Dann ist es doch passiert, irgendwo zwischen Ihlingen und Dettingen habe ich mich verlaufen, irgendwann mal haben die Beschilderungen des Jakobswegs aufgehört. Keine Ahnung, wo ich gelandet bin und wo ich den Weg verloren habe. In die richtige Richtung war ich unterwegs, aber nicht mehr auf dem Jakobsweg, seit einer gefühlten Ewigkeit sah ich keine Muscheln mehr. Ein Auto fuhr an mir vorbei, ein älteres Ehepaar hielt an, erkannte mich an der Jakobsmuschel an meinem Rucksack als Pilgerin und erklärten mir, wie ich wieder auf den Jakobsweg komme. Nach einer guten halben Stunde war ich wieder auf dem Weg und fand auch gleich am Ortseingang von Dettingen die gelbe Muschel. Dem Jakobsweg weiter folgend ging es nun entlang eines Radweges, links neben mir der Neckar. Später kam ich durch einen lichten Wald und konnte den Jakobsweg richtig genießen.

Ich labte mich an dem schönen Anblick der Natur. Angekommen beim Wasserschloss in Glatt, ausgebaut von Richard von Neuneck, der ebenfalls mehrfach auf Pilgerfahrt war, kühlte ich mir meine Arme und meinen Nacken an dem eiskalten Brunnenwasser, was eine Wohltat war. Apropos Wasser, es war heiß an diesem Tag, viel zu warm für Anfang April. Wegen der Coronakrise und auch des Feiertags war kaum etwas geöffnet und mein Liter Wasser ging langsam zur Neige.

Weiter ging es auf dem Jakobsweg nach Sulz am Neckar. Nach Sulz ging es hoch zur Burgruine Albeck. Der Aufstieg war nur kurz, aber er wand sich steil in ein paar engen Serpentinen den Berg hoch. Oben genoss ich den wunderbaren Ausblick ins Neckartal. Auch genoss ich die Ruhe hier oben. Nur eine Familie mit Kindern saß auf einer Bank und war am Vespern. Um die Familie herum, auf der niedergetrampelten Wiese um die Bank, war alles vermüllt. Ich ging davon aus, dass der Müll nicht von dieser Familie stammte, die war ja erst am Vespern und den traurigen Gesichtern der Kinder nach zu urteilen, waren sie auch nicht gerade glücklich über den von ihren Eltern ausgewählten Rastplatz. Da werde ich mir einen schöneren Platz suchen, dachte ich mir. Übrigens, ich brauche wohl nicht zu erwähnen, dass genau neben der Bank auch ein öffentlicher leerer Mülleimer stand!

Kurz nachdem ich die Festung rechts neben mir passiert hatte, ging es noch ein Stück weiter bergan. Da hörte ich es schon von weitem, oh weh, Babygeschrei, *neiiiiiin*. Doch, und gerade schlug diese Familie den Serpentinenpfad nach oben ein, dem auch ich folgen sollte. Das Baby kreischte, die Mutter noch viel lauter. Der Opa mit dem Baby auf dem Arm schon zwei Kurven voraus war hilflos. Ich war mittlerweile erschöpft von dem vielen Bergauf heute, aber so viel Kraft hatte ich noch, an dieser Familie vorbeiziehen. Aber wie das anstellen? Zwei Meter Abstand halten auf einem engen, sich windenden, steilen Pfad? Die kreischende Mutter war mit dem etwa vier Jahre alten Sohn nun direkt vor mir. Der Bub war stolz, zeigte seiner Mutter, wie super er über die großen Brocken kletterte, sie rutschte immer wieder aus und strauchelte auf dem Pfad. Wie sie das schaffte, konnte ich mir nicht erklären, der Weg war ja jetzt echt mal easy, ist ja schließlich nicht das Hochgebirge hier. Ganz geduldig und langsam hinter ihnen hertrottend und immer wieder krampfhaft und freundlich lächelnd, wenn sie mich anschaute, ging ich ebenfalls den Hang hoch. Irgendetwas, vielleicht war es ein doch zu lautes Seufzen von mir, oder ein Blick, der dann irgendwann nicht mehr ganz so freundlich war, veranlasste die Mutter mit ihrem Buben endlich Platz zu machen und ließ mich vorüberziehen. Vorbei schnellen Schrittes, auch an Papa und Opa mit dem noch immer noch schreienden Baby, hatte ich nach wenigen Schritten oben im Wald endlich wieder Ruhe um mich.

Ich musste zwar über ein paar umgestürzte Bäume klettern, die auf dem Weg lagen, aber diese kleine Herausforderung nahm ich gerne an. Mit den Rucksackschlaufen an den Ästen hängenzubleiben, war dann nicht so lustig. Ansonsten war der Rest des Weges hier oben auf dem herrlich weichen Waldboden wieder angenehm zu laufen.

Unterwegs rief Thilo an, ganz spontan hatten sich sein Sohn und dessen Freundin bei uns zum Kaffee trinken eingeladen, sie hatten selbst gebackene Muffins dabei, das ließ mich natürlich die letzten Kilometer des Tages noch eiliger laufen, denn, erstens Muffins und zweitens genoss ich die Besuche der beiden sehr. Es war immer lustig, wenn wir vier zusammen waren. Mit meiner vielleicht zukünftigen Stiefschwiegertochter verstand ich mich auf jeden Fall blendend, wir waren uns sehr vertraut.

Der Tag war herrlich mit viel Sonnenschein, es fühlte sich wärmer an als die 22 Grad. Dick mit Sonnencreme eingecremt lief ich durch die hoch am Himmel stehende Sonne, genoss das Wetter und die Landschaft. Ich nahm alle Brunnen, die immer wieder am Wegesrand und in den

Städten standen, gierig in Anspruch um mir meine Handgelenke, Fesseln und den Nacken zu kühlen: allerdings waren es alles ausdrücklich keine Trinkbrunnen und mein Wasser ging langsam echt zur Neige. Ich habe schnell lernen müssen, sparsam damit umzugehen und für die kommenden Tage mehr einzupacken. Am Nachmittag, als ich zu Hause war, füllte ich meinen Wasserspeicher erstmal wieder auf.

Der nächste Tag soll wieder ein Ruhetag werden, ich bin nicht draufangewiesen jeden Tag pilgern zu müssen und ich werde ja aus keiner Herberge rausgeschmissen. Ich mache also Komfortpilgern und kann mich einen Tag erholen und die nächste Etappe vorbereiten. Sie geht von Oberndorf am Neckar nach Rottweil.

Von Oberndorf am Neckar bis Rottweil

Mein zweiter Tag auf dem Jakobsweg geht mit erstaunlich kühlen zwei Grad in Oberndorf am Neckar los, mein Auto bleib diesmal in Rottweil stehen.

Insgesamt bin ich etwa drei Kilometer umsonst gelaufen. Kaum aus Oberndorf heraus, nach gerade mal fünfhundert Meter, war am Ende der Straße eine Absperrung wegen Bauarbeiten. Da kam ich nicht mal als Fußgänger durch, weil die Straße hinter der Absperrung auf weite Sicht nur noch ein riesiger Graben war. Also die fünfhundert Meter wieder runter zum Ausgangspunkt und neu orientieren. Dank Google Maps habe ich eine Alternativroute gefunden, ein paar Straßen weiter kam ich wieder auf den Jakobsweg.

Die anderen Kilometer Umweg bekam ich zusammen, als ich kurz vor Altoberndorf die Abkürzung einen Hang hinunternahm und daher die Muschel an einer Laterne übersah. Ich ging geradeaus in den Wald, der zwar schön, aber leider falsch war. Als ich nach zehn Minuten im Steinbruch von Oberndorf landete, wurde ich mir meines Fehlers bewusst. Wütend über mich selbst, stapfte ich zum zweiten Mal an den verwunderten Steinbrucharbeitern vorbei. Die hatten am Abend bestimmt Interessantes am Stammtisch zu erzählen, „hab da eine gesehen, so ne Wanderin, die sah ziemlich verzweifelt aus, aber ich wusste ja nicht, wo die hinwill, sonst hätte ich ihr vielleicht geholfen, die hatte so ne riesige Muschel am Rucksack baumeln, wo die wohl hinwollte, jedenfalls nicht zu mir in den Steinbruch, sonst wäre sie ja nicht nach ein paar Minuten wieder an mir vorbei, hab sie beobachtet aus meinem Bagger". Aber nein, es gibt ja zurzeit keinen

Stammtisch, Corona sei Dank, zum Glück für mich, so werde ich nicht zum Gesprächsthema des Baggerfahrers.

Zum Ortsende von Altoberndorf ging ich an der Schlichem entlang, die in der Sonne neben mir glitzernd dahinfloss und in Epfendorf in den Neckar mündet. Den Umweg zur Schenkenburg hoch schenkte ich mir aber. Eigentlich wollte ich mir diese anschauen, aber aufgrund der unnötigen Umwege an dem Tag, wollte ich mir das ersparen, vor allem weil es später ja auch noch zur Burgruine Herrenzimmern hoch geht.

In Epfendorf fand ich an einer Kreuzung, von der drei Straßen abgingen, einen Muschelwegweiser, der alle drei Richtungen anzeigt. Ich wusste, ich musste irgendwo Bahngleise überqueren und auf die andere Seite des Städtchens kommen. Zur Orientierung lief ich alle drei Straßen ab, auf der Suche nach der nächsten Muschel, die dritte Straße hatte dann einige hundert Meter weiter wieder eine Muschel an einem Pfosten und kurz danach kam sogar auch wieder ein Pfeil mit dem Schriftzug Neckar- Baar- Jakobsweg. Nun, ich war also richtig.

In Herrenzimmern angekommen, war der Weg bis nach Villingendorf gut ausgeschildert. Ich kam über die Burgruine Herrenzimmern, nur war die Burgkapelle leider geschlossen, also kein Besuch des Jakobus als Pilger.

Nach Villingendorf ging es entlang des Radwegs bis nach Rottweil. Durch einen Bauernhof durch, von dem aus mich drei junge Kätzchen neugierig aus ihrem Versteck heraus beobachten. Ob die sich streicheln lassen? Ein paar wenige Schritte auf sie zu und sie rannten alle drei schnell weg. Nein, kein Katzenkuscheln heute.

Mich umblickend stellte ich fest, dass hier auf der Hochfläche der Raps schon blühte. Ist das normal Mitte April? Es war schön auf die gelben Felder zu schauen und so wanderte ich fröhlich pfeifend weiter. Den Rottweiler Testturm für Aufzüge immer wieder fest im Blick und immer näherkommend. Kurz vor Rottweil wurde es wieder etwas voller auf den Wegen. Es waren heute einige Ausflügler unterwegs, die wie ich das großartige Wetter ausnutzten, ansonsten ist es herrlich ruhig und einsam auf meinen Wegen. Angekommen in Rottweil am Heilig-Kreuz-Münster endet meine Etappe.

Als Pilgermenü kochte ich uns am Abend ein umfangreiches gesundes Pilgeressen. Irgendwie musste ich mich bei meinem privaten Pilgertaxifahrer Thilo, der mich fast überall hinfuhr, erkenntlich zeigen. Außerdem gab es mir einen leichten Hauch von Pilgerleben, in unserem Garten sitzend, die nackten Füße im Gras, das Essen einzunehmen.

Von Rottweil nach Villingen

Gleich am nächsten Morgen nahm ich mir die nächste Etappe vor. Wieder ging es mit zwei Autos los. Meines blieb beim Etappenziel in Villingen stehen und Thilo ließ mich in Rottweil aussteigen. Ich konnte es kaum erwarten endlich loszulaufen und winkte Thilo eifrig zu, als er an mir vorbeifuhr. Auch heute sollte es wieder sehr warm werden. Schon früh am Morgen wurden die Sonnenstrahlen immer wärmer. Gut, dass ich auch heute genug Wasser und Sonnencreme eingepackt habe. Ich lief einige Schritte rückwärts, um die Sonne auf meinem Gesicht spüren zu können.

Am Rottenmünster vorbei ging es durchs Örtchen Bühlingen. Am Ortsende kam eine unbeschilderte Abzweigung, geradeaus ginge es direkt auf einen Schotterweg. Da kommt eine Dame des Weges und ich frage sie nach dem Jakobsweg, „der geht woanders lang, aber Sie können auch über den Schotterweg laufen, der mündete dann am Ende wieder in den Jakobsweg", war ihre Antwort. Ob ich den Jakobsweg laufe und wo ich herkomme, wollte sie noch wissen. Ich hielt ein kurzes Pläuschchen mit der netten Frau, die direkt am Jakobsweg wohnt, ihn aber noch nie gegangen ist, und mich für das bewunderte, was ich dieser Tage leistete. Ganz beschwingt durch ihre Worte lief ich weiter auf der Hochfläche in Richtung Wald. Rechts neben mir ist in der Ferne noch immer der Rottweiler Testturm zu sehen, wo ich vor gut einer Stunde losgelaufen bin.

Wenig später ging es einen kleinen Hang hoch, zur Burg Oberrotenstein. Nur, außer einer Gedenktafel zur Burg, fand ich nichts, was in irgendeiner Weise an eine Burg erinnern sollte, nicht mal ein paar alte Steine. Von oben hatte ich einen schönen Blick in das Eschachtälcher . Hang auf der anderen Seite der nicht vorhandenen Bu ging es wieder runter zu einer Wiese. Direkt am letzten Baum, noch im Wald, war eine Tafel extra für uns Pilger angebracht. Darauf stand, wie man diese Wiese überqueren kann, um auf dem Jakobsweg zu bleiben und um zu dem kleinen Steg zu gelangen, der dort die Eschach überquert. Wenn der Weg doch nur überall so ausführlich beschriftet wäre, aber alles in allem war er ja gut ausgezeichnet und ich war und bin immer noch dankbar, hier überhaupt einige Etappen des Jakobsweges gehen zu können.

Dankbar war ich auch, dass es so einfach war, hier einige Etappen eines Jakobswegs laufen zu können. Für einige Stunden alles, um einen herum vergessen zu können und einfach nur den Weg, die Leichtigkeit, die Freiheit und die Natur genießen zu können. Dankbar bin ich auch Jakobus, der über das Wetter seine schützenden Hände legt, dass er mir auf den Tagen meiner kleinen Pilgerreise immer bestes Wanderwetter schenkte.

Als ich die Wiese überquert hatte, setzte ich mich auf einen großen Stein ans Ufer der Eschach und ließ meinen Gedanken freien Lauf, indem ich dem Bächlein beim Fließen zuschaute. Die Sonne schien und Vögelchen zwitscherten wieder, dazu das Plätschern des Baches - herrlich das Leben als Pilger. Einfach hinsitzen, wo es einem gefällt, und die Gedanken schweifen lassen.

So langsam kann ich abschalten und mich ein wenig beruhigen, endlich. Nach meinem Vesper wollte ich gar nicht weiter, so schön ruhig und idyllisch war dieser Ort für mich. Aber mein innerer Antrieb war stärker und da war sie wieder, meine Rastlosigkeit. So machte ich mich auf, über den kleinen Steg ging es wieder in einen Wald rein

…20 Höhenmeter sollte ich an dem Tag hinter … rauf und wieder runter.

…später passierte ich die Burgruine Wildenstein, … dort fand ich außer den Hinweisschildern auf die Bu… e Burg. Leichten Schrittes überwand ich auch diesen Berg. Danach sah ich für eine ganze Weile außer Hügeln über Hügeln nichts. Nichts, was meinen umherschweifenden Blick störte. Grüne Wiesen, Rapsfelder, Wiesen voller Löwenzahn, mehr Hügel mit mehr grünen Wiesen und noch mehr Löwenzahn. Dazwischen schmiegten sich kleine Landsträßchen, die zu den Höfen oder Dörfern hier führten. Ab und zu konnte man hinter einem der Hügel sich eine Kirchturmspitze in den strahlend blauen Himmel recken sehen, aber das war es dann auch schon, sonst nichts, nur Ruhe.

Immer wieder ging ich auf meinem Weg ein paar Schritte rückwärts, auch um den Füßen mal eine anderes Gangart bieten zu können, aber meist, um die ganze Pracht der Natur dauerhaft in mein Gedächtnis einzubrennen. Auch drehte ich mich immer wieder um die eigene Achse, um das ganze Panorama sehen zu können. Schön, meine Heimat, dachte ich wiederholt, warum immer weit reisen, wenn einem hier, vor der eigenen Haustüre, eine traumhafte Welt zu Füßen liegt? Ich werde mir dessen immer mehr bewusst und vielleicht hätte es einfach so sein müssen, dass ich diese Art des Pilgerns für mich entdecken musste. Wer weiß, für was es gut war, dass ich hier an Deutschland gebunden war und nicht nach Spanien reisen konnte. Meine Seele war noch immer traurig und ich sehnte mich nach dem Jakobsweg in Spanien, aber zumindest konnte ich die Wege hier genauso genießen und auch sie gaben mir ein wenig von dem erhofften Frieden in mir.

Dass es mit dem Camino del Norte dieses Jahr nicht mehr funktioniert, wird mir im Laufe meiner Pilgerreise immer klarer. Schon schmiede ich abends Pläne, wohin es nach dem Schwarzwald- Baar-Jakobsweg noch hingehen könnte. Auch wiesen mich auf dem Schwarzwald-Baar-Jakobsweg zwischen Oberndorf am Neckar und Sulz am Neckar immer wieder Streckenschilder darauf hin, dass auch der Kinzigtäler Jakobsweg hier sich irgendwo kreuzte. Den würde ich in diesem Urlaub nicht mehr bewältigen können, aber wenn die Coronalage es für dieses Jahr nicht mehr zulässt Urlaubsreisen zu machen, wäre dieser Weg doch eine gute Idee für meinen Urlaub im Herbst. Und wie bereits ein paar Zeilen weiter oben erwähnt, der Schwarzwald ist ein Traum, hier zu leben ein Geschenk, warum dieses Geschenk verschwenden? Erobere ich meine Heimat eben mal zu Fuß. Da, wo ich schon überall superschöne Motorradtouren mit Thilo gemacht habe auf schönen Schwarzwaldhöfen eingekehrt bin. Die Orte nur vom Durchfahren kenne oder nur von Ortsschildern im Vorbeifahren. Warum nicht in Verbindung mit dem Jakobsweg? Mal gleich heute Abend im Netz schauen, wo der Kinzigtäler Jakobsweg losgeht, wohin er führt und wie gut er bekannt ist. Aber erst einmal mache ich diesen Weg zu Ende und dann heißt es meine Füße etwas schonen. Denn auch ich wurde nicht von Blasen verschont, die sich nach und nach, an der einen oder anderen Stelle bemerkbar machten.

In Rottweil am Münster, meinem Ziel angekommen, schaute ich mir den dort aufgestellten Gabenzaun an. Leider hatte ich nichts dabei, was ich hätte hinhängen können, außer einem neuen Päckchen Taschentücher, Im Ernst, da hingen Taschentücher am Gabenzaun, abgepackt in Gefrierbeutelchen. Aber auch nützlichere Dinge haben sich die Leute einfallen lassen. Dosen von Katzenfutter, Hundefutter, ein Regenschirm und sogar eine nagelneue Regenjacke hatte dort jemand für bedürftige Menschen hingehängt.

Dann ging es noch die wenigen Meter zum Auto und nach Hause, bei bestem Pilger-Feierabendwetter hatte ich ein paar schöne Stunden in meiner Pilgerherberge im Garten, bevor ich todmüde und erschöpft in mein Bett fiel.

Von Villingen in mein Heimatstädtchen Donaueschingen

Nach drei Tagen Ruhepause, die ich bitter nötig hatte, erstens um meine Blasen zu schonen, die an den Fersen nämlich echt fies waren, und zweitens auch meinen Körper, der mich mit Schmerzen in den Beinen und in der Hüfte quält, ging es heute auf die etwas kürzere Etappe von Villingen nach Donaueschingen.

Mit dem Zug, der fast vor meiner Haustüre abfuhr, ich musste nur auf der Brücke über die Brigach, ging es nach Villingen an den Hauptbahnhof. Von dort lief ich erst einmal zum Münster, um direkt am Münster auf den Jakobsweg zu starten. Der Weg führte mich durchs schöne Altstädtchen eigentlich fast wieder an den Bahnhof zurück.

Nach etwa einer halben Stunde war ich aus der Stadtmitte raus, ging über Felder und Wiesen bis in den nächste Ort. Als ich auch diesem Ort bergauf hinter mir lassen konnte, gelangte ich auf die etwa acht Kilometer lange Römerstraße. Die Römerstraße verläuft fast nur geradeaus durch kleine Wäldchen über Weiden und Wiesen. Die Aussicht ist ein Traum, die Felder sind grün, der Himmel ist blau, ich höre außer den Vögeln, die über mir zwitschern und meinen Schritten, nichts. In dem Moment rast im Affenzahn ein Fahrradfahrer an mir vorbei, ich bin so zu Tode erschrocken, mit so etwas rechnet man doch nicht bei dieser unendlichen Ruhe.

Nach einer schönen Rast auf einem kleinen Bänkchen mit Blick über die wunderschöne Baar sollten es noch etwa sieben Kilometer bis zum Ortskern Donaueschingen sein. Es gab ein selbstgebackenes Brot für mich, reich belegt mit Käse und Wurst und einen Eiskaffee, der in der Tiefe meines Rucksacks kalt geblieben ist. Dann geht es in die letzte Runde. Ich war nicht wirklich fit und deshalb froh darüber, dass die Etappe heute relativ kurz blieb. Mein Körper ist deutlich erschöpft, aber ich kämpfe mich tapfer jeden Schritt weiter, denn eigentlich läuft es gut. Meine Füße haben sich in den Tagen der Ruhephase erholt. Ansonsten bin ich aber sehr müde, am liebsten würde ich mich hier ins Gras legen und erst einmal schlafen, lange schlafen, aber mein unruhiger Geist zieht mich wieder weiter. Die Abenteuerlust siegt und zieht meinen Körper einfach mit.

Von einer kleinen Koppel aus sahen mich aus einiger Entfernung schon ein paar großer neugieriger Augen an: Alpakas. Ich liebe diese Tiere, jedes einzelne ist ein Unikum für sich, jedes der Tiere sieht so einzigartig anders aus. Freudig über ihren Anblick schnalzte ich mit der Zunge, um sie näher an den Zaun zu locken und da kamen sie eins nach dem anderen auf mich zu. Okay, ganz so viel Nähe brauche ich dann doch nicht und gehe ein paar Schritte zurück. Aber die Alpakas sind friedlich und neugierig, ein paar Worte wechsele ich noch mit den lustigen Gesellen und dann geht's weiter. Meine neuen Freunde haben allerdings noch nicht genug von mir und laufen neben mir am Zaun entlang her und schauen mir eine ganze Weile lang nach. Auch ich muss mich immer wieder nach den Tieren umdrehen, bis ich sie nicht mehr sehen kann. Die besuche ich bald wieder, nehme ich mir fest vor, wir sind ja fast Nachbarn.

In Donaueschingen angekommen, mache ich einen Schlenker über den Friedhof, um die Blumen der Gräber der Familie zu gießen. Die letzten Meter des Jakobsweges führen mich direkt in die Innenstadt zum Ziel, zur Kirche St. Johann und der angrenzenden Donauquelle. Dort verweilte ich allerdings nur kurz, denn ich kenne hier ja alles und bin oft genug an der Donauquelle. Sie ist sehr sehenswert, denn je nach Jahreszeit und Lichteinstrahlung gibt sie immer wieder ein beeindruckendes Bild ab und man kann schöne Momente mit der Kamera festhalten.

Auf dem Weg nach Hause gönnte ich mir nach dem kurzen, aber warmen Wandertag an der Eisdiele ein Eis. Die Eisdielen dürfen seit heute wieder öffnen und der Verkäufer machte mir eine extra große Kugel und reichte sie mir mit einem freundlichen Lächeln. Mit meinem Eis in der Hand und dem Rucksack auf dem Rücken schlenderte ich langsam nach Hause und setzte mich wie ein müder Pilger vor unserem Haus auf die Wiese. Das müsste für den heutigen Tag reichen.

Trotz der langen Ruhepause von drei Tagen spüre ich auch meine Blasen wieder. Ich habe heute eine neue Aktion gestartet, um meine Füße blasenfrei zu halten. Ich habe mir vorab über einige empfindlichen Stellen Pflaster und Tape geklebt, sodass erst gar keine Reibung entstehen kann und trage zwei paar dünne Baumwollsocken. So soll keine Reibung auf der Haut entstehen, sondern eher Socke an Socke reiben, aber ich habe nicht das Gefühl, dass es funktioniert. Eine neue kleine Blase habe ich nämlich unter dem kleinen Zeh bekommen. Ein andere Tipp, den ich gelesen habe, sollen Wollsocken aus Merinowolle sein. Schweiß abtragend und Geruch mindernd. Das werde ich als nächstes probieren und auch mit den Schuhen will ich bald ein neues Experiment starten, denn in den klobigen knöchelhohen Wanderschuhen aus Goretex schwitze ich unglaublich schnell an den Füßen, da muss es etwas Passenderes für mich geben.

So, jetzt führe ich die typischen Pilgergespräche mit mir allein. Heute Abend gönne ich mir aber auf jeden Fall ein schönes, kaltes Fußbad, aus Kamillenblüten. Die hat die

Frau von meinem Paps gepflückt und getrocknet. So tun die den Füßen bestimmt besonders gut.

Von Hüfingen nach Blumberg

Leider ist es heute schon die letzte Etappe des Neckar-Baar-Jakobswegs. Von Hüfingen, vom Haus meines Papas, ging es los. Dort konnte ich mein Auto abstellen. Im Ganzen werden es 18 Kilometer sein. Die letzte Etappe von Blumberg bis Schaffhausen kann ich im Moment nicht gehen, da Schaffhausen in der Schweiz liegt und somit Corona Sperrgebiet ist. Ist echt verrückt mit diesem Corona.

Da das Wetter heute wieder traumhaft ist, laufe ich ganz in Gedanken, ich genieße die Natur um mich herum und die kühle frühe Morgenluft. Im Wald über mir hackt gerade ein Specht an einem Baum. Mein kleiner Zeh schmerzt, genau unten an der Lauffläche habe ich mir diese Blase zugezogen. Gestern Abend habe ich den Zeh mit einem Schaumstoff etwas nach oben drapiert und mit einem Tape an den anderen Zeh gebunden; sonst hätte ich heute keinen Meter laufen können, diese kleine fiese Blase tut echt höllisch weh. Außerdem laufe ich heute mit meinen Joggingschuhen.

Gestern habe ich doch einmal auf die Rufe meines Körpers gehört und ihm einen Tag Pilgerpause gegönnt. Ich bin allerdings eine kleine Runde joggen gegangen, nur sechs Kilometer. Ich habe gedacht, ich kann ja die Laufschuhe auch zum Wandern anziehen. Dass ich darauf nicht früher gekommen bin! Warum quäle ich mich schon seit Tagen in diesen alten ausgelatschten Wanderschuhen rum? Für alle Fälle habe ich sie aber im Rucksack dabei, was sich als komplett überflüssig herausstellte, denn in den leichten Joggingschuhen fühlte ich mich gleich besser. Mein Schritt war leichter, ich quälte beim Auftreten meine Ferse nicht so und ich hatte auch viel mehr Platz für meine Zehen, außerdem hielt sich das Schwitzen meiner Füße in Grenzen.

An einem Aussichtspunkt vor Hausen vor Wald angekommen, genieße ich eine Pause und befreie mich von einigen Kleidungsstücken, es ist nämlich richtig warm geworden. Herrlich, nicht eine Wolke ist am Himmel zu sehen. Es ist ein Traum und die Aussicht auf umliegende Felder und Hügel ist atemberaubend. Direkt unter mir liegt das Örtchen. Von der kleinen Weide aus, die direkt an meine, Pausenplatz angrenzt, beobachten mich vier neugierige, schon etwas größere Kälber. Heute Morgen, bevor ich mich auf den Weg gemacht habe, habe ich mir den Wetterbericht der spanischen Nordküste angeschaut. Nicht gerade prickelnd, nur zwölf Grad hat es da, an manchen Tagen klettert das Thermometer wohl auch auf siebzehn Grad, aber es ist stets bewölkt, wenig Sonnenschein und fast jeden Tag regnet es. Da kann ich mich echt glücklich schätzen, dass ich hierbleiben musste.

Singend und pfeifend, meinen Wanderstock im Takt vor mir her schwingend, lief ich durch den von der Sonne geschützten Wald, hörte dem Vogelgezwitscher zu, das sich eigentlich nie änderte. Meist sind es Amseln, die in den Bäumen fröhlich zwitschern, und dieses tägliche gleiche Gezwitscher bringt mich zeitweise fast in einen meditativen Zustand, dabei vergesse ich Raum und Zeit.

Meine Füße laufen mittlerweile fast von allein, meinen Rhythmus habe ich längst gefunden. Und wie ich so vor mich hinlaufe, ganz in Gedanken, merke ich plötzlich, hier auf diesem Weg, dass ich nichts mehr merke. Genau, plötzlich wurde mir bewusst, dass ich kaum mehr Symptome habe. Wie lange schon, konnte ich nicht mal mehr sagen. Meine Fatigue hat sich bereits seit Wochen sehr im Zaum gehalten, trotz aller Aufregung über den verpatzten Jakobsweg und den damit verbundenen Stress, der sich in mir angestaut hatte. Bereits das wunderte mich sehr. Aber nun wurde mir auch noch bewusst, dass ich seit, wer weiß wie vielen Tagen, kein Kribbeln mehr in den Beinen hatte, meine Rückenschmerzen waren weg, morgens nach dem Aufstehen strotze ich nur so voll Energie. Ich huste kaum noch, keine Gefühlstörungen der Füße, dieser warme Fuß, der mich mehrmals täglich fast um den Verstand bringt - seit Tagen nicht mehr gespürt. All das ist plötzlich weg und ich habe es nicht mal bemerkt. Seit meiner Diagnose und dem Beginn der Basistherapie plagen mich immer wiederkehrende Symptome, Begleiterscheinungen und Nebenwirkungen. Und jetzt, nach ein paar Tagen laufen, soll das alles weg sein?

Mein Weg wirkt so langsam wie eine Art Befreiung oder Therapie, das Laufen tut mir gut, ich kann mich nun darauf konzentrieren, mich auf mich einzulassen. Plötzlich fällt es mir leicht auf mein Inneres zu hören. Das, was mir seit Jahren von Familie, Freunden und Ehemann gepredigt wird: Ich soll einen Gang runter schalten, nicht immer auf Vollgas durchs Leben ziehen, lernen mal was abzugeben.

Sollte dieser Schalter jetzt endlich, hier auf diesem Weg, umgelegt worden sein? Das, worauf ich schon immer hoffte und verzweifelt war, warum ich es nie schaffte, mich nicht immer wieder, von mir selbst oder von anderen antreiben zu lassen, mehr zu leisten, schneller zu arbeiten, nicht das Letzte aus mir rausholen zu müssen? Jetzt endlich, hier, keine zehn Kilometer von zuhause entfernt? Auf dieser Anhöhe wird es mir plötzlich immer klarer, kann ich diesem Hamsterrad tatsächlich entfliehen? Wie genau und wie lange ich das schaffe, wenn mich der Alltag wieder einholt, darüber muss ich mir noch klar werden. Und war das die Antwort, die ich mir vom Jakobsweg erhofft habe? Ich wollte mit irgendetwas abschließen, irgendetwas ändern, an mir, an meiner Situation, ich hatte die Hoffnung, dass irgendwas in Spanien passieren sollte, ich war auf der Suche und das sollte nun meine Antwort sein? Ich nehme es als ein Geschenk an.

Mit diesen Gedanken und viel Befreiung in mir, lief ich viel befreiter weiter. Ich grüße alles und jeden, was mir heute über den Weg läuft. Ich führe Gespräche mit Fuchs und Eichhörnchen, begrüße den Bauer auf seinem laut knatternden Traktor, der sich offensichtlich sehr über mein Winken zu freuen scheint. Ich erfreue mich an den blühenden Obstbäumen der Streuobstwiesen, höre und schaue den Hummeln dort bei ihrer Arbeit zu. Drei Eseln, die auf ihrer Koppel standen, wusste ich auch Interessantes zu erzählen, sie reckten ihre Hälse lange, damit ich sie an den Ohren graulen konnte. Wie sie meine Erzählungen fanden, weiß ich nicht, aber sie waren geduldige Zuhörer. Ja, ich fluchte heute auch nicht über die vielen, im Wald quer auf dem Weg liegenden Bäume, über die ich immer wieder drüber oder drunter durchmusste.

Nur einmal, fast am Ende des heutigen Weges, schafft es ein Irischer Wolfshund, mich aus meinen Glücksmoment wieder in die Wirklichkeit zu holen. An einem kleinen Haus, umgeben von einem großen Wiesengrundstück, am Rande eines Ortes, war an der Eingangstüre ein Warnschild angebracht. *Achtung hier wache ich* stand darauf, dazu ein Dackel abgebildet. Durch meine wiederholt schlechten Erfahrungen mit freilaufenden Hunden blieb ich auf der Hut, trotz des ungefähr ein Meter hohen Holzzauns. An der rückwärtigen Seite des Hauses kam dann auch der Dackel bellend angaloppiert. Hinter ihm kam der irischen Wolfshund angetrabt. Mit einem Satz war er mit seinen Vorderpfoten auf dem Zaun und somit doppelt so groß, also immer noch der Irische Wolfshund, nicht etwa der Dackel. So standen wir da, Auge in Auge, der Wolfshund und ich. Was er dachte, weiß ich nicht, Frühstück oder Mittagessen etwa? Ich dachte nur, weiß der Hund, dass er jetzt nur noch seine Hinterbeine über den Zaun bringen muss und dann mit einem Satz bei mir ist? Und ich dann eben zu genau jenem Frühstück werde, das er sich vielleicht erhofft? Der Hund wusste es offensichtlich nicht, mir viel ein großer Stein von Herzen. Ich bedankte mich schnell bei ihm, dass er mich nicht gefressen hat und ging aufwärts aus dem Dorf in den Wald hoch dem Etappenziel entgegen.

Meinen Paps habe ich heute Morgen dazu bekommen, dass er mich in Blumberg abholt, das ersparte mir eine längere Busfahrt. Am Etappenziel mit einem Eis in der Hand, das ich mir wieder redlich verdient hatte, wartete ich auf seine Ankunft in Blumberg, übrigens die Stadt, in der mein Paps geboren wurde, also auch irgendwie meine Heimat. Ich genoss die Sonne und machte mir Gedanken, wohin die Reise als Nächstes gehen sollte. Den Neckar-Baar-Jakobsweg habe ich vorerst abgeschlossen. Die letzte Etappe von Blumberg nach Schaffhausen hole ich nach, sobald die Grenzen wieder offen sind.

Der Bregtaler Jakobsweg von Donaueschingen nach Blumberg

Da ich die letzte Etappe des Neckar-Baar-Jakobsweges auf ungewisse Zeit verschieben musste, entschied ich mich eine Etappe des Bregtaler Jakobsweg zu pilgern. Seit meiner letzten Wanderung waren ein paar Tage vergangen und in meine neuen Wandersocken aus Merinowolle, in die ich alle Hoffnungen auf blasenfreies Pilgern legte, lief ich ausgeruht los.

Wieder von Donaueschingen aus ging es dieses Mal an der Breg entlang bis nach Hüfingen und von dort wieder nach Hausen vor Wald. Hinterm Örtchen Hausen vor Wald splittet sich der Jakobsweg, ich musste dieses Mal rechts in den Wald hoch.

Einmal erschrak ich, ich lief durch den lichten Wald und hörte außer meinen Schritten auf dem Waldboden nichts. Bewusst wurde mir das aber erst, als ich kurz anhielt, mir meinen Rucksack vom Rücken nahm, um zu trinken. Da verstummten auch meine Schritte und ich hörte gar nichts mehr. Es war ungewöhnlich still im Wald, kein Vogel zwitscherte, kein Wind, der durch die Bäume rauschte, nichts, absolute Ruhe, ungewöhnlich und fast unheimlich, diese vollkommene Ruhe. Ich harrte ein paar Minuten aus um die Kraft, die in diesem Moment der Wald und die Ruhe auf mich ausstrahlten, in mich aufzunehmen. Es war ungewöhnlich, aber auch gleichzeitig berauschend.

Kurz vor dem Ortseingang Achdorf, nachdem ich den sehr steilen Abhang durch den Wald, den Scheffelweg, runter bin, manchmal zweifelnd, ob ich jemals heil unten ankomme, gab es erst einmal Vesper auf einer knorrigen, wackeligen Bank.

Kurz nach meiner Rast lief ich am Geburtshaus meiner Oma vorbei, das Haus, in dem meine Mutter und ihre Geschwister einen Großteil ihrer Kindheit verbrachten. Der kleine Bauernhof meiner Uroma, der auch in mir Erinnerungen an viele Sommerfeste auf dem Grundstück weckt, das idyllisch am Krottenbach liegt. Meine Uroma hatte immer eine Handvoll wilder, kleiner Kätzchen rund um den Hof, die ich damals mit meiner Schwester einzufangen versuchte. Dabei jagten wir sie quer über das ganze Grundstück, um die Obstbäume in dem riesigen Garten, in dem alles wuchs, was das Herz begehrt. Meine Großtante, die bis zu ihrem Tod in dem Haus allein lebte, pflegte ihren Garten weiterhin, einen Teil widmete sie wunderschönen Blumenbeeten, der andere Teil war Nutzgarten mit Obst, Gemüse und Kräutern, die sie, wie die Uroma zuvor Jahr für Jahr einweckte.

Die göttliche Linzertorte, die meine Uroma immer backte, wenn Besuch kam, und den Geruch der uralten Küche mit dem alten Holzofen, in dem jeder Zeit ein warmes Feuer flackerte, werde ich für ewig in meiner Nase haben. Leider liegt das Haus nun nicht mehr in der Hand unserer Familie, aber die Erinnerungen bleiben. Es war nicht geplant so viel Familiengeschichte aufleben zu lassen, dafür umso erfreulicher, dass mich die Erinnerungen dieser Tage auf meinem Weg begleiteten.

Noch in Achdorf erreichte ich die Pilgerherberge, das Haus Tibet, dort möchte ich nach Möglichkeit kurz noch einkehren. Der Weg bis hierher war mühsam, da tut eine zweite Pause sicher gut. Das Haus war geöffnet und ein Schild wies drauf hin, dass man als Pilger im Garten willkommen ist. Ich ging nach hinten in den Garten, der sehr schön gestaltet war. Einen kleinen Teich gab es auch, ein Frosch quakte dort fröhlich vor sich hin und ich genoss die Ruhe, die der Ort ausstrahlte.

Von Achdorf ging es die letzten Kilometer des Tages nur bergauf, den „Gampen" hoch nach Blumberg, aber ich ließ es mir nicht nehmen, im Wald büschelweise frischen Bärlauch zu pflücken und meinen Rucksack damit vollzustopfen, um am Abend daraus ein herrliches Pesto zu machen, soviel Zeit musste sein.

Auf dem Weg nach oben war ich froh über meinen Wanderstock, den ich oft einsetzen musste, um nicht auf allen Vieren den Berg hochkrabbeln zu müssen.

Endlich war ich oben angekommen, ich musste nur noch über ein kleines Wiesenstück, bevor ich in Blumberg einlief. Dort streifte ein junger Fuchs durch das hohe Gras und ging ganz ohne Scheu nur einige Meter vor mir über den Weg zurück in den schützenden Wald. Sogar eine kleine Herde Merinoschafe sah ich auf einer Weide, ich bedankte mich gleich bei ihnen für die Wolle meiner Socken, die sich mittlerweile wunderbar an meine Füße schmiegten, und ich blieb blasenfrei. Andere Socken kommen für mich von nun an nicht mehr in Frage. Fast zweiundzwanzig Kilometer an einem herrlichen Tag sind wieder einmal geschafft.

Als ich an diesem Pilgertag zu Hause angekommen war, genoss ich noch schöne gemeinsame, warme Stunden, natürlich auf Abstand, mit den Nachbarn und Thilo vor unserem Haus auf der Wiese. Herbergsleben hatte ich in den letzten zwei Wochen nicht und ich vermisste es auch nicht, denn ich habe liebe Nachbarn und einen großartigen Ehemann, die mir immer wieder Mut und Ausdauer für den Weg zusprachen, mich fast jeden Pilgertag vor dem Haus erwarteten, mich mit wohlverdienten kühlen Getränken, ja auch mal ein Glas Wein, empfingen. Mit den Nachbarn besprach ich die vor mir liegenden Etappen. Sie litten mit mir zusammen, als ich ihnen von meinen Blasen und schmerzenden Füßen vorheulte und sie drückten mir die Daumen für gutes Wetter. Auf eine Dusche für mich allein, mit heißem Wasser, freute ich mich heute besonders und auf einen vollen Kühlschrank, aus dem ich mir kraftspendende Pilgermenüs kochen konnte. Einkaufen musste ich zwar auch und den häuslichen Pflichten als Hausfrau nachkommen und die gute alte Kehrwoche machte sich leider nicht von allein. Aber es war schön, das Pilgerleben auch hier in Deutschland, rund um meine Heimat, die ich so nun zum ersten Mal zu Fuß erkundet habe.

Hilfe ein Symptom wird plötzlich sichtbar

Seit Juni bin ich fast konstant in der Kurzarbeit gelandet.

Von der anfänglich vorausgesagten einer Woche, wurden nun viele Wochen. Ich nutzte die gewonnene freie Zeit für viele Wanderungen, für die ich mich immer wieder morgens aufmachte, mit dem Auto losfuhr, um entferntere Rundwege wandern zu können, oder auch mal direkt von Donaueschingen loslief.

Was mich immer mehr beunruhigte und sich auf den Wanderungen deutlich verschlimmerte, war die Tätigkeit meiner Blase, besser gesagt die Untätigkeit. Denn immer wieder hatte ich das Gefühl, dass meine eh schon vielen Toilettengänge sich vermehrten und es manchmal echt verdammt knapp war, es rechtzeitig auf die Toilette zu schaffen. Anfangs dachte ich mir nichts dabei, ich war ja entweder auf Wanderschafft, oder an Tagen an denen ich zu Hause blieb, verbrachte ich die meiste Zeit in unserem Garten hinterm Haus, da war der Weg zur Toilette nie weit weg und unterwegs im Wald gab es immer einen Baum.

Nur dann passierte es zum ersten Mal zu Hause, dass es eben nicht mehr reichte. Ich war hinterm Haus im Garten, schrieb an meinem Buch und merkte wohl, dass die Blase drückt. Aber seit einiger Zeit hatte ich es mir zur Aufgabe gemacht, meine Blase eben aus diesem Grund etwas zu trainieren, dass ich mein Fassungsvermögen etwas vergrößern kann und ich eben nicht mehr so oft muss. Also versuchte ich auch an diesem Tag mein Bedürfnis etwas hinauszuzögern.

Als ich der Meinung war, dass es jetzt an der Zeit wäre, nach oben zu gehen, machte ich mich auf den kurzen Weg. Der Weg erschien mir unendlich lang. Kaum hatte ich die Haustüre unten aufgeschlossen, sprintete ich die Treppen hoch und suchte auf dem Weg nach oben schon den Wohnungsschlüssel aus dem Schlüsselbund. Ich schaffte es gerade noch mit zittrigen Händen die Wohnungstüre aufzuschließen, um die Türe hinter mir zu schließen, blieb keine Zeit mehr. Beide Hände waren schon damit beschäftigt im Laufen die Hose aufzumachen. In der Toilette angekommen reichte es mir gerade so, mich zu setzten. So passierte es mir für die kommenden Wochen immer wieder, ein bis zwei Mal am Tag. Ich schaffte es gerade noch nach oben aber alles, was ich in den Händen hielt, wurde einfach fallen gelassen. Danach sammelte ich wieder alles ein und schloss die Wohnungstüre. Manchmal war auch Thilo direkt hinter mir, der dann rief, *„komm lauf du zu ich mach das hier alles"*.

Das gleiche Probleme hatte ich auch immer öfter auf meinen Wanderungen, so mancher Baum konnte nicht nahe genug sein, so eilig war es mir plötzlich. Anfangs dachte ich noch, ja es drückt bisschen, aber ich kann das noch eine Weile halten. Aber es wurde von Woche zu Woche immer deutlicher. Gut, dass ich zurzeit in Kurzarbeit bin, im Geschäft würde, das zu einem kleineren Problem werden. Nun wurde so langsam meine unsichtbare Krankheit doch in einem Punkt sichtbar. Was passiert denn, wenn ich während der Arbeit muss und nicht kann, weil es gerade mal wieder megastressig ist und irgendwas unbedingt fertig werden muss. Es versuchen zu unterdrücken in der Hoffnung, dass alles gut geht um am Ende mit nasser Hose dasitzen? Den

Zeitaufwand mich dann bei der Arbeit zu duschen und um zuziehen ist ja wohl größer als der, dass man mal für ein paar Minuten in der Stoßzeit auf mich verzichtet.

Denn der Tag, an dem ich einsehen musste, dass ich nun ein erstes deutlich sichtbares Symptom habe, kam prompt. Wenige Wochen später war es eben nicht nur verdammt knapp, sondern es reichte eben nicht mehr und das in einer Woche gleich dreimal, sogar einmal beim Wandern. Genau ins Detail gehen will ich hier nicht aber so viel, das Höschen wurde unübersehbar nass. Ich war schon im Haus oben in der Toilette und an meinem Wandertag stand ich auch schon hinterm Baum, aber es ging trotz allem nicht schnell genug. Ich hatte keine Kontrolle mehr über meine Blase. Meine Multiple Sklerose bestimmt hier ab jetzt über meinen Körper.

Am Montagmorgen versuchte ich gleich meine Neurologin zu erreichen. Bei einem Versuch blieb es, denn heute war für sechs Wochen ihr erster Urlaubstag und die Praxis blieb zu. Ich rief bei meiner Hausärztin an, die hatte erst ab elf Uhr offene Sprechstunde, es war acht Uhr. Ich zog mir meine Laufschuhe an und lief erst mal ohne Ziel einfach los, kreuz und quer durch Donaueschingen, durch den Park, so ganz genau weiß ich das nicht mehr. Ich lief und lief und meine Gedanken liefen auch. Mein Gehirn lief auf Hochtouren, meine Gedanken kreisten nur so, warum und wieso und warum wieder ich und was soll ich nur tun?

Um kurz vor elf stand ich vor der Praxis meiner Hausärztin und zögerte davor reinzugehen. Vielleicht war es nur eine kurze Episode, vielleicht geht es ja wieder vorbei und vielleicht kann ich ja auch einfach wegdenken, ignorieren, dass das passiert ist und es passiert dann auch nicht mehr. Es half nichts, ich musste da jetzt rein.

Am Empfang schildere ich mein Problem und ich konnte gleich hierbleiben. Um ein Harndefekt oder ähnliches auszuschließen musste ich gleich eine Urinprobe abgeben. Im Sprechzimmer meiner Ärztin viel es mir erstaunlicherweise leicht über das Problem zu sprechen, das mir im Moment solche Sorgen bereitete. Da sie auch schon vom Labor bestätigt bekommen hat, dass kein Harninfekt vorlag, war auch für sie klar, dass es sich um ein neurologisches Problem handelte und sie mir dabei nicht helfen kann. „Aber meine Neurologin ist im Urlaub, deswegen bin ich doch hier," nun ja, sie könne mir jedenfalls keine Diagnose stellen. Ich soll es dringend neurologisch abklären, im Zweifel bei einer Vertretung. So machte ich es dann auch, denn sechs Wochen wollte ich nicht warten.

Einen Termin bei der Neurologischen Vertretung bekam ich eine Woche später, zum Glück eine Frau. Auch der Sprechstundenhilfe am Telefon musste ich erzählen was los war. Da ich es jetzt schon in der kurzen Zeit drei Leuten persönlich erläutert habe, nahm ich meinen ganzen Mut zusammen und berichtete Thilo noch am selben Abend von meinem Problem. Verständnisvoll hörte er mir zu, für ihn sei das absolut kein Problem, er stehe mir da bei und würde mir helfen, wann immer ich seine Hilfe benötige. Ich bin froh, es ihm so bald gesagt zu haben, trotz des Schamgefühls, dass aber bei weitem nicht so groß war, als es die ganze letzte Woche geheim zu halten und die Ängste und Sorgen allein mit mir ausgemacht zu haben.

Bis zum Termin der Neurologin, passierte mir mein Malheur noch einmal. Dieses vorläufig bis jetzt letzte Mal, war das schlimmste von den vieren, denn hier lief es eindeutig, unaufhaltbar mein Bein hinunter und brachte mich fast um den Verstand. Ich konnte nichts tun, ich hatte keinen Einfluss darauf was geschah. Wieder hatte ich nur den kurzen Weg vom Garten bis nach oben zur Wohnung und ich stand doch schon in der Toilette. Eine Minute vorher dachte ich noch, das schaffe ich locker, so dringend muss ich gar nicht, doch es war dringend. Wenn die Gedanken nur noch darum kreisen und sämtliche Hirnwindungen am Rädern sind, das ist mühselig, nervenaufreibend und bestimmt nicht förderlich für einen ruhigen MS-Verlauf. Ich war den Tränen nahe. Thilo erzählte ich es und er tröstete mich.

Nur ungern verließ ich das Haus, blieb am liebsten im Garten und beim Wandern suchte ich mir Strecken mit viel Wald raus. Bei Ausflügen, in die Stadt oder sonst wo hin, blieb ich dort, wo ich mich auskannte und wusste, wo Toiletten waren. Das war eine neue Einschränkung in meinem Leben, die ich erst einmal verdauen musste. Zum Glück arbeite ich zurzeit nicht. Wie ich das dort Managen soll, weiß ich auch noch nicht.

Der Termin bei der Neurologischen Vertretung stand an. Über eine Stunde musste ich im Wartezimmer sitzen. Ich las in der Zeit alle Zeitschriften über MS im Wartezimmer durch. Dort fand ich einen Artikel über mein Problem. Es wurden diverse Hilfsmittel, neben Windelhöschen und so weiter, auch das Selbstkathetern beschrieben und dass es Tabletten dagegen gibt, Atemübungen sollen auch helfen und das tatsächlich so um die achtzig Prozent der MS-Betroffenen an diesem Symptom leiden. Das beruhigt mich zwar nicht, aber es half mir etwas.

Der Neurologin schildere ich meine Symptome der letzten beiden Wochen erneut, als ich im Sprechzimmer saß und auch, dass ich schon lange diese Blasenprobleme habe, es in den letzten Monaten schlimmer geworden ist und in den letzten zwei Wochen eben zu diesen Malheuren gekommen ist. Ich jetzt nicht wisse, wie ich reagieren soll, ich nächste Woche auch meinen MRT-Termin für den Kopf habe und ob man da diesen Defekt erkennen kann. Irgendwie muss ich mich bei meiner Schilderung falsch ausgedrückt haben oder die Ärztin hat etwas falsch verstanden. Nach meiner Schilderung, nahm sie alles in ihr Diktiergerät auf, drehte sich zu mir um und sagte, „da sie nächste Woche ihren MRT-Termin haben, würde ich gerne bis dahin abwarten und sie jetzt nicht voreilig einer Cortison-Therapie aussetzten, sie wissen, was das bedeutet?" Was hat sie da eben gesagt, habe ich sie richtig verstanden, ich soll gerade in einem Schub stecken? An alles habe ich gedacht, in der letzten Woche aber ein Schub? Die Ärztin hat mich erst einmal geschockt, ich kann gar nichts sagen, reagiere erst gar nicht, schaue sie nur fragend an.

Dann schaltet mein Gehirn wieder ein und ich frage sie, ob sie mich richtig verstanden hat. Ich habe nicht seit zwei Wochen ständig das Problem, mein Wasser nicht mehr halten zu können, sondern sporadisch immer mal wieder in den letzten zwei Wochen, ganze viermal. „Ach so", meinte sie dann. Definitiv hat sie mich falsch verstanden oder es kam seitens von meiner Erklärung der Symptome zu der vorschnellen, zum Glück falschen Diagnose. Der Stein, der von mir abfiel, war deutlich hörbar. Schnell kommt sie zu einer neuen Diagnose, aufgrund meiner MS hätte ich eine Spastik in der Blase, die ist für das ganze Dilemma verantwortlich und das kann man medikamentös behandeln. Kurz erklärt sie mir, was mit meiner Blase nicht mehr richtig funktioniert, und stellt mir ein Rezept aus.

Ich war erleichtert keinen Schub zu haben, nahm das Rezept an und verließ schleunigst die Praxis. Über eine Stunde gewartet, um in fünf Minuten eine schnelle falsche und eine schnelle neue Diagnose nebst Rezept zu erhalten.

Der Kinzigtäler Jakobsweg

Thilo hat mir ein sehr tolles Buch über den Kinzigtäler Jakobsweg geschenkt. Er hatte so viel Mitleid mit mir, weil ich noch immer so darunter litt, nicht nach Spanien zum Pilgern zu können. Das Buch von Elmar Langenbacher „Mein Licht, meine Stille" verschlang ich fast und nahm mir fest vor wie er, diesen Jakobsweg zu pilgern. Kurz entschlossen, ohne viel Überlegung oder Vorbereitung, lief ich los. Der Kurzarbeit dieses Mal zum Dank, für die mir geschenkte Woche, ein Hoch auf die Entschleunigung. Wie sich die Kurzarbeit auf meinem Lohnzettel bemerkbar macht, weiß ich noch nicht, ich muss etwas haushalten, mit meinem Budget. Da auch von meiner Reisegesellschaft noch immer kein Geld kam, hoffe ich auf günstige Pensionen, vielleicht sogar auf private Unterkünfte.

Die Wettervorhersagen für die nächsten Tage sind nicht die besten. Sorgen darum mache ich mir aber keine, in fast allen Ortschaften, die ich durchlaufe, gibt es Bahnhöfe, so kann ich jederzeit, wenn das Wetter zu schlecht wird oder ich nichts zum Schlafen finde nach Hause fahren. In fünf Etappen möchte ich diesen Jakobsweg bewältigen und das Beste daran ist, Thilo begleitet mich sogar für die erste Etappe. Für die erste gemeinsame Übernachtung buchten wir ein Wellnesshotel am ersten Etappenziel in Schenkenzell. Es ist das letzte Pfingstferienwochenende und da wollte ich keine böse Überraschung erleben.

Dann heißt es also wieder Rucksack packen, für eine Fünf-Tagestour durch unseren wunderschönen Schwarzwald. Über viele Hügel hindurch durch Schwarzwalddörfer und natürlich entlang der Kinzig soll mich mein Weg führen. Los ging es am Kinzig-Ursprung in Loßburg.

Tag eins von Loßburg nach Schenkenzell, Pilgertag mit Ehemann

An einem Samstagmorgen fuhren Thilo und ich los nach Loßburg. Bis zu unserem Hotel in Schenkenzell waren es satte 18 Kilometer. Das Wetter war anfangs trüb und es sah nach Regen aus, aber schon auf der Autofahrt nach Loßburg lockerten sich die Wolken und im Laufe des Tages wurde es immer besser.

Unser Auto konnten wir am Hotel Hirsch stehen lassen, dort bekam ich auch meinen ersten Pilgerstempel. Ja, auch auf diesem Jakobsweg kann man sich in fast allen Ortschaften, die man durchläuft, Stempel für sein kleines Pilgerbüchlein geben lassen. Bei der Bestellung des Kinzigtäler Jakobsweg Wanderführer von Kurt Klein bekam ich einen schönen Pilgerausweis dazu.

Nach einer Stunde Wanderung machten wir die erste Pause, da wir beide ohne Frühstück losgelaufen sind. Auf einer wackeligen Bank nahmen wir unser verspätetes Frühstück ein. Wegen dem Gewackel machten sich unsere Vesperboxen selbständig und landeten auf der Erde. Wurst, Käse und Tomaten waren voll mit Erde. Mit Wasser bekamen wir alles wieder weg und konnten unser Vesper nass, aber sauber zu Ende essen.

Die meiste Zeit ging es heute leicht bergab, ab und zu ging es ein kleines Hügelchen hoch, aber steile Aufstiege gab es keine. Entlang der Kinzig, die hier im Wald nur ein kleines Rinnsal war, gingen wir Hand in Hand über den schönen sehr gut ausgezeichneten Waldweg. Die Kinzigtaler Jakobusfreunde und die Wegepaten haben hier und auf dem restlichen Kinzigtal Jakobsweg ganze Arbeit geleistet. Die Wege sind mit einem kleinen weißen Schild mit einer orangenen stilisierten Muschel bestens ausgewiesen. Zu den Schildern und das ließ mein Pilgerherz besonders aufgehen, waren Jakobsmuscheln an den Bäumen angebracht. Leider verpassten wir im Wald von Loßburg die Kinzig Quelle, die ich gerne gesehen hätte.

Heute ging es immer wieder über Teerstraßen, vorbei an abgelegenen Bauerhöfen, aber auch durch Wald auf schönen Waldwegen. Es war ein sehr ruhiger Tag. Vor uns gingen am Anfang zwei Wanderer. Wir passierten uns immer wieder gegenseitig, aber sonst waren wir an diesem herrlichen Tag allein.

Mit der anfänglichen Ruhe war es vorbei, als wir bei bestem Wetter in Alpirsbach ankamen. Dort wimmelte es von Samstagsausflüglern, auch viele Wanderer waren dabei, Pilger sah ich aber keine. Am Kloster Alpirsbach tranken wir gemütlich Kaffee und Thilo gönnte sich einen Klosterkuchen und ich bekam von der freundlichen Dame an der Kloster-Info einen Stempel.

Thilo hatte ich bis zum Abend mit meinem Pilgertrip völlig geschafft. Mit dem Zug ging es zurück nach Loßburg. Danach war ich noch immer fit und überredete Thilo auf einen Sprung in die Sauna. Die Sauna war mit ihren neunzig Grad sehr heiß, tat unseren müden Knochen aber unglaublich gut. Bald stellte sich die Frage, womit wir den Abend noch verbringen wollten, ins Bett zu gehen war noch viel zu früh.

Unsere nette Wirtin fragten wir, wo wir ein einfaches Essen bekommen würden. Sie empfahl uns die *Holzebene*, ein kleines Berglokal, bei dem es eine traumhafte Aussicht in den Schwarzwald geben sollte. Mit dem Auto fuhren wir die vier Kilometer zum Berghotel hoch. Dort hatten wir dann tatsächlich bei anfangs noch fast wolkenlosem Himmel einen super Blick auf die umliegenden Schwarzwaldhügel.

Die Sonne schenkte uns einen wunderschönen Abend, wir saßen in der Sonne, im geschützten windstillen Bereich des Restaurants im Biergarten. Der Biergarten war voller Gäste, wir bekamen gerade so einen Platz. Die wärmende Abendsonne genossen alle.

Die Sonne wollte an diesem Abend lange nicht untergehen, obwohl es schon weit nach acht Uhr war. Es ergab sich ein anderes Schauspiel am Himmel: Durch eine kleine Lücke in den Wolken kamen vereinzelt die Sonnenstrahlen die Wolkendecke und tauchten die umliegenden Hügel in ein ganz besonderes Licht. Dies sah schön aus und zauberte einen ganz besonderen Moment. Wir hatten bald beide mit der Müdigkeit zu kämpfen und so machten wir uns auf den Weg zurück zum Hotel. Dort angekommen setzten wir uns in die riesige Hollywoodschaukel vor dem Eingang und schaukelten uns sanft in einen Dämmerzustand. Dann waren wir bereit für unsere Betten.

Tag zwei von Schenkenzell nach Hausach mit Spirit von Bruder Otto

Der Tag startete für Thilo mit Frühstück im Hotel. Ich trank nur meinen Kaffee, mein Frühstück durfte ich mir auf Anfrage bei der Hotelchefin als Brotzeit einpacken.

Noch immer gab es Corona Verordnungen, hier im Hotel eine Einbahnstraße, die auf dem Boden aufgeklebt war. Die meisten Gäste, hielten sich auch an diese Wegbeschilderungen auf dem Boden, ich schaffte es noch halb verschlafen nicht. Der Frühstücksraum war groß und es waren außer unserem Tisch nur noch drei oder vier belegt, aber ich nahm immer wieder den direkten Weg zur Kaffeemaschine, anstatt außenherum zu gehen.

Beim Check-out aus dem Hotel, brachte ich die Hotelchefin erneut zum Staunen. Sie bekam mit, dass ich den Kinzigtal Jakobsweg gehe und das in fünf Etappen. „Den läuft man doch in sieben Etappen," meinte sie bewundernd.

Thilo ließ mich kurze Zeit später, an meinem Ausgangspunkt am Rathaus aus seinem Auto springen. Wir verabschiedeten uns leidenschaftlich, immerhin sollten wir uns einige Tage nicht sehen. Natürlich musste ich ihm versprechen, dass ich mich jederzeit von ihm abholen lasse, sollte irgendwas sein, dann ging ich meines Weges.

Durchs schöne Schenkenzell ging es entlang der Kinzig. Immer wieder waren heute, genauso wie gestern Schautafeln entlang der Kinzig aufgestellt. Diese beschrieben die Arbeit der Flößer von früher, was sehr beeindruckend war.

Bald darauf kam die Abzweigung zum Kloster Wittichen, die erste und einzige Kreuzung auf dem ganzen Weg, an der ich mich verlaufen habe. Irgendwie ging ich an einer Wegbiegung geradeaus, ziemlich sicher, dass sei der richtige Weg. Ich glaubte ich mich richtig und kämpfte mich die Anhöhe rauf. Unterwegs pflücke ich ein paar frische Blumen für meinen Pilgerhut und steckte sie mir unter die Hutkordel. Das macht das Ganze etwas fröhlicher und einige Leute, die mir entgegenkamen, lächelten.

Auf der Anhöhe angekommen begrüßten mich zwei Esel. In meiner Buchbeschreibung stand, ich würde kurz nach Schenkenzell am Eselgrund vorbeikommen. Der Eselgrund sei aber nicht in Verbindung mit dem Grautier zu bringen. Ätsch, und ich sah doch Esel. Ätsch, ich war falsch, stellte ich nach ungefähr einem weiteren Kilometer fest. Nachdem ich tatsächlich keine weitere Muschel fand, was sehr ungewöhnlich für diesen Weg war, außerdem gabelte sich der Weg hier erneut. Verzweifelt suchte ich nach Wegweiser und Muscheln, fand natürlich keine. Mist, also den Berg wieder runter, wieder vorbei an den Eseln. Runter ging's schneller als rauf.

Kurz darauf erreichte ich den ruhigen kleinen Ort Kloster Wittichen. Pünktlich zum Glockenläuten betrat ich die kleine Kirche. In der Kirche stempelte ich mein Pilgerbüchlein. Nach einer kurzen Rast draußen vor der Kirche unter einem großen Baum neben dem Brunnen machte mich wieder auf den Weg. Ich kam an einem Haus vorbei, in dessen Vorgarten reife, zuckersüße Walderdbeeren standen. Verderben lassen kann ich die nicht. Eine Handvoll nahm ich mir von den Früchten als kleine Energiespende für unterwegs mit und dankte im

Stillen dem Spender, der nichts davon wusste, eine Pilgerin über ihren ersten Hunger gerettet zu haben.

Nun ging es eine Weile auf geschwungenen sich windenden Teerstraßen, vorbei an vielen kleinen Schwarzwaldhöfen. Auf der Teerstraße zu laufen ist mühsam, besonders in schweren ledernen Wanderstiefel, dafür ist aber die Landschaft atemberaubend schön und ich genieße die Blicke auf die Hügel und bin gespannt auf das, was mich jeweils hinter den Kurven erwartet. Meine Goretex-Wanderschuhe habe ich an den Nagel gehängt. Ich nahm den Tipp von Elmar Langenbacher aus seinem Buch an und entschied mich beim Schuhkauf für dieses Paar Leder-Wanderschuhe. In Kombination mit meinen Merinowollsocken sorgte ich so für ein angenehmes Fuß Klima.

Ich war wieder allein unterwegs auf weiter Flur. Keine Wanderer, keine Pilger, nur ich und die Natur. Stetig ging es bergauf, steil bergauf, innerhalb kürzester Zeit legte ich einiges an Höhenmetern zurück. Als ich mich dazu entschloss, bald eine Rast zu machen fing es leicht an zu nieseln. Der Nieselregen wurde immer kräftiger, tat aber erstaunlicherweise gut. Er kühlte mir meine Haut. Ich war verschwitzt, der Schweiß rann mir in die Augen, so steil ging es streckenweise hinauf. Durch einen Dschungel aus Farn kämpfte ich mich auf engen Waldpfaden einen Hügel hoch. Der Farn war größer als ich und so dicht, dass man den schmalen Pfad kaum ausmachen konnte.

Dann die Überraschung: du trittst hier nichts ahnend aus dem dichten Wald und dann stehst du hier oben auf einer Teerstraße, wo nichts ist außer Natur und Wald. Zum richtigen Zeitpunkt, als der Regen immer stärker wurde, fand ich auf einer Anhöhe, dem höchsten Punkt am heutigen Tag, bei der Salzlecke, die Schutzhütte der Jacobs Gesellschaft. Unter dem Vordach auf einer Bank konnte ich mich vor dem immer stärker werdenden Regen in Sicherheit bringen und mein Vesper verputzen.

Drei Mountainbiker kamen an und beratschlagten sich, wohin sie weiterfahren sollten, wir tauschten ein paar freundliche Worte, dann fuhren sie weiter durch den Regen. Kurz darauf traten zwei Wanderer aus dem Wald, ganz schön was geboten hier oben im Kinzigtal. Von weiten hörte ich sie schon, lange bevor ich sie aus dem Wald auf mich zukommen sah. Sie unterhielten sich unangenehm laut und störten mich in meiner Ruhe. Sie wollten doch nicht etwa auch hierher zu Hütte, um Schutz zu suchen? Doch sie wollten. Da ich zum Glück fertig gegessen hatte, packte meinen Kram zusammen, um Platz für die beiden zu machen. Es wurden nette Worte ausgetauscht, wohin des Weges und über den störenden Regen, aber die Natur braucht ihn mal wieder, zu trocken waren dieses Jahr die Frühlingsmonate. In dem Moment wurde der Regen wieder etwas stärker und ich überlegte, Regencape an oder Regencape auslassen? Ich entschied mich für Regencape auslassen. Für eine ganze Weile lief ich durch den schützenden Wald, dessen Blätterdach dafür sorgte, dass kaum was vom Regen bis zu mir ankam.

Es ging wieder leicht bergab, als der Regen zwischendurch doch stärker wurde, entschied ich mich dafür bei der nächsten Möglichkeit einzukehren. Ich landete im idyllischen Örtchen St. Roman mit der Wallfahrtskirche und einem Hotelrestaurant. Dort einzukehren, gefiel mir aber nicht, trotz des Schildes am Eingang, dass hier Wanderer willkommen sind. In meinem Pilgerführer stand, dass es in einiger Entfernung eine kleine

Einkehrmöglichkeit gibt. Ich ging das Risiko ein, durch den Regen bis dahin laufen zu müssen, um es dort aber etwas gemütlicher zu haben. Schnell machte ich im Regen, Fotos des Pilgerdenkmals, das mitten auf der Kreuzung stand, und ging die Anhöhe hinter dem Ort hoch. Dort befand sich ein großes Wildgehege und neugierig, wer da des Weges kam, standen die Tiere nahe am Zaun und beäugten mich. In diesem Moment wurde es wieder etwas trockener und ich konnte einen Blick zurück ins weit offene Tal werfen.

Kurz hinter dem Ort machten Schilder auf den nahen Bauernhof nebst Einkehrmöglichkeit aufmerksam. Es war nicht mehr weit. Und siehe da, es hat sich gelohnt hierher zu kommen. Ich setzte mich draußen auf die schöne mit Jakobsmuscheln dekorierte Terrasse. Zwei Tische waren schon besetzt. Der Wirt, ein betagter Herr, war gut drauf und empfahl mir zum Kaffee ein Stück Kuchen, den die Oma frisch gebacken hatte. Lange brauchte ich mich nicht von ihm überreden lassen und entschied mich für einen Johannisbeerenkuchen. Zu dem sehr guten Filterkaffee kam ein sehr großes Stück Johannisbeerenkuchen, das der Wirt mir mit den Worten, „von meiner Bettnachbarin gebacken" servierte, ich musste schmunzeln. Dekoriert war der Teller mit einem Schokoladenherz, worauf er gleich aufmerksam machte und sehr stolz war, hier fühlte ich mich wohl. Ich trank den duftenden Kaffee und verschlang den guten frisch gebackenen Kuchen.

Meine Tischnachbarn mittleren Alters erkannten an meinem Rucksack mit der Muschel, dass ich eine Jakobspilgerin bin und wir kamen bald ins Gespräch. Ihre Nichte war auch schon auf dem Jakobsweg gewesen und so plauderten wir rege über den Jakobsweg. Ein anderer älterer Herr noch einen Tisch weiter mischte sich in das Gespräch ein. Und so unterhielten wir uns über drei Tische hinweg. Er war Waldarbeiter und erzählt von den Problemen mit dem Borkenkäfer und den Sturmschäden. Geschätzt habe ich diesen Mann auf mindestens 70 Jahre und war überrascht, dass er noch immer täglich zum Arbeiten in den Wald zog.

Ein Blick auf das Aushängeschild in diesem Vesperhof zeigte mir, dass man hier in der dazugehörenden Pension ein Zimmer für 25 Euro bekommen würde. Ich hoffe für meine Suche heute Abend in Hausach, auch Glück auf so günstige Übernachtung zu haben. Gebucht habe ich nämlich noch nichts, hier zu bleiben wäre mir noch aber viel zu früh, nach gerade einmal 15 Kilometern.

Der Regen ließ nun wieder etwas nach und so machte ich mich nach meiner Pause gestärkt auf den Weg. Der Regen, ja er kam und ging den ganzen Tag, tat mir sogar teilweise gut, weil er immer wieder etwas Kühlung in den recht schwülen Tag brachte. Auf gut 700 Höhenmetern kam ich wieder an einem Pilgerkreuz vorbei. Die Kreuze sind hier immer wieder zu sehen, ebenso schlicht gehalten wie das Cruz de Ferro. Jedes Mal, wenn ich wieder eins entdecke, freue ich mich und dieses hier ist sogar das erste, das 1993 von dem Schriftsteller Kurt Klein neben den anderen errichtet wurde. Er hat meinen Reiseführer vom Kinzigtäler Jakobsweg geschrieben.

Durch hüfthohes Gras erreichte ich bald wieder einen schönen Wald. Ich liebe den Wald und gehe gerne auf Waldwegen, seien sie noch so verwurzelt und holprig, wie eben dieser. Nur stellte ich fest, dass meinem Knöchel der unebene Weg heute nicht gerade guttat. Immer wieder drückte mir etwas auf meinen linken Knöchel. Ständig blieb ich stehen und versuchte die Störung in meinem Schuh zu beseitigen. Mal lege ich die Zunge ganz nach links, dann wieder nach rechts, dann binde ich den Wanderstiefel fester, dann doch wieder loser, aber nichts will wirklich helfen. Beim geradeaus Gehen oder bergauf ist der Schmerz teilweise weg, kommt dann aber stechend und ohne Vorwarnung, wie aus dem Nichts plötzlich wieder zurück, wenn ich bergab gehe.

Wieder einmal ging es durch einen schönen Wald bergauf Richtung Wolfach. Da staunte ich nicht schlecht, als ich mitten auf dem Weg einen Feuersalamander sitzen sah. Fast wäre ich an ihm vorbei gegangen, sah ihn gerade noch aus dem Augenwinkel dort sitzen. Noch nie hatte ich in freier Natur einen Feuersalamander gesehen. Der Wald, durch den ich lief, war recht feucht und ein kleines Bächlein floss hindurch, in dieser Umgebung fühlte sich der Salamander wohl.

Noch bevor ich die Jakobuskapelle vor Wolfach erreichte, sah ich sie schon hinter der letzten Wegbiegung das erste Mal. Hier wollte ich mir wieder einen Stempel holen, mich etwas ausruhen und vor allem nach meinem immer heftiger schmerzenden Knöchel schauen. Wollte der mir etwa irgendetwas mitteilen, sollte ich schon jetzt aus irgendeinem Grund vorzeitig abbrechen müssen?

Und genau hier, mitten im Wald, mit Blick auf diese schöne Kapelle und müde humpelnd, wurde mir bewusst, dass ich nun schon wieder seit Tagen nicht mehr über meine Krankheit gegrübelt habe. Tage zuvor habe ich noch gehofft, diesen Weg auch wirklich schaffen zu können, ohne Begleiterscheinungen, ohne Fatigue, die mich zu müde machen könnten. 130 Kilometer in fünf Etappen sind nicht gerade ein Klacks. Dazu die

Ungewissheit ein Quartier zu finden. Aber jetzt, hier auf dem Weg habe ich keinen Gedanken an die MS verschwendet. Gestern schon nicht, als Thilo mit mir wanderte, war das erst gestern? Es kommt mir so unendlich weit weg vor.

Allgemein werden die Abstände zwischen den Tagen, an denen es mir schlecht geht und ich am Verzweifeln bin, dass mir nichts gelingen mag, mein Körper mich immer wieder ausbremst und alle Welt sich gegen mich verschworen hat, immer länger. Die Tage voller Grübelei treten immer mehr in den Hintergrund. Nach vorne treten, neue Wünsche, neue Ziele, ein Buch schreiben, leben, erleben, mich ins Leben stürzen, raus gehen in die Welt. Ich will eigentlich nur noch raus, mein Leben leben, an nichts denken wollen, das gelingt mir im Augenblick echt gut. Fragezeichen schwirren zwar im Moment durch den Kopf, aber auch unendlich viel Freude und Erleichterung. Haben die zwei Tage auf dem Jakobsweg schon so viel gebracht? Eben noch darüber nachgedacht, wegen eines schmerzenden Knöchels eventuell aufhören zu müssen, dann eine Wegbiegung weiter genau das Gegenteil. Glücklich darüber hier zu sein, mit dieser Kraft, die plötzlich aus mir rauskommt. Mich umgibt ein sagenhaftes Gefühl der Leichtigkeit, plötzlich bin ich voller Energie. Mit dieser Energie und der positiven Wolke um mich betrete ich den Kapellenhof der Jakobskapelle von Oberwolfach.

Ein großer Jakobusstein begrüßt mich dort als Erstes, der zur Einweihung des Kinzigtal Jakobsweg 1993 hier errichtet wurde und es gab einen Brunnen direkt an der Kapelle. Gut, so kann ich wieder meine Arme etwas kühlen und mein Gesicht waschen.

Dann begrüßte mich eine Pilgerin. Begeisterung stellte sich bei ihr ein, als sie mich sah, sie freute sich, dass ich Pilgerin bin und sprach mich direkt an. Sie wohnte in Wolfach und kam ab und an hier herauf, um Kraft zu tanken und in Erinnerungen an ihren Jakobsweg zu schwelgen. Wusste ich es doch, es war der Ort, der hier die Energie abgab. Das klingt etwas weit hergeholt, aber genau das fühlte ich gerade. Heute war sie nur auf einem Spaziergang hier oben, aber sie ist den kompletten Kinzigtal Jakobsweg auch schon gegangen. Immer in Tagesetappen, so wie sie mit ihrer Freundin die Zeit fand. Nach Spanien den kompletten Weg am Stück gehen, das kann sie sich allerdings nicht vorstellen. Ein Herr kommt auf den Berg und schließt sich, nachdem er einmal um die Kapelle herum gegangen ist, unserem Gespräch an. Als Alleinreisende Pilgerin bin ich wohl wie ein Magnet. So viele Leute sprechen mich in diesen fünf Tagen an, stellen Fragen, wollen wissen, woher ich komme, wie ich auf diesen Weg kam, was ich mir erhoffe. Die üblichen Fragen. Was ich mir erhoffte, das habe ich mir vor gut fünf Minuten selbst beantwortet. Für heute zumindest, denn heute war es Kraft tanken, an diesem wunderbaren Ort, der so viel Ruhe ausstrahlte und mich wieder ein bisschen erdete.

Ob ich Angst habe, wollte der Herr wissen, wenn ich allein unterwegs bin. Natürlich habe ich Angst, in den Wäldern traue ich niemandem, wenn mir dort fremde Männer entgegenkommen, ist es mir immer mulmig zumute. „Nein, vor Wölfen", warf er dann ein. „Nein, vor Wölfen habe ich natürlich keine Angst". Ich musste herzhaft lachen, er auch. Der Herr verabschiedete sich und ich plauderte noch mit der Pilgerin. Sie gab mir den Tipp, bei Bruder Otto zu klingeln, er würde hier die Stempel vergeben. Auch nehme er immer mal wieder Pilger bei sich auf. Das klingt gut, aber jetzt und hier soll mein Weg für heute noch nicht zu Ende sein. Mein definitives Etappenziel soll, fest beschlossen, Hausach bleiben. Ich verabschiedete die Dame und kümmerte mich um meinen Knöchel. Gut, dass ich ein selbsthaftendes Verbandstape dabeihatte, damit umwickelte ich meinen Knöchel, immer noch in dem Glauben, der Schmerz würde vom schlechtsitzenden Wanderschuh verursacht werden.

Dann suche ich das Wohnhaus von Bruder Otto auf und klingle. Bruder Otto lebt hier oben als Eremit. Niemand öffnete mir, in dem Moment sah ein Auto rückwärts aus der Hofeinfahrt fahren. Bruder Otto sieht mich dann vor seiner Haustüre stehen, schaltet den Motor ab und kommt auf mich zu. Glücklich, dass er nochmal ausgestiegen ist, frage ich ihn, ob er Bruder Otto sei und ob ich bei ihm einen Pilgerstempel bekomme. „Klaro, den bekommste von mir, komm herein"; er sprach mich gleich mit einem vertrauten du an.

Noch nie habe ich mit einem Bruder geredet, noch nie war ich im Haus eines Bruders, außerdem habe ihn mir auch etwas anders vorgestellt. Er war ganz in Weiß gekleidet, weit weg von dem Klischee eines Bruders in dunkler Kutte, mit Kordel um den dicken Bauch. Ich weiß, immer dieses Schubladendenken, daran will ich auch noch arbeiten. Ich betrete einen einfachen, spartanisch eingerichteten Raum, verstohlen schaue ich mich um, ein zum Bett umfunktioniertes Sofa und ein alter Holztisch mit Stühlen ist alles, was ich auf die Schnelle wahrnehme. Schon ist der Stempel in meinem Heftchen, ein paar nette aufmunternde Worte wirft er mir noch zu. Er hat es eilig, muss noch zum „Dienst am Nächsten", sagt er und verabschiedet mich freundlich aber schnell, schade.

Auf einem Poster mit seinem Foto, das an einer Türe hängt, steht, was er alles macht, für wen er da ist. Suchtberatung, Sterbehilfe und Seelsorge. Das erklärt seine Eile auch am Sonntag. Später, auf seiner Homepage, erfuhr ich, dass er dort oben bei der Kapelle als Eremit lebt und immer für die Menschen, die ihn brauchen da ist. Danke Bruder Otto, dass du auch für mich da warst und es nicht einmal gemerkt hast. Danke für deinen Spirit. Nun weiß ich, um die Kraft, die von diesem Ort ausgeht. Auch beim Schreiben dieser Zeilen bekomme ich wieder eine Gänsehaut. Ein schöner Weg schlängelt sich dann wieder den Berg hinunter nach Wolfach.

Unten in Wolfach angekommen fährt langsam ein Auto an mir vorbei, ich schaue hin, es ist Bruder Otto, er winkte mir freudig aus dem Auto heraus zu. Freudig winke ich ihm zurück. Ach, ist pilgern schön, ganz schnell wird man zu Vertrauten. Prompt verlaufe ich mich, weil ich vor lauter grinsen nicht auf den Weg achte, aber ich muss nur einen Häuserblock zurück.

Die letzten acht Kilometer von Wolfach bis Hausach waren eine echte Qual, der Schmerz im Knöchel kam und ging, sowie es ihm gerade beliebte. Mühsam war der Weg. In Wolfach kam ich bei fantastischem Wetter an. Die Stadtbewohner tummelten sich an der schönen Kinzigpromenade. Nachdem ich den Ort durchlaufen hatte, ging es ein letztes Mal für heute steil bergauf. Innerhalb eines Kilometers bewältigte ich 300 Höhenmeter, oben auf der Passhöhe *Weißes Kreuz* angekommen, stand ich vor einem wahren Schilderchaos. Keins der Wanderschilder schien mir die richtige Richtung zu zeigen, meine Wander-App, führte mich auf Wege, die es hier oben nicht gab und die Beschreibung in meinem Pilgerführer stimmte mit den Wegschildern auch nicht überein. Ich war zu aufgeregt und erschöpft in diesem Moment, um einen klaren Gedanken fassen zu können. Außerdem hatte ich Durst. Noch immer war ich in dem Glauben, seit Wolfach bereits mindestens drei Kilometer gegangen zu sein.

Plötzlich stand dann auch noch dieser Hund vor mir, mein Rucksack inklusive meiner Wanderstöcke lagen auf der Bank, zwei Meter von mir entfernt. Der Hund knurrt mich an, so ein Mist, jetzt werde ich auch noch von einem Hund gefressen. Ich rufe „Hallo, der Hund" in den Wald, aber niemand antwortet. Der Hund kommt jetzt bedrohlich nahe auf mich zu, wieder ein tiefes Knurren. Meine verzweifelten Rufe in den Wald werden ebenfalls lauter, „HALLO, der Hund!". „Die macht nichts, die will sich nur unterhalten", endlich, Stimmen tief aus dem Wald. Ich habe Angst und als ich mich langsam auf die Bank zubewege und meinen Arm nach den Stöcken austrecke, kommt wieder ein lautes, bedrohliches Knurren aus dem Maul der Hündin. „Die redet nicht, die KNURRT!". Zwei Männer kommen endlich um die Waldbiegung und die Hündin trabt von mir weg auf die beiden zu. „Die macht wirklich nichts", beteuerte der ältere der beiden nochmal. Ob ich den Westweg laufe, will er wissen, ich verneine und erkläre ihm meine Situation. Beide Männer erklären mir gestenreich, jeder mit seiner eigenen Wegbeschreibung, wie der Weg, der Jakobsweg, der Westweg und irgendein anderer Wanderweg nach Hausach verlaufen würden. Mit vielen Fragezeichen im Gesicht muss ich die beiden angeschaut haben. Ich war heute nicht mehr aufnahmefähig, zu erschöpft und aufgewühlt. Ob sie nicht auch nach Hausach wollen, dann könne ich sie ja ein Stück begleiten. Die Hündin tat mir übrigens wirklich nichts, ich würde sie sogar akzeptieren, wenn sie neben mir herginge. *Bitte nehmt mich mit*, flehte ich sie im Stillen an, aber nein, sie wollten nach Oberwolfach.

Warum nur war ich von einer Minute auf die andere so verzweifelt und kraftlos geworden? Ich konnte es mir nicht erklären, zudem war ich unendlich müde und wollte einfach nur noch irgendwie ankommen. Dann endlich meinte der Jüngere, „willst du denn auf dem kürzesten Weg nach Hausach?“, „ähm, ja klar“. Endlich sprechen wir dieselbe Sprache, das war aber jetzt schwer. Der Ältere erklärte mir die Abkürzung quer durch den Wald.

Über einen zugewachsenen *Holzweg* kam ich kurz darauf wieder auf dem Waldweg an, fand wieder eine Abkürzung, quer über eine leere Kuhweide. Jetzt kommt's nicht mehr darauf an, bin sowieso nicht mehr auf dem Jakobsweg, also da auch quer durch. Wieder auf der richtigen Zaunseite standen zwei Kirschbäume mit großen, reifen Kirschen. Ein paar davon wandern auf direktem Weg in meinem Magen.

Mit Hausach endlich in Sichtweite, passierte ich auf den letzten Kilometern zwei Bauernhöfe mit Ferienwohnungen. Ich hoffte, dort für eine Nacht unterzukommen und googelte im Netz, ob diese Möglichkeit bestand. Leider nein, alle Wohnungen erst ab drei Übernachtungen, also weiterlaufen. Bis in die Ortsmitte war es noch gut einen Kilometer, mittlerweile schmerzte mein rechter großer Zeh zusätzlich zu meinem Knöchel.

Ich habe genug für heute und so entschied ich mich dafür gleich am Ortseingang im ersten Hotel zu bleiben, 29

Kilometer sind genug für heute. Der Hausherr, ein Spanier, begrüßte mich am Restauranteingang. „Habt ihr ein freies Einzelzimmer für eine Nacht?", wollte ich von ihm wissen, das wisse er nicht, das mache alles seine Frau, sie sei drinnen, an der Rezeption. Ich bekam ein Doppelzimmer. Günstig war es nicht und schön auch nicht, aber die Hauptsache war: ein Bett und eine Dusche.

Nach einer langen und heißen Dusche, die mich vom Pilger wieder in einen normalen Menschen verwandelte, telefonierte ich mit Thilo. Er vermisste mich schon sehr und wollte wissen, ob ich nicht lieber nach Hause kommen wollte. Dabei war ich doch erst einen Tag von ihm getrennt und ich habe noch drei Etappen vor mir. Da muss er jetzt durch, aufgeben stand bei mir nicht auf der Liste. Abends nach der Dusche, wenn die schlimmsten Schmerzen erst einmal vergessen sind und langsam wieder Leben in die müden Beine kommt, vergisst man schnell die Strapazen des Tages. Ein paar Zeilen schrieb ich in mein Reisetagebuch, aber mir fehlte es etwas an Motivation, außerdem knurrte mein Magen. Da kann kein Mensch schreiben.

Der Hunger trieb mich ins zum Hotel gehörende Restaurant mit dem spanischen Koch. Die Speisekarte brachte mir die Hotelchefin und nach ein paar anerkennenden Worten von ihr, konnte ich endlich einen Blick hineinwerfen. Ich staunte nicht schlecht über das, was ich in der Speisekarte entdeckte. Salat mit Tortilla gab es, dank des spanischen Kochs; es stand außer Frage, was ich mir bestellte. Bald darauf kam auch das Essen. Mmh, war das ein Traum, warme, knusprige Tortilla und ein sehr Knoblauch lastiges Salatdressing, dazu eine große Fanta alles, was ein Pilgerherz nach so einem Tag glücklich macht.

Im Wechsel gesellten sich die Chefin und der Wirt zu mir an den Tisch. Es wurde über Corona geredet, über den Jakobsweg und natürlich wusste der Wirt über den spanischen Jakobsweg alles, obwohl er ihn noch nie gegangen ist. Seine Frau erzählte mir beim Einchecken, als sie merkte, dass ich Pilgerin bin, dass sie ebenfalls so gerne mal den Jakobsweg gehen würde, aber es die Zeit eben nie erlaube. Der Wirt erzählt mir gerade dasselbe. Beide sind schon bald in Rente, da können sie es doch gemeinsam mal in den Angriff nehmen, schlug ich ihnen vor.

Andere Pilger fehlten mir etwas, nach dem ersten Tag so allein auf dem Jakobsweg, aber die beiden Wirtsleute waren sehr um mich bemüht. Als mir am Tisch dann fast die Augen zufielen, machte ich mich auf den Weg in mein Bett. Ich hatte nicht einmal mehr die Kraft, mir die Route für morgen anzuschauen.

Tag drei von Hausach nach Zell am Harmersbach, der Obstpflücktag

Als Wegzehrung gab mir die freundliche Hotelchefin eine Handvoll großer frischer Kirschen mit. Auch sie konnte nicht glauben, dass ich mich mit nur einer Tasse Kaffee auf eine 30 Kilometer lange Etappe machen wollte und dachte wohl, ich würde auf dem Weg hungern. Mein Frühstück packte ich in meine Vesperbox und quetschte die Lücken so gut es ging mit den Kirschen voll.

Ich war am Ortseingang von Hausach und durchquerte erst einmal den ganzen Ort, um nach Hausach Dorf zu gelangen, meinem ersten Etappenzwischenziel. An der Dorfkirche St. Mauritius angekommen holte ich mir einen Pilgerstempel und besuchte das Grab von Kurt Klein. Jenem Kurt Klein, der damals mit Hilfe weiterer Pilgerfreunde den Kinzigtal Jakobsweg angelegt hat und der meinen Reiseführer geschrieben hat. Danach verließ ich den Friedhof, direkt davor fand ich den Wegweiser für den Jakobsweg, der mir die Richtung zeigte. Gerade lief ich die ersten Schritte, da fiel mir ein, dass ich mein Halstuch in der Kirche vergessen hatte, also nochmal kurz zurück.

An der Haslach entlang führte mich mein Weg bergauf schließlich aus dem Dorf raus in die Wälder. Zum großen Teil schritt ich durch schöne Wälder, aber immer wieder gelangte ich durch Teilabschnitte, die echt hässlich waren, breite Forstwege, mit teils riesigen Spurrillen durch die Fahrzeuge für Waldarbeit, bereiteten mir nicht so viel Freude. Aber ja, es musste auch hier gearbeitet werden.

Auf einer Anhöhe, kaum aus einem der vielen Wälder draußen, traf ich auf zwei Pilgerinnen. Das Schicksal sollte etwas mitspielen, denn eine der Pilgerinnen war die Tochter von Kurt Klein, was ich nach einem kurzen Gespräch mit ihnen herausfand. Was war das denn? Da war ich eben noch an seinem Grab und dann treffe ich seine Tochter als Pilgerin. Wir unterhielten uns eine Weile, bis sie nach ihrer Pause aufbrachen. Sie boten mir die Bank an, auf der sie saßen, aber ich war noch nicht auf Pause eingestellt. Ich ging ein paar Schritte voran, merkte aber gleich, die beiden wollten unter sich sein und zog zügigen Schrittes weiter.

Ein paar Mal begegneten wir uns wieder. Als auch ich eine Pause machte, zogen die beiden an mir vorbei, dabei gab nochmal ein kurzes Gespräch übers Pilgern. Was für Zufälle es manchmal auf der Welt gibt, ist schon verrückt.

Den höchsten Punkt an diesem Tag erreichte ich bei 600 Metern und der Schweiß rann mir von der Stirn. Doch die Aussicht entschädigte mich sofort für diesen letzten steilen Aufstieg. Auf dem *Niller Eck* legte ich dann meine erste größere Rast ein und verputze unter anderem die leckeren Kirschen der Hotelwirtin. Nach dem Aufstieg ging es genauso stetig wieder bergab. Der Weg schlängelte sich durch eine satte grüne Landschaft mit immer wieder schönen Blicken ins Umland.

Es wurden am Ende stolze 29 Kilometer und das bei der Hitze, als ich schließlich Zell am Harmersbach erreichte. Durch Glück fand ich gleich eine Pension, die ein Zimmer für mich hatte. Auch diese Pensionswirtin war überrascht von mir, dass ich so mir nichts dir nichts aufgebrochen bin, um mich vom Glück überraschen zu lassen. Ein kleines bisschen machte es mich stolz, dass die Leute so über mich dachten.

Als ich mein Zimmer bezogen und mich mit einer heißen Dusche erfrischt hatte, zog ich los, um die Stadt zu erkunden. In der Wallfahrtskirche Maria zu den Ketten bekam ich einen Pilgerstempel und im Edeka Markt kaufte ich mir zwei Dosen eiskalte Spezi. Ich hatte einen Brand und Heißhunger auf Spezi und Milchreis, das war mein ganzes Abendessen. Ein klägliches Pilgermenü für so einen Tag, aber bei der Hitze machte mich nicht mehr an und der Durst war das Einzige, was es für mich zu stillen gab. Ich schlenderte eine Weile durchs historische Altstädtchen, bestaunte die Fachwerkhäuser und die schön geschmückten Straßen und dann zog es mich in die Stille meines Zimmers. Wo ich mich von den vielen Kilometern und den Ereignisse des Tages erholte, ich war müde und erschöpft, aber glücklich.

Tag vier von Zell am Harmersbach bis irgendwo in Offenburg, der Prinzessinnentag

Meine vierte Etappe sollte mich von Zell am Harmersbach bis nach Ortenberg oder Offenburg führen, mein genaues Ziel wusste ich am Morgen noch nicht. Ich ließ das Ziel deswegen noch offen, weil der nächste Tag bereits mein letzter wäre. Je nachdem wie weit ich es schaffe, hätte ich morgen bis zum Ziel Kehl etwas weniger zu laufen. Um genau zu sein machten 32 zu 28 Kilometern schon etwas aus. Meine Beine waren bereits am Morgen schon sehr müde und ich brauchte eine Weile, bis ich wieder in meinem Pilgerrhythmus war, etwa bis zum Ende von Zell am Harmersbach. Dort gab es wieder die Natur um mich und ließ mich automatisch zügig voranschreiten.

Gestartet bin ich erstaunlicherweise sehr spät, erst um neun Uhr. Meine Pensionswirtin hat mich eine Weile aufgehalten. Auch sie hatte als Pensionswirtin unter der Corona-Pandemie und dem Lockdown zu leiden. Sie erzählte mir, dass sie über Ostern eine schöne Wanderung mit ihrer Tochter, einer Polizistin, unternommen hatte. Eigentlich konnte sie das richtig genießen, mal eine Weile frei zu haben, sie sei sonst immer in ihrer Pension. Ein paar nette Worte wurden ausgetauscht und zu meinem Frühstück, dass ich auch heute nicht vor Ort aß, sondern wieder als Wegezehrung mitnahm, kochte sie mir extra ein Ei.

Kaum hatte ich den kleinen quirligen Ort an diesem Morgen verlassen, wurde es sehr ruhig. Plötzlich war wieder Stille um mich, ich hörte nur die Grillen zirpen.

Obwohl die Stadt noch nicht weit hinter mir lag, hörte ich kein einziges Auto. Ich lief durch ein schönes geschwungenes Tal und die Muscheln an den Bäumen wiesen mir wieder den Weg. Ich labte mich an der kühlen Luft um mich, die Berge waren etwas wolkenverhangen, meine Stimmung aber gigantisch und es versprach ein guter Tag zu werden. Ich dachte, bestimmt würde es nicht regnen.

In Gedanken war ich bei meiner Pilgerbekanntschaft von gestern. Sie meinten, bei schönem Wetter, würden auch sie zu einer weiteren Etappe aufbrechen. Kurze Zeit später traf ich tatsächlich auf die beiden. Gerade kam ich aus einem kleinen Waldstück raus und vor mir breitete sich das wunderschöne Nordrachtal aus, das dem nächsten Ort seinen Namen gab und der Talbach plätschert neben mir dahin.

Aus einem kleinen Gehöft, einer Holzschnitzerei, hörte ich ein herzliches Lachen und leises Gemurmel. Es waren wieder die Tochter von Kurt Klein und ihre Freundin. Nun stellten wir uns einander offiziell vor und waren auch gleich beim Du. Mit Christina und Inge ging ich gemeinsam ein Stück Jakobsweg. Wir verstanden uns auf Anhieb gut und unterhielten uns sehr angeregt. Die beiden gingen ein langsameres Tempo als ich und ich hatte Mühe mich zurückzunehmen, um nicht ständig anzuziehen. Immer wieder passierte mir das im Gespräch und daher achtete ich darauf, immer zwischen den beiden zu laufen. Aber ich merkte, dass mir das langsame Gehen nach einiger Zeit guttat. Ich hatte nichts zu verrennen und es war schön, mit Gleichgesinnten zu pilgern.

In Nordrach haben wir gemeinsam die Kirche St. Ulrich besucht und uns am Ortsende an einem Bauernhof an den wunderschönen schwarzweißen Ziegen satt gesehen, die sich lustig auf ihrer schönen Weide auf Baumstämmen und Felsen vergnügten. Vermutlich sahen sie, dass wir sie beobachteten und zeigten uns ihre besten Kunststücke. Dann ging es steil auf wieder fast 600 Höhenmeter hinauf.

Mitten am Berg legten wir eine Trinkpause ein, da fiel Inge ein, dass sie unten beim Fotografieren der Ziegen wohl ihr Handy vergessen hatte. Sie kehrten beide um, für mich war es aber keine Option sie zu begleiten, das teilte ich ihnen auch mit. Ich sagte, dass ich gar bis oben anziehen will, um dort meine Frühstückpause zu machen. Wir verabschiedeten uns auf Zeit. Für mich ging es erst mal wieder allein weiter. Oben, am letzten großen Anstieg angekommen, wurde ich mit einem weiteren Pilgerkreuz, wieder ähnlich dem Cruz de Ferro, belohnt.

Ab hier ging es bergab und es wurde immer wärmer, ja sogar schon fast schwül. Die Sonne drückte sich immer mehr durch die Wolken und den Wald über mir durch. Auf einer kleinen Waldlichtung am Wegesrand stand eine Bank, genau richtig für mich. Erst einmal pflückte ich mir als Nachspeise sämtliche Walderdbeeren rings um die Bank ab und dann genoss ich mein Frühstück, inklusive das gekochte Ei. Eine noch kalte Dose Spezi, die ich tief in meinem Rucksack vergraben hatte, war eine besonders erfrischende Begleitung zu meinem reichlichen Pilgermahl.

Dann musste ich mich noch um meinen schmerzenden Knöchel kümmern. Immer wieder traf mich dort ein stechender Schmerz, nichts half, außer den Schuh lockerer zu binden, aber dann lief ich Gefahr, Blasen zu bekommen. Ich rollte ein Taschentuch eng zusammen und steckte mir es tief in den Schuh, genau hinter den Knöchel, das sollte für den nötigen Abstand zum

Schuhschaft sorgen und ich konnte meinen Wanderschuh trotzdem eng binden. Es half sogar, stellte ich nach einer Weile fest, man muss nur erfinderisch sein. Eben wollte ich aufbrechen, ich steckte mir noch die Handvoll Erdbeeren in den Mund als ich wieder Stimmen hörte, das können nur meine Pilgerfreundinnen sein. Mit vollem Erdbeermund begrüßte ich sie und bedauerte ihnen keine der süßen Früchte mehr anbieten zu können. Gerne machte ich ihnen aber das Bänkle frei. Da entdeckte Inge eine Zecke, die sich an ihrem Bein festgebissen hatte. Schnell und geschickt konnte sie sich die mit der Pinzette aus meinem Multifunktionstaschenmesser entfernen, als schon eine weitere an ihrem Bein hochkroch. Diesen Zeckenplatz wollte ich so schnell wie möglich verlassen, ich hatte noch genug von einer Zecke von gestern, die ich nur durch Zufall beim Duschen entdeckt habe. Ich verabschiedete mich bei Christina und Inge, mit den Worten, dass wir uns am Bergle bei der Jakobuskapelle etwas oberhalb von Gengenbach sicher wieder sehen würden.

Christina rief mir hinterher, ich soll auf den Wegesrand achten, die Waldheidelbeeren seien schon reif und würden köstlich schmecken. Gesagt getan, überall wo es von fleißigen Bienen von weitem schon summte und brummte, schaute ich nach reifen Früchten. An einem sonnigen Wegabschnitt fand ich Himbeeren, sie schmeckten wunderbar. Etwas weiter unten, es ging wieder auf Trampelpfaden durch dichte Wälder, fand ich endlich die Heidelbeersträucher. Die Früchte waren sehr klein, aber vorzüglich und zuckersüß. Immer wieder pflückte ich mir im Vorbeigehen ein paar, naschte sie auf dem Weg und bediente mich am reich gedeckten Tisch, den mir die Natur bot. Meine Hände waren rot und blau gefärbt vom Saft der Himbeeren und Heidelbeeren.

Wenig später kam ein Hund auf mich zu gerannt, groß, weiß, mit Namen Rosy. Von Rosy´s Frauchen sah ich allerdings nichts, hörte sie nur verzweifelt nach Rosy rufen. Die Hündin wollte aber nicht folgen und lieber auf mich zu rennen, das machen Hunde ja so gerne. Ich rief in den vor mir liegenden Wald, ob Rosy lieb ist. „Ja, ja" kam die Antwort aus dem Wald. *Na, wollen wir es hoffen*, im letzten Moment kam auch Rosy´s Frauchen den Weg entlang und nahm die Hündin an die Leine. Trotzdem blieb ich skeptisch und machte einen großen Bogen um die beiden, es kam wie immer keine Entschuldigung, warum auch.

Am Bergle angekommen staunte ich nicht schlecht, eben noch mitten im Schwarzwald und nun breitete sich vor mir eine offene Landschaft aus mit Blick auf die Weinberge. Herrlich sah das aus und weit unter mir glitzerte die hier begradigte Kinzig. Hier oben auf dem Berg lag die Altstadt Gengenbach mir zu Füßen. Man soll sich laut meinem Pilgerführer fühlen wie auf dem Monte Gozo, ein wenig stimmte das auch. Mittlerweile war es warm geworden, nach einem Besuch in der Kapelle und einigen Fotos mit dem Jakobsstein, der davorstand, zippte ich mir zum ersten Mal auf dieser Tour meine Hosen ab und wechselte zum Top.

Vor der Kapelle trank ich meinen mitgebrachten Eiskaffee, na ja, es war mittlerweile eher warmer Kaffee. Ich vertrödelte ein bisschen Zeit, schaute immer wieder runter auf Gengenbach, wie idyllisch es da eingebettet in den Weinbergen lag. Ich hoffte, dass jeden Moment meine Pilgerfreundinnen des Weges kamen, aber leider kamen die beiden nicht. Aber so ist das auf dem Jakobsweg mit den Pilgern, man trifft sich und man verliert sich wieder.

Somit machte ich mich auf den Abstieg durch die Weinberge. In Gengenbach, auf der Suche nach dem Katholischen Pfarramt St. Marien, stolperte ich dank des Tipps einer netten Passantin, die ich nach dem Weg fragte, in den Klostergarten von St. Marien. Dieser Garten ist als Kräutergarten deklariert, verdient aber Besseres. Ein Traum für Gartenfreunde, Rosenliebhaber, Kräuterkundige und nach Ruhe suchender Pilger. Eine ganze Weile verbrachte ich in an diesem Ort der Besinnlichkeit, schlenderte die kleinen Wege entlang und sog den Duft der verschiedensten Blumen und Kräuter ein und tankte neue Energie. Später sollte ich diesen Ort noch öfters aufsuchen, weil er so beruhigend auf mich wirkte. Einmal war Thilo auch mit dabei, als wir mit den Motorrädern in der Nähe waren.

Sanfte ruhige Orgelmusik drang zu mir herüber, erst dachte ich, diese drang aus irgendeinem Haus und ich folgte den Tönen. Die Musik kam aber aus der Kirche St. Marien. Der Organist übte wohl neue Stücke ein, denn eine Messe fand zu dem Zeitpunkt nicht statt. Leise und andächtig betrat ich die Kirche. Eine Handvoll Leute waren in der Kirche, alle waren fasziniert von der Musik. Es war nicht die typische Kirchenorgelmusik, die man, während der Messen hört. Die Musik war wie Magie, ich bekam Gänsehaut. Auch das Innere der Kirche war wunderschön, ein Besuch dort lohnt sich. Ein bisschen lauschte ich noch der Musik, dann ging ich weiter, schließlich brauchte ich meinen Pilgerstempel und ich war noch lange nicht am Ziel.

Ich machte mich auf die Suche nach dem Rathaus, ich wollte ein Foto vom berühmten Gengenbacher Rathaus machen. Im Dezember dient dieses als riesengroßer

Adventskalender. Vor dem Rathaus am Brunnen kühlte ich mir etwas meine Arme. Da sprach mich ein Fahrradfahrer an. Er war äußerst stolz, dass er es geschafft hatte, mit dem Rad in einer Stunde von Ichenheim hierher zu fahren und er machte Beweisfotos für seine Frau, die das sonst niemals glauben würde. Ich warf erst einen Blick auf den ergrauten Herrn und dann auf sein E-Bike. Es sind eigentlich nur 20 Kilometer von Ichenheim nach Gengenbach und das auch noch mit einem Motor angetriebenen Fahrrad. Ich ließ mir nichts anmerken und erzählte ihm meinerseits, dass ich bereits 15 Kilometer zu Fuß hinter mir hätte und noch fast genauso viel vor mir. „Ja aber Mädel, stell dir vor, ich bin von Ichenheim mit dem Fahrrad in einer Stunde hier gewesen, das glaubt mir meine Frau nie", erzählte er mir wieder mit erhobener Brust. Ich verabschiedete mich lächelnd von ihm, da ich noch einen weiten Weg vor mir hätte und erst mal ins Rathaus müsse.

Gleich im Rathaus neben dem Eingang saß ein Angestellter, der mir den Weg zur Tourist Info erklärte. Dort bekam ich meinen Stempel und um die Ecke, in der Eisdiele ein extra großes Stracciatella-Eis. Der Eismann sah mir wohl an, wie sehr ich es mir verdient habe. So lässt es sich leben.

Mein Weg führte mich ab Gengenbach eine ganze Weile auf dem Kinzig- Damm entlang. Zuerst musste ich allerdings eine öde Papierfabrik queren. Erst dachte ich, es sei der falsche Weg, deswegen ging noch einmal ein Stück zurück und suchte nach den Muscheln, aber sie wiesen mich direkt durch dieses Firmengelände. Ab dort ging es nur noch geradeaus an der begradigten Kinzig entlang. Das einzige Schöne für den Rest des Weges war, dass das

Wetter mitmachte und die Kinzig schön in der Sonne glitzerte. Da verspürte ich sofort den Wunsch am liebsten in den Fluss zu springen.

Für viele Kilometer sollte es also die meiste Zeit an diesem Kinzig-Damm entlang gehen. Es war heiß geworden, der Schweiß rann mir aus allen Poren, nirgends gab es Schatten. Ich sehnte mich nach den dichten Wäldern der letzten Tage. Irgendwie hatte ich das Gefühl, dass mein Laufshirt, obwohl ich es jeden Abend gründlich auswusch, Trekkinghose und auch mich selbst gründlich und ausgiebig duschte, einen merkwürdigen Geruch angenommen haben, der Pilgergeruch hat mich eingenommen.

Später zweigt der Weg ab, mitten durch Obst und Gemüseplantagen. Dort traf ich auf zwei Obstbauern, die mit ihren Traktoren den Weg blockierten. Als ich mich durchschlängelte, sprachen sie mich gleich an. Ob ich den Jakobsweg gehe, wollte der Ältere wissen. Ich „ja", der Jüngere dann, „wie Jakobsweg, hier"? „Der Kinzigtal Jakobsweg, der geht hier genau durch deine Plantagen," antwortete ich ihm. Das wusste er nicht. Der erste Bauer und ich klärten ihn auf, und der ältere warf noch ein, „du weißt doch, der Bernd war auch mal in Spanien pilgern" und sie wollten von mir wissen, ob ich bereits in Spanien auf dem Jakobsweg gewesen sei. „Camino heißt der da", warf der erste Bauer wieder ein. Ich erzählte ihnen eine kurze Miniversion meiner Wege und schaute, dass ich wieder weiterkam.

Auf den Obstplantagen standen unter anderem jede Menge Kirschbäume. Lange schaute ich mir die eingezäunten saftigen prallen roten Kirschen an den Bäumen an. Lecker wären die jetzt, mir lief das Wasser in

Mund zusammen. Dann endlich kamen auch ein paar Streuobstwiesen am Wegesrand, da standen die Bäume frei. Ein bisschen haderte ich mit meinem Gewissen, mich daran einfach zu bedienen, aber ich sah auch gleich, dass an den meisten gut erreichbaren Zweigen bereits alles abgepflückt war. Ich wäre also nicht die Erste, was den Diebstahl natürlich nicht besser machte. Eine Handvoll pflückte ich mir von den hellroten Kirschen, die groß und saftig waren und verzehrte sie während dem Laufen. Dann kamen andere Kirschbäume dort waren die Früchte dunkelrot, fast lila und sehr klein, ich pflückte mir eine Handvoll der zuckersüßen Kirschen. Ich hoffe, die Obstbauern von eben verzeihen mir die zwei Handvoll Kirschen, die ich stibitz habe. Vor allem, da ich den Diebstahl nun nicht einmal mehr leugnen konnte, meine Hände waren voller Fruchtsaft und sicher sah es um meinen Mund herum nicht besser aus. Schuldbewusst säuberte ich mich schnell mit Wasser aus meiner Trinkflasche.

Als ich kurz vor Ortenberg und wieder auf dem Kinzig-Damm unterwegs war, hieß es für mich zu überlegen, ob ich weiter nach Offenburg oder in Ortenberg bleiben wollte. Viel hatte Ortenberg nicht zu bieten und die Jugendherberge, in der Ortenberg-Burg, die einzige günstige Übernachtungsmöglichkeit, war wegen Corona geschlossen. In Offenburg sah es aber auch nicht besser aus. Ich wäre dann zwar in einer Stadt und hätte morgen nicht mehr so weit zu gehen, aber die paar Hotels, die ich auf die Schnelle im Netz fand, waren alle sehr teuer.

Ratlos und erschöpft setzte ich mich auf eine Bank am Sportplatz von Ortenberg. Die Burg, majestätisch war sie, thronte hinter mir und ich versuchte klare Gedanken zu fassen. Meinen Rucksack hievte ich mir vom Rücken und ich presste die letzten Tropfen Wasser aus meiner Trinkflasche. 21 Kilometer lagen bereits hinter mir, die Hitze und auch der Weg heute und der letzte steile Aufstieg hatten mich müde gemacht. Den vierten Tag war ich nun in Folge unterwegs und es lagen lange Etappen hinter mir.

Da schlug das Schicksal wieder einmal zu. Zwei Freundinnen gingen mit Hund Balu am Kinzig-Damm spazieren. Balu, ein netter Hund, war heute mal meine Rettung. Die Freundinnen sprachen mich an, ob ich auf dem Jakobsweg unterwegs sei. Mit meinem neuen Publikum gab es erneut einen Gesprächsaustausch über den Jakobsweg. Wo ich heute noch hin wolle, wollte die Hundebesitzerin wissen. Das eben wisse ich noch nicht. Eventuell noch nach Offenburg, sind ja nur noch etwa vier Kilometer. „Ja, genau, und der Weg geht bis nach Offenburg an diesem schönen Damm entlang", meinte sie. So unterschiedlich kann die Auffassung von schön sein. Ich fand es so schrecklich hier und die beiden kamen extra von Offenburg mit dem Auto hergefahren, um hier mit Balu spazieren zu gehen, verrückte Welt. Ich erzählte ihnen ungeniert und frei raus, dass ich überlege, ob ich ein kleines bisschen mogeln und einfach hier in Ortenberg bleiben sollte, um morgen früh mit dem Zug nach Offenburg zu fahren und mir die vier Kilometer ersparen.

Mit einem verschmitzten Grinsen meinte sie dann, „also wir fahren jetzt nach Offenburg zurück, das Auto steht direkt hier am Parkplatz, wenn das für mich erlaubt ist, ich müsse nur auf der Rückbank den Atem von Balu aushalten". Lange musste ich nicht überlegen, kurz entschlossen nahm ich dieses freundliche Angebot an.

Dann wäre ich zumindest schon einmal in Offenburg, alles weitere würde sich schon ergeben.

Sehr nett von ihr fand ich, dass sie extra durch Ortenberg durchfuhr, um mir zu demonstrieren, dass ich hier gar nichts verpasste. Im Auto bemerkte ich wieder diesen Pilgergeruch an mir, aber Balus Atem war schlimmer. Schwül sei es, meinten die Damen, ob es mich störe, wenn sie vorne das Fenster etwas öffnen würden, „nein, stört mich nicht". Moment Mal, stinke ich wirklich so sehr, merken es die beiden auch, öffnen sie etwa meinetwegen das Fenster? Ein Blick auf das Thermometer im Auto zeigte mir 25 Grad an, es war sehr warm. Vielleicht doch nicht ich. Man könne es aber auch auf den Hund schieben, sorry Balu.

In einem Ortsteil von Offenburg ließ Balus Besitzerin ihre Freundin raus und mich könne sie direkt Nahe der Fußgängerzone rauslassen. Natürlich meinte sie es gut und ich war ja auch selbst schuld, meinen Pilgerführer nicht genau gelesen zu haben. Jedenfalls stellte ich in der quirligen Innenstadt fest, dass ich sowas von Abseits meines Weges war.

Ich schaute immer wieder auf meine Wander-App, aber auch das brachte mich nicht näher an den Weg. So ein Mist, dann mache ich eben das Beste aus der Sache, genieße die Stadt und such mir ein Hotel. Ich ließ mich auf einer Bank nieder. Viele Hotels gab es in der Nähe nicht und sie waren alle so teuer. Doch noch bis nach Schutterwald laufen? Schließlich habe ich mir satte vier Kilometer gespart. Aber dort gab es auch nichts an Hotels oder Ähnlichem, auch keine privaten Unterkünfte und es war schon fünf Uhr am Nachmittag.

Meine letzte Hoffnung, ich googelte die Nummer der Pfarrgemeinde. Schließlich sagte mir die Dame, die ich in Wolfach bei der Kapelle von Bruder Otto traf, dass er auch immer wieder mal gestrandete Wanderer für eine Nacht aufnahm. Ich legte alles in mein Glück und rufe beim Pfarramt an, Anrufbeantworter, kurz nach fünf Uhr. Um fünf Uhr ist da Feierabend, ich bin müde, es ist warm, was soll ich nur tun? In dem Moment ruft Thilo an. Ich hatte fast kein Akku mehr. Er will sich parallel auch auf die Suche nach einer Unterkunft für mich machen. Soll ich abbrechen? Wegen eines mangelnden Zimmers, morgen früh wieder mit dem Zug hierherfahren? Die Gedanken kreisen nur so durch meinen Kopf. Also nochmal mit Google suchen, ich gebe bei Maps nur die Suchfunktion Übernachtungsmöglichkeiten ein. Die teuren Hotels kommen, günstigere Pensionen aber alle in entfernten Stadtteilen. Da erscheint ein unscheinbares privates Haus ohne Preisangabe. Ich rufe direkt an. Eine sympathische Stimme begrüßt mich. Zimmer gab es für 32 Euro, mit Bad auf dem Gang und Gemeinschaftsküche. „Kein Problem, ich komme, wo finde ich sie?" Die nette Stimme nennt mir die Adresse, es seien nur 20 Minuten zu Fuß vom Stadtzentrum. Sie sei auch noch in der Stadt und wir könnten uns in 40 Minuten vor dem Haus treffen. Klar, 20 Minuten, wenn das jemand sagt, schaffe ich das in zehn Minuten, ich nahm meine letzten Kräfte zusammen und machte mich auf den Weg zu der Unterkunft.

Es. Waren. Genau. Zwanzig. Minuten. Da kam ich an der mir genannten Adresse an. Ein Haus war das aber nicht, eine Villa war es, genau gesagt die Villa Luise. Ich war mir nicht sicher, hier richtig zu sein, setzte mich vor das Haus in den Garten auf eine Bank und ließ Rucksack und Wanderstiefel ins Gras fallen. Ein großer, roter Kater begrüßte mich, ließ sich von mir graulen und strich laut maunzend um meine müden Beine. Zehn Minuten später kam meine Vermieterin für diese Nacht und begrüßte mich mit einem ehrlichen Lächeln, das mich willkommen hieß. Ich war sofort froh und glücklich hier zu sein. Hier auf dem Weg, hier in Offenburg, hier bei allen den netten Leuten, die ich bisher traf und auch noch treffen werde. Danke.

Nach einem schnellen ersten Kennenlernen, wir waren uns auf Anhieb sympathisch und gleich per Du, gingen wir in die Villa. Schon beim Eintreten ins Haus merkte ich sofort die Liebe zum Detail. Die individuell eingerichteten Zimmer, jedes einzelne von ihnen strahlt seinen eigenen Charme aus. Im Flur empfing mich ein Piano, auch dieses geschmackvoll dekoriert. Statt eines Notenbuch lag dort das Gästebuch auf den Tasten. In ihm verewigte ich mich am nächsten Morgen und bedankte mich für die liebe Aufnahme. Auch dort war ich eine der Ersten seit Monaten, so wie es mir schon in den Pilgerbüchern der Kirchen aufgefallen ist. Nach der langen Corona-Zeit trugen sich die Menschen wieder ein und brachten ihre Gedanken und Danksagungen zu Papier.

Meine Gastgeberin ließ mir zwei Zimmer zur Wahl. Ein großes mit Erker, in dem das Sonnenlicht, durch die großen Fenster schien, hell durchflutete und ganz im Stil eines Jägers eingerichtet. Das zweite, ein kleines Zimmer in Pink, wirklich ganz in Pink. Alles war pink, die Vorhänge, die Tagesdecke, die Dekoration in den Regalen, ein pinker Kleiderbügel hing an der Türe und an dem massiven Kleiderschrank hing ein antiker pinker Regenschirm. Da fiel die Entscheidung leicht und ich entschied mich für das Prinzessinnenzimmer. Für den Rest des Tages und die ganze Nacht sollte ich mich als Prinzessin fühlen dürfen.

Das hatte ich mir nach etwa 100 Kilometern der letzten Tage zu Fuß nun echt mal verdient.

Meine Gastgeberin zeigte mir im Anschluss den Rest des Hauses, das Bad und die Küche. Das Haus hatte zwei Bäder, eines im unteren Stock und eins oben. Da ich mich unten allein einmietete, hatte ich die untere Etage sowie das Bad allein für mich. Muss ich erwähnen, dass auch das Bad das Prädikat Prinzessinnenbad verdient hätte. Eine runde, freistehende Dusche mit Regenduschkopf empfing mich. Dazu die allgemeine Wohlfühlatmosphäre und auch hier, dezent, aber liebevoll dekoriert, mit Jakobsmuscheln und einem kleinen Engel auf der Fensterbank, der mir einen Handkuss zuwarf. Der Boden war mit wunderschönen, in grünen Mustern, antiken Bodenfließen gefliest und der Raum duftete wunderbar nach Lavendel.

In der kleinen Küchenzeile im ersten Stock erklärte sie mir die Siebdruck-Kaffeemaschine für meinen morgendlichen Kaffee. Da kam dann auch meine Mitbewohnerin für diesen Tag aus ihrem Zimmer, eine Studentin und die beiden überfluteten mich mit Fragen rund um den Jakobsweg und bewunderten mich für das, was ich tat. Für kurze Zeit gab ich ihnen alle Informationen, aber ich war müde und erschöpft und wollte eigentlich nur noch duschen und ruhen. Außerdem nahm ich mir für heute vor, wenn schon eine Küche, mir dort etwas Nahrhaftes zu kochen. „Ich gehe jetzt erst mal duschen", sagte ich. Die beiden schauten sich an und nickten eifrig mit dem Kopf, ihre Reaktion sprach Bände. Oh mein Gott, ich muss wirklich unangenehm riechen, milde ausgedrückt.

Also verkrümelte ich mich schnell in mein Prinzessinnenreich, räumte meinen Rucksack aus, suchte mir alles Nötige zusammen Es lagen sogar frische

Handtücher auf dem Bett, was für ein Luxus. Dann nahm ich eine lange heiße Dusche. Ganze dreimal schäumte ich mich ab, inklusive Haare, um den mir völlig unerklärlichen Pilgergeruch abzubekommen. Erst dann fühlte ich mich wohl, fast wie eine Prinzessin und traute mich wieder unter Menschen.

In meinem Zimmer erholte ich mich von der langen heißen Dusche und telefonierte mit Thilo, erzählte ihm, wo ich hier gelandet bin, aber es mir gleichzeitig davor graute, nachzuschauen, wie weit ich vom Weg abgekommen bin. Bei meinem schlechten Orientierungssinn hatte ich sogar kurz Hoffnung, dem Jakobsweg so etwas näher gekommen zu sein. Schließlich war ich 20 Minuten vom Stadtzentrum entfernt.

Es war spät geworden, aus dem Tag wurde Abend. Kurz nach sechs Uhr machte ich mich auf dem Weg zu einem Edeka, um mein Abendessen zu kaufen. Kochen, heute noch? Nein, dazu habe ich nun keine Kraft mehr. Ich hatte noch zwei Brötchen übrig, da meine Pensionswirtin heute Morgen darauf bestand, dass ich alle vier Brötchen mitnahm. Dazu kaufte ich mir Fleischsalat, Pfefferbeisser und Milchreis. Das musste genügen, wirklich hungrig war ich auch gar nicht mehr. Am Edeka angekommen stellte ich fest, dass ich mein Tuch, das mir auch als Mundschutz diente, in der Villa vergessen hatte. Ich gehe auf keinen Fall zurück, wegen diesem blöden Tuch und der noch blöderen Regel, überhaupt diesen blöden Mundschutz tragen zu müssen. Aber was tu ich denn jetzt? Ich quatsche einfach Leute an und frage, ob sie ein Taschentuch für mich haben, das halte ich mir einfach vor die Nase, ja auch vor den Mund. Die erste Dame hatte angeblich keins. Der Zweite, den ich ansprach, ein älterer

Herr, verneinte ebenfalls erst, sah dann meinen ungläubigen Blick. Alle alten Menschen haben Taschentücher dabei, muss dieser wohl gesagt haben. Er dann, „doch, natürlich habe ich ein Taschentuch für sie" und reichte mir gleich zwei. Bitte, geht doch. Mit dem auseinander gefalteten Taschentuch vor Nase und Mund betrat ich den Laden. Ob das wohl gut geht? Es ging gut. Umständlich balancierte ich meine Einkäufe, ich genehmigte mir ein isotonisches Sportgetränk, eingeklemmt zwischen Ellenbogen und Oberarm und mit dem Kinn abgestützt durch den Laden zur Kasse. Eine Hand hält immer noch das blöde Taschentuch vor die Nase. Ich muss komisch ausgesehen haben, aber niemand störte sich daran, jedenfalls wurde ich nicht auf den fehlenden Mundschutz angesprochen.

Wieder in der Villa angekommen setzte ich mich mit meinem Mahl in den zum Prinzessinnenzimmer passenden Märchengarten. Verwildert war er ein bisschen, aber trotz all des Chaos, das dort herrschte, strahlte er Charme aus. Überall waren kleine Wohlfühlinseln geschaffen worden. Kleine oder größere Sitzmöglichkeiten waren dort, ich ließ mich am großen Tisch nieder in der Hoffnung, es würde noch jemand zum Quatschen rauskommen. Aber leider blieb ich allein und das erste Mal seit Tagen fühlte ich mich einsam. Gerne hätte ich jetzt die Gesellschaft anderer Pilger: zum Gedankenaustausch, Etappen durchsprechen oder gegenseitig die Wehwehchen vorjammern. Ich aß den Fleischsalat, Milchreis und eins der Brötchen. Den Rest hob ich mir als Verpflegung für den nächsten Morgen auf.

Nachdem mein Magen gefüllt war, nahm ich all meinen Mut zusammen, um zu schauen, wo ich gelandet bin. Ich musste leider feststellen, dass ich mehr als vier Kilometer vom Jakobsweg, der am Rande von Offenburg im Ortsteil Albersbösch durchging, entfernt war. Gelandet bin ich am entgegengesetzten Ende nordöstlich von Offenburg. Ich musste also erst mal über vier Kilometer laufen, um wieder auf den Weg zu kommen. Die vier Kilometer, die mir die Autofahrt hätte ersparen sollen, musste ich morgen also wieder reinholen, Pech gehabt. *Ober Pech* war auch, als ich feststellte, dass mich die Autofahrt an genau diesem Ortsteil, in dem ich jetzt war, ungefähr zur Hälfte vorbeigeführt hatte. Als ich also das liebe Angebot der Hundedamen angenommen hab, hätte ich eigentlich nur noch zwei Kilometer laufen müssen und wäre ebenfalls hier gelandet. Aber das wusste ich vorher ja nicht und nur so wie ich es letztendlich gemacht habe, bin ich ja erst hier gelandet. Also doch alles richtig gemacht und es nahm mir mein schlechtes Gewissen ein wenig, betrogen zu haben, außerdem bin ich heute fleißige 21 Kilometer zu Fuß gegangen. Trotz allem sind es am nächsten Tag für die letzte Etappe mit den vier zusätzlichen Kilometern um die 28 Kilometer.

Aber jetzt freute ich mich erst mal auf meine hoffentlich himmlische Nacht in meinem rosa Reich. Über breite, knarrende alte Holztreppen schlich ich ins Obergeschoss, um mir *meine* Villa noch einmal in Ruhe anzusehen und dabei stieß ich immer wieder auf kleine Überraschungen, die das Haus Preis gab, und durch die geöffneten Fenster ganz oben im Haus konnte ich einen sanften rosa Sonnenuntergangs erleben. Perfekt, alles richtig gemacht. Glücklich und zufrieden schlief Prinzessin Susi nach dem Erkundungsgang ein.

Tag fünf von irgendwo in Offenburg bis Kehl, der Tag an dem der Regen kam

Nach einem schnellen Kaffee in der Küche der Villa brach ich heute Morgen schon um acht Uhr zu meiner letzten Etappe auf dem Kinzigtal Jakobsweg auf. Ohne den Wecker gebraucht zu haben, wachte ich bereits um sieben Uhr auf. Reckte und streckte mich für einige Zeit, genoss noch ein paar Minuten in meinem rosa Bett. Für ein paar Minuten Prinzessin sein, an nichts denken, einfach die Seele im rosa Reich schweben lassen und träumen, bevor ich wieder zur Pilgerin werde. Ich freute mich richtig auf die letzte Etappe. Der Wetterbericht für heute versprach allerdings nichts Gutes. Auch Thilo sagte mir gestern Abend am Telefon, dass es heute im Ortenaukreis zu Unwettern kommen sollte. Als ich früh am Morgen loslief, war es zwar bewölkt, aber trocken Vielleicht habe ich am letzten Tag nochmal Glück. Jakobus wird schon dafür sorgen.

Im letzten äußeren Ortsteil von Offenburg stand eine Mitnehmerbank. Das bedeutet, man setzt sich auf diese Bank und wartet auf freundliche Menschen, die einen ein Stück des Weges mitnehmen. Diese Bank wies darauf hin, dass man, wenn man darauf sitzt, nach Offenburg ins Zentrum mitgenommen werden will. Bestimmt gab es solch eine Bank auch im Zentrum nach hierher? Kurz danach kam ich auch noch an einer Bushaltestelle vorbei, ein Bus hält an, Zentrum steht in dem Laufband an der Bus Front. So langsam frage ich mich, warum ich diese

Gedanken habe, warum bin ich heute des Laufens so müde? Es ist der letzte Tag, nach gerade mal vier vorherigen Tagen, die mir ja auch irre viel Spaß gemacht haben und noch regnet es ja nicht einmal. Die Vororte von Offenburg waren allerdings eher nicht prickelnd, es ging einmal um das große Stadion rum und dann war ich wieder am Kinzig Ufer. Es war ruhig an diesem Morgen und die kühle Luft um mich war herrlich erfrischend.

Im Ortsteil Albersbösch fand ich wieder auf den Jakobsweg. In Schutterwald angekommen, das letzte Örtchen vor Kehl, ab dann wurde es zäh, sehr zäh, fing es an zu regnen. Eben hatte ich mir in einer Apotheke meinen Pilgerstempel geholt und die Jakobuskirche nebst dem Werk des Künstlers W. Eckert, die Jakobus-Figurengruppe, angeschaut, da kam er, der Regen. Erst kleine Tröpfchen, ich hatte die Hoffnung, dass es nicht stärker wurde und setzte mich für ein paar Minuten auf die steinernen Treppen vor der Kirche. Ich machte ein Bild des Jakobsdenkmals vor der Kirche, dann musste ich aber einsehen, dass der Regen heute wohl mein Begleiter werden würde. In einem kleinen Waldstück hinter Schutterwald wurde der Regen dann so stark, dass ihn selbst das Blätterdach über mir nicht mehr auffangen konnte. Widerwillig, aber notwendigerweise, zog ich mein übergroßes Regencape über Rucksack und mich. Da war ich froh, es eingepackt zu haben, auch wenn ich es vier Tage umsonst mitgeschleppt hatte, heute brauchte ich es. So stapfte ich durch den Wald, kaum Sicht durch die Kapuze und auch keine Weitsicht wegen dem Regen.

Nach dem Wald auf den Feldern zauberte ein Jakobus-Grenzstein, ähnlich denen in Spanien, ein Lächeln auf mein Gesicht. Mein Pilgerführer schlug einen Abstecher in das Örtchen Müllen vor, aufgrund der Wetterverhältnisse und meiner immer mieser werdenden Laune, hatte ich dazu einfach keine Lust. Ein paar Minuten später sollte ich die Entscheidung aber bereuen, denn es fing an richtig zu schütten und ich bekam Hunger. Ach man, wo soll ich mich denn bei dem Regen nur zum Essen hinsetzten? Ein Ding der Unmöglichkeit, also weiter stapfen, von der Umgebung bekomme ich nichts mit. Wenigstens blieb ich unter meinem Cape trocken und auch meine Wanderstiefel bleiben dicht.

Irgendwann sah ich in weiter Ferne einen großen Bauernhof, da gibt es sicher irgendeine Möglichkeit mich in eine Scheune zu setzen. Zwischen den beiden Wohnhäusern geschützt unter einem Vordach an der Hauswand stand eine Bank. Perfekt, aber ich kann mich doch dort nicht einfach auf einem Privatgrundstück hinsetzten. Zögerlich stehe ich in der Mitte des Hofs, rechts neben mir die Scheunen, links die beiden Wohnhäuser. Mein Blick schweift umher und schaue plötzlich in ein schwarzes Augenpaar, das mich eben auch entdeckt hat. Klar, der Schäferhund des Hofs, das muss doch jetzt echt nicht sein. Er ist in seinem Zwinger eingesperrt und im selben Moment, in dem ich ihn entdeckt habe, nimmt er mich auch schon als Eindringling wahr und macht laut bellend von seiner Herrschaft Gebrauch. „Ja klar, guter Hund, du bist hier der Herr" sage ich ihm, um uns beide wieder zu beruhigen, mein Herz pocht nämlich und eine Klingel brauch ich jetzt auch nicht mehr zu suchen. Aber es erscheint niemand. Bello bellt, was das Zeug hält. Na gut, wenn niemand hier ist, setze ich mich eben einfach. Gerade einen Fuß unter das schützende Vordach gesetzt, steckt die Oma ihren Kopf durch die Tür. „Guten Tag", sage ich höflich, „kann ich mich hier einige Minuten setzten und Pause machen? Es regnet so stark". „Bellt denn der Hund nicht?". War ihre Antwort, „doch der bellt!", erwiderte ich verwundert. Sie zuckt nur mit den Schultern, winkt ab und geht wieder rein. Soll wohl ja heißen. Ich streife mir das Regencape ab, das gefällt dem Hund auch wieder nicht und er bellt noch lauter. „Ätsch, ich darf hierbleiben, du kannst mir gar nichts," sagt ich zu ihm und packe mein Vesper aus.

Bello läuft bellend im Kreis durch seinen Zwinger, bleibt kurz stehen schaut mich böse an, um dann wieder eine Runde im Kreis zu laufen. Ich beiße hungrig in meinen Pfefferbeißer, froh im Trockenen essen zu können. Was nachher ist, darüber mache ich mir in dem Moment noch keine Gedanken. Langsam wird Bello ruhiger, er läuft noch immer im Kreis durch seinen Zwinger, bellt mich aber nur noch bei Sichtkontakt an. Ich lasse ihn nicht aus den Augen. Er lässt mich im Gegenzug auch nicht aus den Augen, schließlich bin ich die mit dem Würstchen, ah Würstchen, langsam klingelt es bei Bello, nun bellt er nicht mehr, sondern setzt sich an die Zwingertüre und legt sein Köpfchen schief, „keine Chance mein Lieber, meine Wurst".

Plötzlich wird er erfinderischer, er holt ein Spielzeug nach dem anderen hervor. Er wirft einen Ball hoch, spielt damit, einen Seilknoten bringt er als Nächstes an, spielt schwanzwedelnd damit vor mir rum. Den Blick immer zu mir und meinem Essen. Ob ich ihn bei seinen Kunststücken auch ja sehe. Am Ende jagt er seinen eigenen Schwanz durch den Zwinger, dabei fixiert er mich immer wieder mit seinem treuen Hundeblick, bevor er sich erneut auf die Jagd nach seiner Rute macht. „Okay, gut, du hast gewonnen", ich lege eine halbe Wurst für ihn auf die Seite. So wurde aus dem halbwilden bösen Hofhund innerhalb ein paar Minuten eine treue Seele.

Der Regen hat leider nicht nachgelassen, also ziehe ich mir das Cape wieder über, schaue, dass ich meinen Unterschlupf sauber verlasse und gehe die paar Schritte auf den Zwinger zu. „Danke für die schöne Unterhaltung", sage ich zu Bello und werfe das halbe Würstchen durch den Zaun. Gierig frisst er es und schaut mir, als ich gehe, traurig hinterher, ob aus Gier um mehr Fressen oder ob aus dem Verlust der soeben gewonnenen Freundschaft bleibt offen.

Mein Weg führt mich auf einen Damm hoch an der Bundesstraße entlang, die LKWs brettern nur so an mir vorbei. Es ist laut und windig und gar nicht schön. Die Landschaft um mich herum eben und öde, aber viel sehe ich durch den Regenschleier nicht. Nach einiger Zeit, ich komme in an den Rhein, immer wieder unterbrochen, durch Schlenker durch Wald, oder um Bootsstege herum.

An ein paar Brombeerbüschen stille ich meine Gelüste nach frischen saftigen Früchten und an einem Mirabellenbaum hängen noch reife Früchte in greifbarer Nähe. Auf der anderen Rheinseite ist Frankreich, schöner wird es heute deswegen aber noch immer nicht, nur süßer durch die Früchte. Der anhaltenden Regen drückt meine miese Stimmung, bei Sonnenschein ist die Gegend hier sicher herrlich, es gibt sogar einen Naturlehrpfad, aber auch diesem schenke ich wegen dem Regen keine weitere Beachtung, für mich zählt jetzt nur noch ankommen. Fast wäre ich auf die Beiden draufgetreten, da saßen tatsächlich zwei Hirschkäfer und hielten einen Kampf um Leben und Tod auf dem Weg ab, ein wirklich tolles Schauspiel.

Eine kurze letzte Pause gönne ich mir noch einmal, am Stauwehr, schließlich renne ich fast dem Ziel entgegen. Dort ist etwa zwei Meter neben dem Eingang eine kleine Überdachung. Also Cape wieder abstreifen, im Rucksack finde ich noch ein paar Kekse, meine letzte Reserve. Einige Angestellte kommen und gehen durch den Eingang neben mir rein und raus, sagen aber nichts. Ich denke, sie haben Mitleid mit einer Pilgerin bei diesen Wetterverhältnissen. Da der Regen nun doch wieder etwas nachgelassen hat und es nur noch wenige Kilometer bis zum Ziel sind, beschließe ich, meine Wanderschuhe gegen die Laufschuhe zu tauschen und das Cape in den Rucksack zu packen. Blöde Entscheidung, kurz drauf regnet es wieder in Strömen, also Cape wieder raus, aber die Schuhe wechsele ich nicht, wo auch, ich bin wieder ohne Schutz auf dem Damm oben.

Endlich kann ich die Brücke, Passerelle des deux Rives, durch den Regen sehen: Ich bin am Ziel. Meine Schuhe sind triefend nass, die letzten Meter trat ich in jede Pfütze. Aber das war mir jetzt egal, ich war am Ziel, ich habe es bis nach Kehl geschafft, in fünf Tagen. Ich umarme den Jakobusstein im Park in Kehl und bin glücklich. Das letzte Pilgerkreuz hätte ich fast übersehen, denn eine Gänseschar teilt sich für ein paar Meter mit mir den Weg und lenkte mich mit ihrem Geschnatter ab.

Nun heißt es, mich auf die Suche nach dem letzten Stempel für meinen Pilgerausweis machen. In meinem Pilgerführer steht, dass man in einer zum Restaurant umfunktionierten Villa einen bekommt, dieses ist nur zweihundert Meter direkt am Rheinufer vor mir, also dorthin.

Die Villa war nicht zu übersehen, aber der Restaurantbereich wegen Renovierungsarbeiten geschlossen. Eine Türe stand offen, ich will diesen Stempel, also schaue ich vorsichtig um die Ecke ins Restaurant. Ein Arbeiter auf einer Leiter wies mich im französisch-deutsch Kauderwelsch daraufhin, dass geschlossen sei, ich könne nächste Woche wieder zum Essen kommen. „Aber ich will nichts essen, ich will einen Pilgerstempel", mache ich ihm deutlich. „Ah, musst du Chef", sagt er. „ja danke und wo ist der Chef?" „Rufen?" „Ja, ruf ihn bitte", „Küchenchef oder Chef-Chef?" „Egal, der wo da ist". Es kommt der Küchenchef, der spricht nur Französisch. Mit Händen und Füßen versuche ich ihm klarzumachen, was ich will, zeige ihm sogar meinen Pilgerpass und deute auf das letzte leere Feld, versuche freundlich, aber bestimmt zu bleiben. Es gibt heute aber leider keinen Stempel für mich. Wie ich darauf überhaupt komme, will er noch wissen, von so einem Stempel habe er noch nie gehört. Ich zeige ihm dazu die Seite in meinem Pilgerführer mit der Adresse, aber er zuckt nur mit den Schultern und meinte, das wisse nur der Chef, der sei nächste Woche wieder da. Jaja, nächste Woche.

Traurig, in Kehl keinen Stempel bekommen zu haben und immer noch triefend nass verlasse ich die Villa. Laufe erst mal in irgendeine Richtung, um mich zu orientieren, ich will nur noch an den Bahnhof, einen Zug bekommen und zurück nach Hause.

Der Bahnhof ist gar nicht weit weg, ich muss nur die Straße überqueren, an der Ampel neben mir finde ich die Bundespolizei. Moment mal, stand nicht im Pilgerführer, dass es auf dem Polizeirevier auch einen Pilgerstempel gibt? Ja, da steht es, also nichts wie rein. Drinnen

Ratlosigkeit, schon wieder. Der junge Bundespolizeibeamte weiß nicht, wovon ich spreche, muss erst mal jemanden holen. Am Ende buchten die mich hier in Kehl noch ein, weil ich wie eine Verrückte unter meinem riesigen Cape durch die Straßen renne und die Leute um einen Stempel belästige.

Der freundliche Bundespolizist erklärt mir dann, dass ich hier falsch sei, denn dies ist die Bundespolizei. „Und wo ist dann die (richtige bleibt mir gerade noch im Hals stecken), Polizei? „Ganz einfach zu finden", er erklärt mir den Weg und ein weiteres Mal begebe ich mich raus in den Regen auf der Suche nach dem Stempel. Der Bundespolizist hat mir den Weg gut erklärt. Am Eingang der Polizei angekommen, sind die Türen geschlossen, ich musste klingeln.

„Ja bitte", ertönt es durch die Gegensprechanlage. Ich komme mir sehr komisch vor, stehe da im Regen, nass, schmutzig und miefig am Polizeirevier, um wegen eines Stempels zu klingeln. Doch die Stimme klingt freundlich, also antworte ich mit dem, was mir gerade durch den Kopf schießt, „hallo ich heiße Susanne Strauß, bin Pilgerin und möchte mir hier einen Stempel abholen". Die Türe wird entriegelt und ich kann eintreten. Es ist nur ein kleiner Vorraum und hinter dem verglasten Tresen stehen zwei junge Polizisten, die mich neugierig beäugen. So ganz haben sie noch nicht verstanden, was ich möchte. Ich erkläre es noch einmal, ein dritter Polizist kommt hinzu. Ob ich ihnen zeigen kann, was da gestempelt werden soll, er habe sowas noch nie gemacht, aber er zeigte großes Interesse an meiner Pilgerreise und dem Pilgerpass, also schiebe ich meinen Pilgerpass in die Durchreiche. Dieser Polizist war der Polizeioberkommissar, was ich aber erst später entdeckt habe. Er dreht und wendet meinen Pilgerpass, fragt, wo ich herkomme, ob ich allein pilgere, was mich dazu bewegt und vieles mehr, alles, was die Leute einen rund um den Jakobsweg so fragen. Die beiden anderen Polizisten fragen mich zeitgleich ebenfalls aus und ich weiß gar nicht mehr, welche der vielen Fragen ich zuerst beantworten soll, und mein Kopf pendelt schnell zwischen den Dreien hin und her. Dann ruft einer von ihnen in einen hinteren Raum, „komm mal vor, da ist eine echte Pilgerin, die will einen Stempel von uns". Ein vierter Polizist kommt hinzu und jetzt stehen mir vier breit grinsende Polizisten hinter der Glasscheibe gegenüber und bombardieren mich mit Fragen. Einer von ihnen hat auch schon des Öfteren mit dem Gedanken gespielt, den Jakobsweg einmal zu gehen, hat es aber wegen dem hohen Zeitaufwand noch nicht in Angriff genommen. Ich mache ihm Mut damit, dass man den ganzen Weg ja nicht am Stück gehen muss.

Derweilen ist der Polizeioberkommissar mit der Begutachtung meines Passes fertig und macht sich daran diesen zu stempeln. Ehrfurchtsvoll drückt er erst einen und dann noch einen Stempel in das letzte freie Feld hinein. „Er zelebriert das ja richtig", sage ich zu dem einen, „ja klar, das ist ja auch sein erster Stempel, den er an eine Pilgerin vergibt". Wow, auch das noch. Die Art, wie er meinen Pilgerpass stempelt und dass es ihm so viel bedeutet, den Stempel sauber aufzubringen, macht mich megaglücklich und stolz und es rettet mir diesen miesen Tag. Alle Strapazen sind vergessen. Ich stehe hier triefend vor Nässe im Polizeirevier in Kehl vor vier wunderbaren Polizisten, lasse mir meinen Pass stempeln und bin einfach nur happy.

Ich bin diesen Weg gegangen, fünf Tage war ich frei und ohne Zwang unterwegs, bin geblieben, wo es mir gefallen hat, habe die Straße zu meiner Heimat gemacht und was kann mir Besseres passieren als den Weg in Kehl so beenden zu können. Ich bin am Ziel angekommen und die Vier heißen mich hier willkommen. Ein besseres Ende hätte mir gar nicht passieren können. Auch euch ein dickes Dankeschön. Eigentlich will ich die Vier gar nicht mehr verlassen, aber ich muss zum Zug. Sie wünschen mir noch alles Gute für meine Heimreise.

Erst im Zug in Richtung Donaueschingen schaue ich mir meinen letzten Stempel an und da sehe ich den zweiten Stempel genau, POK, steht da in Großbuchstaben, mit seinem Namen daneben, nun muss auch ich wieder grinsen. Mit seiner Freude hat er auch mir eine Freude bereitet.

Im Zug fahre ich im Schnelldurchlauf an einigen der Orte in umgekehrter Reihenfolge vorbei, die ich die letzten Tage zu Fuß durchlaufen habe. Dass ich nicht das letzte Mal hier bin, ist klar. Aber jetzt freue ich mich erst mal auf zu Hause, meinen Mann und eine heiße Badewanne.

Der Beuroner Jakobsweg

Tag eins von Hechingen nach Tieringen, ein heißer Spätsommertag

Es ist Mitte September 2020 geworden und es soll vorerst die letzte Woche meiner fast drei Monate anhaltender Kurzarbeit sein. Kürzlich habe ich einen Fernsehbeitrag über den Beuroner Jakobsweg gesehen, dabei dachte ich, den würde ich gerne irgendwann mal laufen.

Der September versprach nochmal richtig schön zu werden, vor allem in der kommenden Woche soll sich der Sommer noch mal von seiner schönsten Seite zeigen. Also beichtete ich am Freitagabend Thilo, dass ich mit dem Gedanken spiele, dass ich am Montag noch einmal losziehen möchte um in drei Tagen, den Beuroner Jakobsweg zu pilgern. „Weißt du, das habe ich mir schon gedacht, dass du das machen willst", war seine schmunzelnde Reaktion als ich ihm von meinem Vorhaben erzählte. Also schmiedete ich kurzerhand meine Reisepläne.

Geplant war es, die vorgeschlagenen vier Etappen mal wieder zu kürzen, um den Weg in drei Etappen zu schaffen. Das hieß, ich musste außerhalb der vorgegebenen Etappenziele Unterkünfte finden, was sich als gar nicht als so einfach erwies. Immer wieder jonglierte ich mit den jeweiligen Kilometern hin und her, wie es am ausgeglichensten war. So dass es keine zu langen, oder zu kurzen Etappen gab und wo es günstige Übernachtungsmöglichkeiten gab. Am Sonntag hatte ich es endlich geschafft, meine Planung stand und auch die Unterkünfte waren dieses Mal reserviert. Bestätigen wollte ich jeweils erst, wenn ich mich am Montagmorgen auch tatsächlich auf den Weg machte.

Meine Nachbarin, ich habe doch die besten Nachbarn der Welt, fuhr mich zum Ausgangspunkt meiner Pilgerreise nach Hechingen.

Da es laut Wetterbericht die ganze Woche sommerlich warm bleiben sollte, entschied ich mich für meinen kleinen Rucksack. Ohne Regencape, ohne Schlafsack und ohne Windjacke und das mitten im September. In Hechingen lief ich um zehn Uhr bei rund 20 Grad in kurzer Hose los, meine lange Hose und Sweater hatte ich umsonst mitgenommen. Die folgenden drei Tage wurden heiß, wirklich heiß, ich war gefühlt noch nie bei solchen Temperaturen mehrere Tage unterwegs und ich habe getrunken, getrunken und nochmal getrunken.

An der Stiftkirche in Hechingen war der Ausgangspunkt für den Beuroner Jakobsweg, der mich durch das Donautal und über das Kloster Beuron führen sollte. Das Kloster in Beuron war eines, meiner favorisierten geplanten Übernachtungsziele. Da man da als Pilger vergünstigt übernachten konnte und ich auch einfach im Kloster Beuron übernachten wollte. Auf meine telefonische Anfrage im Kloster um ein Bett für eine Nacht als Pilgerin, bekam ich aber eine prompte Absage. Man wolle derzeit keine Alleinreisenden Pilger aufnehmen, da man Aufgrund von Corona lieber auf Vollzahler setzte, die mehrere Übernachtungen im Kloster bleiben. Ich fiel fast vom Glauben, ich wurde als Pilgerin im Kloster abgewiesen! Mehr möchte ich darauf nicht eingehen. Ich fand eine gute Alternative, in einem Wanderheim. Aber meine erste

Übernachtung auf diesem Weg für die nächsten Tage sollte erst mal die evangelische Gemeindeeinrichtung das Haus Bittenfeld in Tieringen sein. Dort rief ich noch einmal kurz im Schatten der Hechinger Stiftkirche an und bestätigte meine Reservierung. Die freundliche Dame am Telefon erklärte mir, wo ich den Schlüssel für Haus und Zimmer finden würde, sollte ich nach fünf Uhr kommen, ab da sei die Rezeption nicht mehr besetzt.

In der Stiftkirche in Hechingen bekam ich meinen ersten Stempel, dann ging es mit beschwingten leichten Schritten los. Ich freute mich riesig auf die folgenden Tage, das Wetter lachte mit mir. Meine heutige Etappe sollte fast 30 Kilometer umfassen und am Ende mit einem sehr steilen Aufstieg in Tieringen enden.

Der Weg war sehr gut ausgeschildert. Mitten in der Stadt passierte ich eine große Schafherde. Bald verließ ich die Stadt und in einiger Ferne thront die Burg Hohenzollern auf ihrem 855 Meter hohen Berg, diese sah ich an diesem Vormittag immer wieder. Ein herrlicher Blick in die Landschaft und ein herrlicher Wandertag begannen somit. Ich konnte mich gar nicht satt sehen, ich sog alles förmlich in mich auf. Meine Blicken schweiften ständig umher, von einer Seite zur anderen. In die Bäume hinein, vielleicht entdeckte ich dort einen Vogel oder ein Eichhörnchen, wieder auf den Weg wo mich freundliche Hundebesitzer grüßten, in den Himmel, keine einzige Wolke zu sehen, wieder zum Horizont über grüne Hügel hinweg, rauf zur Burg, ist die denn schon ein Stück nähergekommen oder entferne ich mich bereits von ihr und dann wieder, Kopf in Nacken und den schönen blauen Himmel anpfeifen. Wenn die Welt doch immer so wäre, ist sie aber nicht, hör auf zu träumen Susi.

Die Realität holte mich in Balingen ein. Um die Mittagszeit treffe ich dort ein und will mir in der Kirche meinen Pilgerpass stempeln, Kirche zu. Wer hätte es auch anders erwartet. Montag ist Ruhetag, ja wo gibt's denn sowas. Im Rathaus, bei der Tourist Information soll es auch Stempel geben. Lange muss ich dort warten, mir ist warm, ich schwitze, endlich ist der einzige Mitarbeiter hinter einem der drei Schalter frei und bittet mich zu setzen. Ich will mich nicht setzen, muss aber und klebe auf dem Kunstlederstuhl fest. Nein, auch er hat keinen Stempel für mich, das mache ausnahmslos die Dame von der Tourist Info oben und die ist in der Mittagspause. Ob er nicht mit mir dorthin könne und mir den Stempel geben kann, frage ich freundlich. Nein er will nicht oder kann nicht, er wisse nicht, wo der Stempel sei. Na, wo soll der schon sein, wo wird so ein Stempel wohl sein. Ich müsse mich eine gute Stunde gedulden, dann käme seine Kollegin.

Ich warte keine Stunde, es zieht mich wie immer weiter. Ich möchte auch nicht in eines der überfüllten Straßencafés sitzen, ich möchte einfach nur wieder weiter. Im Schatten des Rathauses trinke ich reichlich Wasser, werfe dem Rathaus und auch der gegenüberliegenden Kirche böse Blicke zu. Manchmal hilft das, so auch jetzt. Dann lief ich zügigen Schrittes zur Stadt hinaus.

Am Kneippbädle kurz hinter Balingen machte ich eine Vesperpause, dort musste ich mich sehr zusammenreißen, nicht meine Schuhe auszuziehen und durch das kalte Wasser zu waten.

Im nächsten Ort, in Weilstetten setzte ich mich kurz zu einer Katze auf eine Haustreppe im Schatten, um noch einmal Kräfte für den letzten Teil des Tages zu sammeln. Noch ein paar Kilometer schlängelt sich der Weg dahin und dann geht es den steilen Anstieg nach Tieringen hoch. Der Anstieg war sehr steil und zog sich. Eine meiner mir selbstauferlegten Regeln lautet, niemals am Berg anhalten, niemals. Heute konnte ich mich zum ersten Mal nicht an diese Regel halten. Nach jeder Serpentine hielt ich an und stützte mich auf meinen Wanderstock. Bald darauf ließ ich mich mitten auf den Weg nieder. Pause, trinken, atmen, keine Regeln mehr, nicht jetzt, nicht hier. Gefühlt lief ich über hohe Dünen bei 50 Grad in der Sahara. Mein Blick in den Wald zu den Baumgipfeln sagte mir, dass da oben gleich das Ende des Aufstiegs ist, also los weiter geht's. Der Anstieg war bald darauf, zumindest vorerst zu Ende. Es ging eine kurze fast ebene Strecke durchs dortige Felsenmeer und dann den letzten Hügel die Hoch Alb Pfade hoch, wie sich der Weg nannte, alles klar.

Auf gut 900 Höhenmetern angekommen wurde ich mit einer grandiosen Aussicht belohnt. Gut 20 Minuten hatte ich noch bis zu meinem Etappenziel, die letzten Meter zum Gemeindehaus ging es noch einmal bergauf. Für heute war ich bedient. Die gut achtundzwanzig Kilometer hatte ich aber meisterlich geschafft. Ich war sogar noch vor der Schließung des Gemeindehauses angekommen, musste somit keinen Schlüssel suchen und konnte noch mit der netten Dame am Empfang plaudern. Ich bezog mein kleines Einzelzimmer, mit Dusche und Toiletten auf dem Gang, aber direkt gegenüber meinem Zimmer und ich war der einzige Übernachtungsgast.

Nur kurz ruhte ich mich aus, ging noch einmal auf den Weg zurück in den Ort. Der kleine Tante-Emma-Laden würde bald zu machen, also musste ich mich beeilen, wenn ich was zum Essen kaufen wollte. Komisch, auch wenn man fast 30 Kilometer durch die brütende Hitze gelaufen ist und das, fast in Rekordzeit. Dazu noch die Anreise von gut einer Stunde, die Tatsache, dass ich letzte Nacht vor Aufregung kaum geschlafen habe, aber wenn es heißt, Essen fassen, da kommt selbst die allerletzte Energiereserve zu Tage und man freut sich über die kleinste Kleinigkeit, die es zum Essen gibt. Das nenne ich jetzt einfach mal salopp meine Pilgerdemut. Ich ergatterte ein Brötchen, Käse und einen Joghurt, erkundigte mich bei der Verkäuferin, ab wann ich morgen einen Kaffee bekommen würde, und machte mich selig auf den Weg in meine Herberge.

Im Foyer der Herberge entdeckte ich einen Flyer von einer Übernachtungsmöglichkeit im Schäferwagen. Ich fragte die Empfangsdame, wo das sei und ob ich mir den besichtigen kann. Sie gab mir sogar den Schlüssel dafür und erklärte mir den Weg. Natürlich ging es bergauf und das wieder sehr steil in Serpentinen einen schmalen Trampelpfad durch den Wald. Oben angekommen, fand ich eine große Lichtung vor, darauf der Schäferwagen. Der neben Übernachtungsmöglichkeiten auch zu Treffen und Vorträge, organisiert durch die evangelischen Gemeinde diente.

Völlig erschöpft ließ ich mich in der warmen Sonne auf der Wiese nieder. Ich aß mein karges Abendbrot vor dem Schäferwagen und ließ den heutigen Tag Revue passieren. Herrlich war der Tag, mit allem, was ich erlebt und gesehen habe und nun dieser grandiose Abschluss, aber der sollte auch noch getoppt werden.

Wieder unten in meiner Unterkunft angelangt, nahm ich mir eine wohlverdiente Dusche und schaute mir das komplette Haus in Ruhe an. Ich schweifte durch die vielen Gänge und genoss die Ruhe und das Alleinsein. Hinter dem Haus auf der Terrasse entdeckte ich eine Hollywoodschaukel, ließ mich nieder und schaukelte mich in den herrlichen Sonnenuntergang hinein, der sich mir bot und mich für den durchstanden Pilgertag belohnte. Knallrot ging die Sonne hinter den Hügeln der Zollern Alb unter.

Später auf meinem Zimmer schlief ich bei offenem Fenster und dem Zwitschern der Vögel, die in den Abendstunden ihren Gesang noch zum Besten gaben, ein.

Tag zwei von Tieringen nach Irndorf, das Grauen im Naturschutzgebiet

Der neue Morgen weckte mich mit lauten muhen von den Kühen auf der gegenüberliegenden Weide. Die Rezeption war noch nicht besetzt, im Stillen verabschiedete ich mich von dem großen freundlichen Haus, in dem es wohl noch nie so ruhig war, wie jetzt zur Coronazeit.

Mein erster Weg führte mich runter ins Dorf. Beim Metzger kaufte ich zwei Wurstwecken als Marschverpflegung und aus irgendeinem Grund kaufte ich mir einen halben Liter Tetra Pack Zitroneneistee, der auf der Theke stand und stopfte ihn in die letzte freie Ecke meines kleinen Rucksacks. Ich sollte es nicht bereuen, dieses Gewicht auf mich genommen zu haben, zusätzlich zu dem einen Liter Wasser.

Im Tante Emmaladen wollte ich mir einen Kaffee holen. In Ruhe ging ich die wenigen Regale ab, die der Laden hatte und außer dem Kühlregal, in dem ich einen Joghurt erstand, fand ich alles auf engsten Raum für den täglichen Bedarf. Hinter dem Tresen gab es frisches Gebäck, was herrlich duftete. Als ich auf meinem Kaffee wartete, plauderte ich mit einer anderen Kundin, die ihre Ware ebenfalls auf den Tresen gestellt hatte. Sie erkannte mich als Pilgerin und war sehr interessiert. Sie würde sich das nicht allein trauen, hatte aber eine Freundin, die den Weg ebenfalls gerne mal gehen würde. Ich sprach ihr Mut zu, sie sollte es mit ihrer Freundin einfach mal machen. Der Weg liegt doch hier direkt vor ihrer Haustüre und sie brauche nicht mal nach Übernachtungsmöglichkeiten schauen, da sie ja mit dem Bus ab und wieder anreisen könnte. Ich machte diese Frau an diesem Morgen glaube sehr glücklich damit, sie daraufhin angeschubst zu haben. Sie strahlte mich mit einem Lächeln an, „ja das könnte ich tatsächlich mal machen", meinte sie und wollte mir überglücklich über das Gespräch gleich eine Butterbrezel spendieren.

Endlich bekam ich meinen großen Becher Kaffee, schulterte meinen Rucksack, indem neben meiner Verpflegung für den Tag, genug zu Trinken war, so dachte ich jedenfalls.

Mit einem heißen Kaffee in der Hand verließ ich Tieringen in Richtung Irndorf meinem heutigen Ziel. Etwa 27 Kilometer sollten es heute werden. Mit einem stetigen auf und ab, zwischen Schwäbischer Alb und dem Donautal.

Das erste Etappenziel war an diesem Morgen die Kirche in Unterdigisheim mit der Jakobusstatue. Auf dem Friedhof machte ich meine erste kleine Rast im Schatten der großen Bäume, es war schon sehr heiß und das so früh am Morgen. Eine sehr alte Dame goss einige Gräber, wechselte ein paar freundliche Worte mit mir und wünschte mir alles Glück auf meinem Weg.

Weiter führte mich mein Weg über die schöne Alb, alles strahlt im satten Grün mit der Sonne um die Wette und ich mittendrin. Für die wenigen Leute, die meinen Weg kreuzten, musste ich das Bild einer glücklichen, zufriedenen Pilgerin abgeben und die war ich heute auch. Meist ging der Weg abseits der vielbefahrenen Straßen durch Felder und querte vereinzeln Bauernhöfe und Wälder.

Mein zweites Etappenziel und die Hälfte des heutigen Weges war dann die katholische Friedhofskirche Kirche St. Peter und Paul in Nusplingen ein besonderer Kleinod, auf das ich mich so sehr freute. Ich kannte die Kirche ebenfalls von dem Fernsehbeitrag, den ich über diesen Jakobsweg gesehen habe. Die kleine Kirche soll wunderschön sein und außerdem gab es auf dem Kirchengelände ein Pilgertrinkbrunnen. Die Kirche war, wie sollte es auch anders sein verschlossen, aber wenigstens spendete der Pilgerbrunnen frisches kaltes Wasser für meine trockene Kehle. Vor der Kirche auf der Bank ließ ich mich nieder und aß mein Vesper. Ich genoss die Ruhe, kein Mensch war auf den Straßen unterwegs und auch auf dem Friedhof war es ruhig. Am Eingang der Kirche befand sich eine Infotafel mit der Nummer der Gemeinde. Kurzerhand rief ich dort an, ich wollte wissen, warum die Kirche verschlossen war, wo sie doch in meinem Pilgerführer als Stempelstelle ausgewiesen war. Die freundliche Dame erklärte mir, dass die Kirche nur an Sonn- und Feiertagen oder für Führungen offen sei, da es wohl schon einige unschöne Erfahrungen in der Kirche gegeben habe. Wenn es mir aber um den Stempel ginge, den könne ich auch bei ihr im Rathaus holen. Nach einem freundlichen Plausch bei ihr im Rathaus bekam ich einen schönen Stempel.

Weiter führte mich mein Weg in Richtung Bärenthal, das Naturschutzgebiet zwischen Nusplingen und Bärenthal soll von nun an zu meinem Trauma werden. Aber erst noch kreuzte ein älterer Rennradfahrer meinen Weg, der fast von seinem Rad stürzte, weil er so erpicht darauf war, mich megafreundlich winkend zu begrüßen. Er wünschte mir einen guten Weg, später fuhr er nochmals grinsend und winkend an mir vorbei, ich schmunzelte einfach nur.

Einige Kilometer nach Nusplingen wies ein Warnschild: also ein richtiges Schild war es nun ja nicht, jemand hatte einen eingeschweißten Zettel an einen Baum gehängt, mit der Warnung an Pilger des Jakobswegs. Man solle bei Hochwasser nicht den Weg durch das Naturschutzgebiet gehen, sondern außen herum den Radweg nehmen. Erstens war es seit Tagen sehr trocken und einen Umweg, freiwillig? Ich sicher nicht. Ach, hätte ich doch nur den gut gemeinten Rat befolgt. Zu Anfang sah aber alles so harmlos und idyllisch aus, als ich mich auf den Weg hinab ins Naturschutzgebiet machte.

Mittlerweile war es wieder schrecklich heiß. Der Weg verlief zu Anfang über einen Wiesepfad. Wurde aber immer schmaler und war zuletzt nur noch ein Trampelpfad, der ins fast mannshohe Gras des Naturschutzgebiets führte. Ich folgte der Schneise durch das Gras, allerding zweigten immer wieder kleine Pfade ab. Meine Wanderapp sagte mir ich müsse über einen Bach, fand diesen aber im hohen Gras nicht. Als ich ihn nach mehreren hin und herlaufen auf den unterschiedlichen Pfaden fand, war da aber keine Brücke. Ich dachte daran, ob ich einfach durchwaten sollte, aber er war tief und die Böschung auf beiden Seiten mit Feldern von Brennnesseln versehen. Was tun? Ich wieder zurück, schlug einen der anderen Pfade ein. Ich kam an einer anderen Stelle am Bach an, aber da wartete dasselbe Problem auf mich, keine Brücke.

Es war schrecklich heiß, ich irrte durch den Grasirrgarten, immer wieder musste ich auch über kleinere Wasserläufe springen und am Schluss wusste ich weder ein noch aus. Das hört sich wohl unglaubwürdig an, es war ja nur Gras, aber das scharfe Schilfgras schnitt mir die Beine auf, der

Schweiß brannte mir in den zerschnittenen Beinen und ich wollte dort nur noch raus. Den Rückweg zur Straße fand ich nun auch nicht mehr, zu viele Wasserläufe schnitten mir den Weg ab.

In meiner Verzweiflung ließ ich mich am Rande des Naturschutzgebiets nieder und trank in einem Zug den Eistee aus, zum Glück habe ich den in der Metzgerei mitgenommen. Aus einem Horst zur Straße hin hörte ich Geräusche. Auf die Straße wollte ich in keinem Fall, da diese mich noch weiter vom Weg weggeführt hätte. Ein Ranger trat just aus dem Horst und fuhr mich gleich an, was ich hier wolle, das sei ein Naturschutzgebiet und das Durchlaufen sei strengstens verboten. Man auch das noch. Ich klärte ihn auf, dass der Jakobsweg genau hier durchführen sollte. „Ja aber nicht abseits des Wegs", meinte er, „aber genau den finde ich doch nicht mehr, können sie mich nicht bis dahin begleiten?". Nein das könne er nicht und meinte ich solle schnellstens verschwinden und wies mich zur Straße hoch. So zwängte ich mich durch den dichten Horst, durch den der Ranger kam und landete nun doch an der Landstraße, die mich in einem großen Bogen ums Naturschutzgebiet führte. So kamen wieder ein paar Kilometer mehr auf mein Konto.

Ein daraufkommender Wald spendete mir kühlen Schatten. Bei der Wallfahrtskapelle Maria Mutter Europa hinter Bärenthal machte ich nochmal Rast und erholte mich von den Strapazen im Naturschutzgebiet.

Endlich mit allerletzter Kraft, weit mehr Kilometer in den Beinen als die geplanten siebenundzwanzig, kam ich an meiner heutigen Übernachtungsstätte an. Ich war müde, abgekämpft, hungrig und völlig verschwitzt. Die Haupteingangstüre des Irndorfer Wanderheims war aber verschlossen. Ich bekam schon Angst hier heute nicht übernachten zu können, sah mich schon von Schnecken und Spinnen überwuselt, die Nacht im Wald verbringen zu müssen. Da hörte ich Stimmen hinter dem Haus. Auf dem Weg ums Haus herum passierte ich auch ein Gastroschild mit der Aufschrift durchgehend warme Küche, perfekt.

Gestern nachdem ich mir das Zimmer telefonisch reserviert hatte, habe ich mir im Anschluss die Speisekarte des Wanderheims angeschaut und bei dem Gedanken daran, was davon ich gleich alles essen könnte, lief mir schon jetzt das Wasser im Mund zusammen. Ich band mir mein Halstuch Corona Konform über Mund und Nase und betrat die Terrasse hinter dem Haus. Die Wirtsfamilie mit einem Gast, saßen am einzigen besetzten Tisch in der hintersten Ecke. Die anderen Tische sahen allesamt benutzt aus, wie wenn eben erst alle Gäste das Lokals gemeinsam verlassen hätten. Der Herr bei der Wirtsfamilie fragte mich, wegen meiner Maske, ob ich die Gaststätte überfallen wollte. „Nein ich habe mir ein Zimmer für die Nacht reserviert," antwortete ich. Die Gastwirtin sprang gleich auf, um mir alles zu zeigen. Da fragte ich, ob ich was zu essen bestellen könne. Alle sahen mich erstaunt an und der Hausherr meinte, dass es hier heute kein Essen mehr gebe. Ich verstand die Welt nicht mehr, stand doch auf der Homepage etwas ganz anderes und das Schild vor der Türe? Mein ratloser Blick sprach Bände. Der Wirt meinte, dass bis eben so viele Gäste da gewesen wären, die den kompletten Kühlschrank leergegessen hätten und sie würden alle gleich einen Termin außer Haus haben. Aber ich habe Hunger, sagte mein Blick weiterhin. Der Sohn der Wirtsleute hatte Erbarmen mit mir. Er bot mir an, eine Suppe oder etwas anderes kleines für mich zu zubereiten. Ob ich auch ein einfaches Vesper, mit Wurst und Käse haben könnte, das würde mir reichen, „ja klar mach ich dir", er meinte ich könne ja schon einmal mein Zimmer beziehen und duschen und bis dahin wäre er fertig. Ein guter Junge.

Die Wirtin zeigte mir mein Zimmer, eine Vier Bett Unterkunft mit Etagenbetten in rot, weiß karierter Bettwäsche. Ich fühlte mich sofort wohl und wie in einer Herberge. Als die Wirtin mir sagte, dass ich der einzige Übernachtungsgast wäre, stimmte mich das angesichts des gemütlichen Zimmers zwar etwas traurig, aber gleichzeitig war ich froh um die Ruhe um mich herum. Das Zimmer lag mit dem Fenster zum Wald, ich kühlte mich an der leichten Briese etwas ab, bevor ich mich auf zum Duschen machte. Endlich heißes Wasser auf meinen verschwitzten, gepeinigten Pilgerkörper. Vergessen schon fast wieder die fürchterlichen Erlebnisse im Naturschutzgebiet, nur an meinen Beinen brannte das Wasser und die Seife.

Unten im Gastraum zeigte mir die Wirtin meinen Platz auf der Terrasse und stellte mir eine eiskalte Apfelschorle hin, die wanderte gleich in meine Kehle, dann kam mein Essen. Es gab frisch aufgebackene Brötchen, Wurst, Käse, Butter, Marmelade und Honig. Garniert war alles mit Gurken und Tomaten. Ein einfaches Mahl, aber ich aß glücklich und zufrieden, bis ich fast platzte. Danke an die liebe Wirtsfamilie für das spontane Essen.

Nach diesem Tag war ich wieder einmal hundemüde, aber ins Bett wollte ich noch nicht. Ich machte mich auf, die Gegend zu erkunden. Ich bin schließlich seit langem wieder mal im Donautal. Ich musste nur einen kleinen Spaziergang rund um das Wanderheim machen, da kam ich an einen Aussichtspunkt mit einem sagenhaften

Rundumblick ins Donautal. Unter mir im Tal floss leise dahin die Donau. Ich setzte mich auf die Bank, genoss den Anblick und die Ruhe. So wie der Wirt erzählt hat, war es hier den ganzen Tag überlaufen mit Wanderern und Radfahrern, aber jetzt war ich hier die einige. Auch den grandiosen Sonnenuntergag durfte ich allein über den Donautalfelsen erleben. Zurück auf meinem Zimmer, mittlerweile war es fast dunkel, viel ich todmüde in mein Bett, bei offenem Fenster schlief ich ein. In der Nacht hörte ich das leise *Hu Hu Hu Huuuu* eines Kauzes und der warme Wind wehte angenehm durch das geöffnete Fenster auf mich.

Tag drei von Irndorf nach Meßkirch, eine kleine Farm im Donautal

Nach einer erholsamen Nacht startete ich in einen wundervollen Morgen hinein. Mein erstes Etappenziel war das Kloster Beuron. Dort wo ich auf telefonische Anfrage kein Bett bekommen habe. Mein Weg führte mich mit Blick auf das schöne Donautal zum Kloster hinab. Ich schritt ehrfürchtig über die mächtige Holzbrücke, die den Eingang zum Kloster bildete. Es war noch früh am Morgen, aber der Parkplatz war voll mit Autos von Tagestouristen. Es wimmelte von Wanderern und ich ging als Pilgerin völlig unter. Schnell machte ich ein Foto vom Pilgerdenkmal Via Beuronensis und der einzige weitere Grund für mich, mich im Bereich des Klosters aufzuhalten, war ein Stempel zu bekommen. Dann wollte ich schleunigst wieder weiter, weg von dem Ort voller Menschen. Das Klosterareal war mit Wegweisern gut ausgeschildert und bald war ich an der Pforte, wo es den Stempel gab. Dort empfing mich ein lieber Bruder. Zu meinem Stempel gab es eine Handvoll Tipps für den Jakobsweg. Ich hörte ihm geduldig zu und zeigte mich sehr interessiert. Als ich mich endlich vom Bruder losreißen konnte ging ich noch nach gegenüber in ein Ausflugslokal. Ich erstand einen großen Becher Kaffee auch dort war es voller Menschen, die ihr Frühstück einnahmen. Ich ergatterte mir ein süßes Stückchen für später, denn meine Vesperbox war voll mit den feinen Dingen, die mir meine Herbergsmutter eingepackt hat.

So wie es zu Anfang bergab ging, ging es von nun an wieder bergauf, dabei kam ich am Pilgershop vorbei, der zwar eine interessante Auslage hatte, aber leider geschlossen war, trotz der angeblichen Öffnungszeiten. Gleich als ich das Kleinod Kloster verlassen hatte, ging es in den Wald, anfangs begleiteten mich noch viele Wanderer und Wallfahrer, da dieser Jakobsweg gleichzeitig auch der Weg zur nahe gelegenen Lourdes Grotte Liebfrauental war. Als ich dort ankam, war ich beeindruckt von der Grotte, allerdings hielten sich zu dem Zeitpunkt viele betende Leute auf, schnell ging ich weiter. Bald darauf sah ich auf einem kleinen Hügel die Schlossruine Bronnen thronen. Ich schritt einen kleinen Feldweg entlang, sanft eingerahmt in die Hügel des Donautals, es wurde zunehmend wärmer. Am Anfang des kleinen Tales an dessen Ende ein großer Bauernhof stand, war eine kleine Ziegenherde, sie grasten auf ihrer Weide. Als ich kurz am Zaun anhielt kamen sie alle an den Zaun gerannt. Jede einzelne wollte von mir begrüßt werden und als ich weiterging, folgte mir die ganze Herde bis ans andere Ende der Weide am Zaun entlang. Auf der nächsten Weide standen einige Pferde, die mich ebenfalls beäugten und auf der höchsten Weide des Hofes, wurde ich durch zwei wunderschöne Esel überrascht. Sie hatten wie Zebras gestreifte Beinchen. Nach langem Bitten und Schnalzen, kamen sie endlich an den Zaun und ließen sich von mir die langen Ohren graulen. So schön und idyllisch es hier auch war, ich musste weiter, verließ die kleine Farm und es ging rauf zur Ruine, leider konnte man diese nicht betreten.

Die Gegend hier rund um das Donautal kenne ich sehr gut. Ich bin hier ganz in der Nähe in Neuhausen aufgewachsen, viele Male bin ich hier schon durchgewandert oder mit dem Rad unterwegs gewesen, Teilstücke der Wege hier, waren auch meine Trainingsstrecken, als ich mich 2003 auf den Berliner Marathon vorbereitet habe. Der Sommer 2003 war sehr heiß und ich erinnere mich gut an die Strapazen der einzelnen Läufe, die ich hier absolvierte. Durch die schöne Landschaft, immer wieder mit Blick ins Donautal, ging es nun in Richtung Buchheim. Ein letztes Mal konnte ich einen Blick auf die Felsen des Donautals erhaschen. Beim Eintreten ins Dorf war es dann mit dem Donautal zu Ende. In einem Gasthof kaufte ich mir ein großes Glas Apfelschorle und füllte meine Wasserflasche auf, denn ich war heute wieder nur am Trinken. Auf der Terrasse des Gasthofes waren neben mir noch zwei Radfahrer gestrandet, mit denen ich mich angeregt unterhielt, dann ging es wieder weiter. Ich wollte noch unbedingt auf den Buchheimer Hans hoch. Es rangen sich einige Legenden und Geschichten um den Erbau des Buchheimer Hans. Genaues ist nicht bekannt, nur dass er uralt ist und es muss wohl um etwa 1200 auch einmal ein Kirchenschiff gegeben haben. Nun stand aber nur noch der Turm, das Wahrzeichen von Buchheim. Zumindest dieser hatte unter anderem auch den dreißigjährigem Krieg überstanden. Ich schaffte alle Stufen bis nach oben und konnte einen wunderbaren Rundumblick genießen.

Das letzte Teilstück der heutigen Etappe führte mich über die Hegaualb in Richtung Meßkirch. Davor durfte ich mir aber noch im Dörfchen Alteim in der kleinen Kirche einen Stempel holen. Es gab in der Kirche eine kleine Pilgerecke, dort verewigte ich mich im Pilgerbuch und bedankte mich für diese schöne Erfahrung. Auch das Dorf Altheim war mir bekannt, ich wohnte etwa zwei Jahre im Nachbarort Talheim mit meinem damaligen Freund Michael. Die Wanderwege rund um diese Orte waren mir bekannt, von meinen Ausritten mit Shevas und Vorbereitungswanderungen für meinen ersten Jakobsweg. Im Wald fand ich Pilze, die ich für ein Abendessen mit Thilo pflücken wollte, aber da ich nicht wusste, wann genau ich in Donaueschingen ankomme und wie gut sich die Pilze im Rucksack bei der Hitze halten würden, ließ ich sie stehen. Kurz darauf bekam ich noch einen unverhofften Leckerbissen. Auf einer Streuobstwiese war eine Familie gerade bei der Apfelernte und sie schenkten mir einen saftigen, süßen Apfel, der mir gerade richtig kam.

Dann war auch schon bald dieser Jakobsweg für mich zu Ende. Kurz vor Meßkirch sah ich den Turm der Kirche St. Martin, das Ende meiner drei Tage Jakobsweg, die letzte Etappe bis zum offiziellen Ende in Pfullendorf ging ich dann erst im Herbst 2022. Die Kirche St. Martin steckte gerade in einer kompletten Renovierung und ich fand nur ein leer geräumtes Kirchenschiff und ein paar Arbeiter vor. Einen Stempel bekam ich von der sehr netten Dame in der Tourist Information. Dazu ein schönes Gespräch rund um den Jakobsweg und die Bus, und Zugverbindung nach Donaueschingen. Thilo wollte mich abends hier abholen, aber es war erst früher Nachmittag. Bis er Feierabend hatte und hierhergefahren wäre, bin ich mit den öffentlichen Verkehrsmitteln schon längst zu Hause.

Das war er, der letzte kleine Jakobsweg für mich in diesem Spätsommer 2020, in Zeiten von Corona, Kurzarbeit und in Begleitung meiner Multiplen Sklerose, die mich, Moment Mal in Ruhe lässt. Im Großen und Ganzen habe ich die letzten Tage und Wochen kaum Symptome gehabt. Ein bisschen müde war ich zwar immer wieder und ja, auch vor Erschöpfung Zuständen wurde ich geplagt, aber ansonsten ging es mir derzeit gut. Das Laufen, die Natur, die frische Luft, hier auf der Straße in den Tag hineinleben. Alles so annehmen wie es gerade kommt. Das tut mir richtig gut, was anderen Leuten, mit oder ohne

Erkrankungen Überwindung kostet, gibt mir so unendlich viel Kraft und füllt meine Reserven wieder auf.

Mein zweiter Zusammenbruch und wie ich Yoga für mich entdeckte

Der Sommer 2021 ist nun bald zu Ende und meine Kraft schwindet auch. Das ist nun der zweite Sommer infolge, indem ich mich immer schlapper, gereizter und müder fühle, gerade dann, wenn es auch so warm ist. Alles strengt mich mehr als sonst an, ich komme kaum zur Ruhe. Stress ist etwas, mit dem ich im Moment gar nicht umgehen kann, trotzdem kann ich nach wie vor nicht nein sagen, nehme jede Aufgabe an, kämpfe und verliere letztendlich.

Schon Anfang dieser Woche merke ich, wie ich immer kraftloser wurde. Es ist die erste Woche in der meine Abteilungsleiterin Urlaub hat. Schon im Juni dieses Jahr, bei meinem Bänderriss hatte sie Urlaub und ich wurde krank, das konnte ich meinen Kolleginnen nicht schon wieder antun, ich muss durchhalten. Warum muss ich immer so kämpfen, warum bürde ich mir so viel auf, warum will ich mir keine Schwäche eingestehen?

Mitte der Woche nahm ich mir schon vor, am nächsten Tag bleibst du im Bett, du stehst nicht auf, du ziehst die Decke über den Kopf und lässt den Tag einfach Tag sein. Aber der Wecker klingelte und ich spielte mein tägliches Ritual ab. Einen Espresso im Stehen, Laufklamotten an und raus zu meiner Morgenrunde in den Sonnenaufgang joggen. Das tut mir gut, das gibt mir Kraft und Energie für den Tag oder raubt sie mir am Ende jene? Zu dem Zeitpunkt aber war ich der Meinung, dass mir die Luft am frühen Morgen und der Anblick meiner Heimat, wenn sie morgens erwacht, unheimlich guttat. Meine Seele lächelte dabei und das ist das Wichtigste an meinen morgendlichen Joggingrunden.

Danach ging es wie selbstverständlich zur Arbeit. Kein Gedanke wurde mehr daran verschwendet etwa nicht zur Arbeit zu gehen. Warum auch, ich habe ja die Kraft für alles, ich gestehe mir keine Schwäche ein, mein Körper bekommt mich nicht klein. Ich kämpfte mich auch durch diesen Tag, obwohl die Situation in meiner Abteilung sehr schwierig war. Der Tag ging so grausam zu Ende wie er begonnen hatte. Da wäre der Zeitpunkt gewesen, an dem ich hätte spüren müssen, dass es fünf vor zwölf war.

Zu Hause angekommen war ich in einem völligen Erschöpfungszustand, das komplette Wochenende verbrachte ich im Bett und murmelte ständig vor mich hin, „ich bin zerstört, ich bin nur noch zerstört". So kannte mich Thilo gar nicht. Meine ganze Energie und Lebensfreude waren wie weggeblasen. Ich siechte das ganze Wochenende nur vor mich hin und sagte immer wieder diesen Satz. „Am Montag gehst du gleich zum Arzt, das kann sich ja keiner mehr mit ansehen", meinte Thilo voller Sorge. Ich hatte keine Kraft zu widersprechen und versprach ihm zum Arzt zu gehen. Aber was soll ich dort sagen? „Bitte schreiben sie mich krank ich bin erschöpft?" Das macht doch kein Arzt.

Doch macht er, genau das macht eine gute Hausärztin die einen kennt, die meine Krankheit kennt und die mich an diesem Montagmorgen in ihrer Praxis völlig verzweifelt auffand. Zwei Wochen schrieb sie mich krank, ich soll zu Hause bleiben und wieder zu Kräften kommen, ich bin tatsächlich krank, und zwar ist es nicht nur mein Körper, der hier bedingungslos erschöpft und an einer Grenze ist, sondern nun ist auch meine Psyche krank. Ich bekam eine Art Code für eine schnelle Aufnahme bei einem Psychologen. Schon am Freitagmorgen saß ich bei meinem Psychologen, nicht auf dem Sofa, sondern auf einem Drehstuhl, der sich unter meinen Hippelpo natürlich hin und her drehte und schilderte ihm meine Sorgen.

Ich hatte keine Kraft bei der Arbeit anzurufen, um mich krank zu melden, tat dies nur per Whats-App, was eigentlich nicht meine Art war und auch meine Zusage bei der Geschäftsleitung, dass ich an diesem Tag noch meine Krankmeldung vorbeibringen würde, konnte ich nicht einhalten. Erst am folgenden Tag schaffte ich es, bei meiner Arbeitsstelle vorbeizufahren und die Krankmeldung in den Briefkasten zu werfen. Ich brauchte ein paar Tage, um mich wieder zu sortieren.

Am Montagmittag nach dem Beuch bei meiner Hausärztin stand ich im Bad und fragte mich was eigentlich gerade mit mir passiert. Warum benötigte es bei meiner Ärztin nur ein paar Worte und sie erkannte sofort meine Notlage? Und warum brauch ich plötzlich einen Psychologen und warum nahm ich die so ohne Gegenargumente an. Ich, die Starke, die voller Energie ist, die unter keiner Last zusammenbricht, ich saß nun plötzlich auf dem kalten Badezimmerboden und die Tränen fingen an zu laufen.

Als ich mich ausgeweint hatte, unwissend warum ich überhaupt weinte, nahm ich mir spontan vor, die zwei Wochen zu nutzen, um mit Yoga anzufangen. Dieses Ziel, hatte ich schon immer vor Augen, habe es aber noch nie geschafft auch umzusetzen. Also raffte ich alle meine Energie wieder zusammen stand vom Badezimmerboden auf und begann sofort mit meiner ersten Yogaeinheit. Ohne Anleitung und völlig frei hob ich beide Arme kraftvoll nach oben, atmete, setzte mich tief in einen Ausfallschritt bis meine Beine zitterten und versuchte so ein paar Übungen aus dem Kopf, wie man sie in Zeitschriften oder ähnlichem immer sieht, nachzuahmen. Ein Dauerzustand sollte es so natürlich nicht sein, aber für den Moment trocknete es mir meine Tränen.

Seit dem Tag praktiziere ich fast täglich Yoga, meist vor dem Fernseher oder Smartphone unter Anleitung meiner mir auserwählten Lieblingsyogalehrerin auf YouTube. Diese junge Frau gibt mir im Moment unendlich viel Kraft, Liebe, Erdung. Sie trifft bei mir mit ihren Worten immer ins Schwarze. Aber manchmal muss ich bei ihren Yogaeinheiten, wenn sie mit ihrer beruhigenden Stimme spricht und ein Lächeln in die Runde sendet, auch die ein oder andere Träne vergießen.

Nach ein paar Tagen, die ich zuhause verbrachte und mich mit Yoga kräftigte, unternahm ich wieder einige Wanderungen. Denn in ein paar Wochen sollte mein großes Event, der Megatrail rund um Schramberg im Schwarzwald stattfinden. Im Allgemeinen war ich in einer guten körperlichen Verfassung und habe den ganzen Sommer genügend Wanderungen als Training dafür unternommen. Trotzdem fehlten mir längere Wanderungen über dreißig Kilometer, Nachtläufe und meine Knöchelverletzung vom Frühsommer meldete sich auch immer mal wieder. Da habe ich es tatsächlich geschafft, aus unserem Wohnmobil zu stolpern und mir einen Bänderriss zuzuziehen.

Meine erste längere Wanderung sollte mich auf eine mir bekannte Route führen, ich suchte mir einen Teil der Etappe vom Kinzigtal Jakobsweg raus, den ich im letzten

Sommer gegangen bin. Ist das schon tatsächlich mehr als ein Jahr her?

Damals gab mir die kurze Begegnung mit Buder Otto dem Eremiten, der oben auf dem Berg in der Jakobuskirche vor Oberwolfach einer kleinen Gemeinde im Ortenaukreis seinen Wirkungskreis hatte, so unendlich viel Kraft, dass ich an dem Tag dort unbedingt vorbeilaufen wollte.

Leider traf ich ihn an diesem Tag dort oben nicht an, obwohl ich sehr lange dort oben in und um die Kirche verweilte und die besondere Atmosphäre geradezu in mich aufsog. An diesem Tag war es warm und ich saß in der wärmenden Sonne, lehnte mich gegen die Steinmauer und atmete einfach nur tief ein und aus. Mir kullerten wieder ein paar Tränen die Wangen runter. Warum heule ich den in letzter Zeit ständig immer und überall, selbst wenn mir etwas Schönes passiert, wie jetzt zum Beispiel? Ich sitze hier nach einer längeren Wanderung, kurz vor dem Etappenziel, es geht nachher nur noch Bergab. Ich bin allein, die Sonne scheint, ich vertilge meine Brotzeit mit selbst gebackenem Brot und einem sehr leckeren Bergkäse vom Markt, das Leben ist in diesem Moment schön und ich heule. Ich verließ den wunderschönen Kraftort, der mich heute so traurig stimmte und ging hinunter ins Tal.

Der vierundzwanzig Stunden Trail im Schwarzwald

Endlich ist er da, mein großer Tag, viele lange Trainingsläufe schaffte ich bis zum heutigen Tag tatsächlich nicht mehr. Immerhin waren ein paar knappe 30er dabei und die Woche zuvor ging ich eine etwa 36 Kilometer Tour. Das war die Nachtetappe der Megatrailrunde, um bei Tag zu sehen, was ich alles in der Nacht nicht sehen würde. Mehr wollte ich mir jetzt so kurz vor dem großen Tag nicht mehr antun. Durch die nicht allzu gute Vorbereitung und meine derzeitige Kraftlosigkeit, nahm ich mir vor mindestens 50 Kilometer zu schaffen, die 60 Kilometer wären ein absoluter Traum. Seit ich mich auf diesen Trail vorbereite und mich gründlich darüber informiert habe, was da einem abverlangt wird und auch welches Schuhwerk das Beste sein soll. Laufe ich nur noch mit Trail Wanderschuhen. Meine schweren Leder Wanderstiefel habe ich endgültig an den Nagel gehängt. Dass ich da nicht von selbst draufgekommen bin.

Thilos Plan war, er wollte mich mit dem Wohnmobil nach Schramberg fahren, um mich den Tag über und in der Nacht mit allem Nötigen zu versorgen. Falls ich nicht mehr weiter könnte, würde er mich einsammeln können.

Am Samstagmorgen den 11.09.2021 fuhren wir also gemeinsam mit Wohnmobil Henry nach Schramberg. In der Nacht hatte ich nicht gut geschlafen, das bedeutet also zwei schlaflose Nächte für mich. Wobei ich nicht dran glaubte es bis zur Nacht zu schaffen. Startschuss für den

Megatrail war erst um zwölf Uhr und so hatten wir genug Zeit im Städtle zu frühstücken und das Flair im Startbereich zu genießen. Immer mehr Wanderer und Wanderinnen trafen am Rathausplatz ein. Ich beobachtete meine Mitwanderer genau und was auffiel, es waren viele in Gruppen unterwegs und die meisten waren weit unter 40 Jahre alt.

Auf dem Weg sollte ich das ein oder andere Mal überrascht sein, was alles für Highlights auf uns Wanderer wartete und wie großartig alles organisiert war.

Langsam reihte ich mich in die wartenden an der Startlinie ein und fieberte dem nahenden Startschuss entgegen. Ich war aufgeregt und wollte nur noch loslaufen, ich freute mich riesig auf die kommenden Ereignisse. Das Wetter war auch ein Traum, von mir aus kann es jetzt losgehen.

Die Bürgermeisterin von Schramberg erschien, hielt eine kleine Rede zusammen mit den Veranstaltern des Megatrail und wünschte uns Glück. Der Startschuss viel und der Trupp setzte sich langsam in Bewegung. Ich breit grinsend mittendrin. Thilo stand schon ein paar Meter weiter vorne, um meinen Start zu filmen. Mit meinen Mitläufern um mich rum unterhielt ich mich eifrig, jeder freute sich auf den kommenden Tag. Ich winkte in Thilos Smartphone Kamera und gab ihm einen dicken Schmatz zum Abschied.

Mit kräftigen Schritten ging es durch das Städtchen Schramberg und gleich den ersten Berg rauf. Ein Mitläufer witzelte schon nach einem Kilometer, „so jetzt habe ich meine trainierte Strecke geschafft, den Rest laufe ich ohne Vorbereitung". Neben mir kamen tatsächlich schon einige Wanderer ins Schwitzen. Einen weiteren Kilometer später, der Weg schlängelte sich hier in einigen Serpentinen die Anhöhe zur Burg hoch, stand schon eine Gruppe von Damen, die völlig außer Puste auf ihren Wanderstöcken gestützt waren und ächzten, dass es ja gar nicht mehr aufhörte mit Bergauf. Wenn die wüssten, was noch auf sie zukam. Ich grinste etwas in mich rein, entschuldigte mich aber insgeheim innerlich bei den Damen: wer weiß wann ich so da hänge.

Aber was soll ich groß sagen. Der Weg war großartig, alles war mega gut ausgeschildert, ich ließ immer mehr Wanderer hinter mir, hängte mich an eine Gruppe, die gute Laune hatte und ließ mich von ihnen anstecken. Bis ich diese Gruppe wieder verlor, die nächste fand und auch immer wieder allein ging. Alle fünf bis zehn Kilometer, kam eine Getränke oder Essenstation. Es gab Kuchen und Kaffee, Joghurt, Bananen, Müsliriegel und beim Abendessen wartete ein großer, reichlich gefüllter Vesperteller auf die hungrigen Läufer. Zu Mitternacht gab es eine kräftige Kartoffelsuppe und in einem Gasthaus zur frühen Morgenstunde ein reichhaltiges Frühstück. Wir Wanderer waren bestens versorgt.

Einen Dämpfer gab es leider unterwegs für mich. Thilo meldete sich und meinte er wisse gar nicht, wie er mir das erklären sollte. Er wollte nicht die ganze Zeit in Schramberg auf mich warten und ich sagte ihm, dass ich ihn frühestens erst gegen Abend mal bräuchte, um meine Kleidung zu wechseln. Bei der Heimfahrt von Schramberg zog sich unser Wohnmobil einen Motorschaden zu und musste abgeschleppt werden. Nächste Woche wollten wir damit in Urlaub, das wird dann wohl nichts. Um meine Versorgung beim Trail machte ich mir weniger Sorgen, denn Thilo konnte ja mit einem unserer Autos kommen, das war weniger das Problem.

Alle zehn Kilometer waren große Holzschilder am Wegesrand mit motivierenden Sprüchen für uns Wanderer, bei Kilometer vierzig gab es keinen, allerdings bei Kilometer zweiundvierzig, da wurde uns zum erwanderten Marathon gratuliert. Da kam ich nach etwa neun Stunden an und es war bereits dunkel, nachdem ich einen wunderschönen Sonnenuntergang in den Hügeln rund um Schramberg erlebt hatte. Wo genau ich zu dem Zeitpunkt war wusste ich nicht, nur dass ich jeden Schritt genoss. Die Leute um mich herum waren bester Laune und auch die Helfer an den Getränke - und Essenstationen waren gut gelaunt und motivierten uns immer wieder aufs Neue weiterzumachen und nicht aufzugeben. Den ein oder anderen Gesichtern sah man den Kampf dann am Abend aber an und auch die Gruppen wurden immer kleiner. Verlor man den ein oder anderen Wanderer wieder, konnte es gut ein, dass es wieder eine Weile ging, bevor man in weiter Ferne wieder auf jemanden stieß. Schwierig wurde es für mich in der Dunkelheit, ich hatte manchmal Schwierigkeiten die Markierungen zu sehen und war immer froh, wenn jemand in der Nähe war, gemeinsam geht es immer.

Einmal hängte ich mich in der Dämmerung an eine Dreiergruppe, die über einen kleinen Lautsprecher Musik laufen ließen. Die rockigen Klänge waren genau mein Ding und beschwingten Schrittes folgte ich ihnen. Das blieb nicht unbemerkt und mir wurde für die Passage Platz gemacht. „Nein, ich will gar nicht vorbei, ich genieße einfach eine Weile euere Musik, die passt genau zu meinem Lauf Rhythmus.“ Kurzerhand wurde ich voll in das

Gespann intrigiert. Regelmäßig stimmten sich die drei mit Namen ab, ob noch alles in Ordnung sei und ich wurde: unsere neue Mitläuferin benannt. Bis ich nach ein paar Songs tatsächlich weiter zog. Ich bedankte mich recht herzlich, dass ich eine Weile Teil dieser Gruppe sein durfte.

So verging die Zeit wie im Flug, nach Einbruch der Dunkelheit konnte ich leider nichts mehr von der Landschaft erkennen, aber diese Strecke, ging ich ja aus genau diesem Grund vor einer guten Woche ab. Der Weg war mal breiter ging über Wiesen und Felder, mal war es wieder nur ein Trampelpfad und wir kamen auch immer wieder in Dörfern oder Weilern durch. Die Dunkelheit genoss ich in vollen Zügen, es war ein Traum durch den dunklen Wald zu laufen ohne Angst zu haben. Die Stille um mich herum, der Geruch nach Waldboden und das Sternendach über den Baumwipfeln über mir war fast wie ein Wunder. Leider war es nicht immer so still. Ein paar Wanderer schleppten sich mit schweren Schritten und leider auch mit Wanderstöcken durch den Wald. Die Wanderer waren zu der späten Stunde Fuß müde und deren Arme arbeiteten jetzt kraftvoll mit. Dabei wurden die Wanderstöcke kräftig in den Boden gestoßen. Ich versuchte die schnelleren Läufer ziehen zu lassen oder die langsameren weit hinter mich. Das brachte mich zwar etwas aus meinem Rhythmus, aber das war mir die Ruhe wert.

An den Versorgungsstationen, die auch in der Nacht mit fleißigen Helferlein bewirtschaftet wurden, traf ich wieder auf meine Mitstreiter. Um etwa elf Uhr in der Nacht traf ich mich mit Thilo an einer der Stationen. Er brachte mir frische und vor allem lange Kleidung für die Nacht mit. Er dachte sogar an warmes Wasser, so konnte ich mich auch waschen, denn das mit der Wohnmobil Dusche war ja nun nicht. „Aber dafür, dass du schon so viel Kilometer auf dem Buckel hast und es mitten in der Nacht ist, siehst du echt noch topfit aus, schau mal die anderen an", meinte Thilo. Ja er hatte recht, ein paar der Leute um mich herum sahen tatsächlich sehr erschöpft aus. Ich war überrascht, wie viele aber doch noch mit dabei waren.

Die Nacht war zwar lang, es war aber traumhaft durch diese zu schreiten. Wenn ich über offene Felder ging, erkannte ich im schemenhaften Licht der Sterne einige Umrisse der Wälder des Schwarzwaldes und von Hügeln und auch mal den Blick runter ins Tal nach Schramberg. Es kam wieder eine Versorgungsstation, mitten in der Nacht, wo die meisten Leute eigentlich schliefen. Aber das kleine Ort war eifrig damit beschäftigt uns Wanderer mit frischem Obst und warmen Getränken zu versorgen. Meine Mitwanderer behandelten ihre Blasen und es wurde weiter gegen die Müdigkeit angekämpft. Die die in Gruppen unterwegs waren motivierten sich gegenseitig und ich hielt mich bei jeder Rast mit einer Yogaeinheit wach und fit. Mit dem Fokus, mal auf die Schultern und den Nacken gerichtet, mal um meine Beine zu kräftigen und um einfach nur zu entspannen und die nötige Kraft in einfachen Atemübungen zu finden. Es gab einen kleinen Snack für die Läufer, etwas zu trinken und dann wurde auch schon wieder der Rucksack geschultert.

Im Laufe der Nacht stieß ich auf ein Pärchen, die mich von nun an durch den Rest der Nacht und bis fast zum Ziel begleiten sollten. Ich war mir an einer Kreuzung in der Dunkelheit im Wald nicht sicher, wo es weiterging und da ich schon die Stirnlampen der beiden sah, wartete ich kurz bis sie zu mir aufgeschlossen hatten. Gemeinsam fanden wir auf dem Boden einen Pfeil. Es ergab es sich, dass wir bald ins Gespräch kamen. Die beiden kamen von weiterweg extra für den Trail angereist. Sie hatte schon mehrere hundert Kilometer Läufe absolviert. Sie waren sehr positiv überrascht wie super hier alles organisiert war und wie schön auch die Landschaft bei und ist. Außer, das viele auf und ab würde ihnen doch sehr zusetzten. Nur gut, dass ich mich genau dafür so gut vorbereitet habe.

Wieder an einer Versorgungsstation angekommen, gab es um etwa vier Uhr in der Früh Frühstück. Ich hatte aber noch genug eigenes Vesper dabei und erbeutete mir nur einen Kaffee, denn das Café war überfüllt mit Wanderern. Die die noch dabei waren strahlten und waren bei bester Laune, es war schön in ihre Gesichter zu sehen. Sah ich auch noch so gut aus, oder schon müde und abgekämpft?

Langsam und knallrot ging die Sonne über Aichhalden auf. Eine letzte kurze Pause habe ich noch gebraucht, kurz hinsitzen, ausruhen, die letzten Kraftreserven sammeln und Thilo anrufen. Thilo war ganz überrascht schon von mir zu hören, als er bei unserem Gespräch auf die Uhr geschaut hat. Er dachte ich rufe an, dass er mich abholen soll, weil ich nicht mehr weiterkann. „Aber nein, ich bin ungefähr acht Kilometer vor dem Ziel, du kannst mich in einer guten Stunde dort in Empfang nehmen". Klärte ich Thilo voller Freude über das bereits erreichte auf. Ich rappele mich für den letzten Abschnitt auf. Der herrlicher Sonnenaufgang begleitet mich, ich lasse Aichhalden hinter mir, es geht nun stetig bergab

Die letzten Meter vor dem Ziel ging es eine lange steile Treppe in Serpentinen zum Rathaus runter, von oben konnte ich schon einen Blick auf den Zieleinlauf erhaschen und Thilo auf mich warten sehen. Den letzten Mitläufer, den ich vor dem Ziel überholte, war einer vom Dreigespann mit der Musikbox, nur jetzt ohne Musik. „Der Saft ist aus, der Saft ist komplett aus", stammelte er erschöpft vor sich hin als ich ihn nach der Musik fragte. Ich hingegen war überrascht, wie wach ich immer noch war. Ich fühlte mich fit und wie ausgeruht, als ich die letzten Meter an diesem frühen Sonntagmorgen über den Schramberger Rathausplatz lief.

Thilo filmte meinen Zieleinlauf mit seiner Kamera, nur noch wenige Meter hatte ich vor mir und mit einem letzten Hüpfer sprang ich über die Ziellinie. Oh man, was für ein Tag, was für eine Nacht, was für ein Erlebnis. Ich war überwältigt, mega, ich habe einen Megamarsch bewältigt. In neunzehn Stunden und fünfunddreißig Minuten bin ich zweiundachtzig Kilometer gelaufen, gewandert, mit meinen Füßen, ganz allein. Dieses Erlebnis sollte mich noch einige Tage nicht loslassen. Im Zieleinlauf gab es zwei letzte Verpflegungsstände. Zum einen gab es irgendwas mit Nudeln, aber ich war noch satt vom Frühstück. So genehmigte ich mir einen Schnaps und einen gemeinsam mit dem Pärchen die ich im Ziel wiedertraf.

Eine Weile genoss ich noch das Läuferhight, klatschte ebenfalls Beifall für ein paar wenige die sich durchs Ziel schleppten, doch dann überkam mich die Müdigkeit. An Zuhause wollte ich allerdings noch nicht denken, denn dann musste ich der Wahrheit ins Gesicht schauen und mit Thilo über unser kaputtes Wohnmobil reden. Der damit verpatzte Urlaub, in den wir eigentlich am Montag aufbrechen wollten, stand auch an. Erst einmal brauchte ich eine Mütze voll Schlaf.

Zuhause wartete dann doch noch eine kleine Überraschung auf mich, meine Lieben Nachbarn hatten mir ein Geschenk vor die Haustüre gelegt. Eine Fuß Salbe, für die Erholung meiner geschundenen Füße. Die Lieben, das zauberte mir wieder ein Lächeln ins Gesicht und mit wunderbar nach Latschenkiefern duftenden Füßen legte ich mich ins Bett. Nicht eine Blase habe ich bekommen. Mindestens drei Mal wechselte ich Laufschuhe und Socken während des Marsches. Das regelmäßige Yoga machen in den Pausen und das Eincremen meiner Waden und Schultern mit Magnesiumcreme schien mich vor größeren Blessuren beschützt zu haben.

Hoch hinauf zur Zugspitze

Man sollte es nicht für möglich halten aber zehn Tage nach meinem Megatrail stand ich auf dem Gipfel der Zugspitze. Unser Urlaub war etwas anders als geplant ausgefallen, da unser Henry tatsächlich einen Motorschaden hatte und auf die Schnelle leider nichts zu machen war. Kurzerhand zog es uns nach Österreich. Dort haben wir eine günstige Ferienwohnung in den Tiroler Alpen am Rande des Wettersteingebirges gefunden. Das schon etwas ältere Pensionspaar begrüßte uns sehr herzlich und wir fühlten uns vom ersten Tag an wohl in ihrem Haus im beschaulichen Örtchen Biberwier.

Gleich nach unserer Ankunft überredete ich Thilo noch zu einer kleinen Wanderung. Mein armer Ehemann verzweifelt bestimmt nochmal an mir, wenn ich ihn ständig über Stock und Stein jage. Aber zu einer kleinen Wanderung rund um den Ort ließ er sich überreden. Wie konnte er auch glauben mit mir in die Berge reisen zu können, um mich dann die Berge nur anschauen zu lassen? Es ging viel bergauf, Thilo kämpfte mit seiner Kondition und ich hatte nur noch ein strahlendes Lächeln im Gesicht. „Oh schau, der Berg hier, der Gipfel da... und der kleine See hier...", sprudelte es nur so aus mir raus. Thilos Gesicht sprach Bände, sorry Thilo. Nach einer Weile erreichten wir den Blindsee, ein idyllisch und ruhig gelegener See umrahmt von Bergen, glitzernd lag er da in der Spätmittagssonne. Sogar Thilo sah nach dem Anblick der schönen wunderbaren Natur um uns herum, endlich etwas entspannter aus.

Auf dem Rückweg versuchten wir auszumachen welcher von den vielen Gipfeln um uns rum die Zugspitze, Deutschlands höchster Berg ist, den man auch hier von Österreich aus sehen kann. Thilo fragte mich dann aus einer Laune heraus, „die willst du aber nicht etwa besteigen?". Da war sie geboren, die Idee, im Laufe dieses Urlaubs will ich hoch auf den Gipfel der Zugspitze, und zwar zu Fuß. Das breite Grinsen, das ich Thilo zuwarf, reichte ihm als Antwort, seine war nur, „vergiss es, ohne mich". Von nun an hieß es Pläne schmieden, wie wird das Wetter die kommenden Tage, wieviel Zeit brauch ich und welcher, von den vielen Wegen die nach oben führen ist der geeignetste für mich?

Kaum in unserer Ferienwohnung angekommen, setzten wir uns auf die Sonnenterasse und ich versuchte via Google rauszubekommen, wie einfach oder schwer es ist, die Zugspitze zu besteigen. Für die nächsten Tage gab es ein kleines hin und her in meinem Kopf, soll ich soll ich nicht. Es führen nämlich mehrere Wege zum Gipfel. Ich wollte das Vorhaben schon wieder verwerfen, fand dann aber doch einen geeigneten Weg für mich. Auf österreichischer Seite übers Gatterl, dieser Weg startet in Ehrwald. Das ist super, das ist genau eine Ortschaft von unserer entfernt.

Allerding äußerte Thilo immer wieder, dass es ihm Unbehagen bereitet, wen er mich allein durch die Berge laufen lässt. Ein bisschen hatte er recht, denn ganz ungefährlich ist auch dieser Weg nicht. Vor allem das letzte Stück über ein Geröllfeld und die letzten scharfen, steilen Windungen bis zum Gipfel.

In einem Gespräch mit unserer Pensionswirtin erwähnte er ihr gegenüber von meinem Vorhaben. Sie fand es aber gut und ermutigte mich noch mehr, Pech für Thilo. Sie habe auch schon einmal die Zugspitze bestiegen, damals ebenfalls übers Gatterl. So sehr beruhigte das Thilo allerdings nicht und als ich in einer Metzgerei Wurst für unsere nächstes Wandervesper kaufte, fragte er einfach einen vor der Türe wartenden Kunden, ob er von der Gegend sei. Zu der Zeit waren wir auf dem Weg zum Eibsee am Fuße der Zuspitze auf deutscher Seite, um den See zu umrunden, wegen Corona musste ich allein in den Laden. Der Kunde erwähnte ebenfalls die Gatterlroute als die am einfachsten und gut zu meistern und meinte zu Thilo, eben in dem Moment als ich dazu stieß, „das schafft ihr beiden schon." „Nein meine Frau will da allein hoch". „Ach so, na dann alles gute dir," meinte er an mich gewandt und lächelte mich mit einem Zwinkern an.

Dann fuhren wir zum Eibsee und starteten unseren Mittagsspaziergang um den schönen Eibsee. Das Wetter sollte in unserem Urlaub von Tag zu Tag besser werden und heute am See war es besonders schön. Der See glitzerte in der Sonne und darüber thront die Zugspitze.

An einem sonnigen Platz am Ufer waren wir allein, abseits von den Maßen, die hier heute um den See liefen. Eine ganze Weile saßen wir am Ufer und genossen die Atmosphäre. Wir schauten vorbeifahrenden Booten, Stand Up Paddlern und einem kleinen, frechen Entenpaar zu, das mutig zu uns ans Ufer schwamm und uns um Futter anbettelte. Aber auch dieser schöne Tag ging zu Ende. Zum Abschluss *chillten* wir in unserer Ferienwohnung auf der Sonnenterasse mit Blick auf die umliegenden Berggipfel und auf die Zugspitze, jetzt wo wir wussten, welche es war.

Am Vorletzten Urlaubstag, das Wetter konnte besser nicht sein und mit einigen kleinen Wanderungen in den Bergen Österreichs als Vorbereitung, sollte es endlich auf die Zugspitze rauf gehen. Meinen Mann bekam ich beim besten Willen nicht dazu überredet mich zu begleiten und so fieberte ich dem Tag ganz allein entgegen.

Früh morgens gings los, Thilo fuhr mich die sechs Kilometer zur Bergstation in Ehrwald, wo er mich später auch wieder abholen wollte. Runter wollte ich nämlich mit der Seilbahn. Der Morgen begann eben erst zu grauen und ich glücklich strahlend, wie Oskar machte mich auf den Weg.

Von Anfang an ging es stetig bergauf. Ich bekam einen der schönsteten Wandertage als Geschenk, den ich nie vergessen werde. Das Wetter spielte wunderbar mit. Der Mond war auf der einen Bergseite noch nicht ganz untergegangen und auf der gegenüberliegenden Bergseite ging die Sonne langsam auf.

Der erste steile Anstieg war bald geschafft und kurz ging es über eine Hochebene auf die Ehrwalder Alm. Ständig schaute ich zurück ins Tal und auf die Berggipfel um mich, die von der Morgensonne rosa angestrahlt wurden. Ich konnte mich nicht satt sehen an all der schönen Natur um mich herum. Auf der Ehrwalder Alm durfte ich mich glücklich schätzen, einem neugeborenen Kalb zuzusehen wie es mitten auf dem Wanderweg von seiner Mutter gesäugt wurde. Ganz vorsichtig und leise, in großem Bogen ging ich um die beiden herum.

Die Berge, endlich war ich mal wieder in den Bergen. Ich konnte mein Glück kaum fassen. Es tat mir so unendlich gut hier zu sein. Der Weg schlängelt sich auf schmalen

Trampelpfaden den Berg rauf. Zwei Radfahrer winken mir, von einem anderen Weg her zu, ich winke zurück: nett. Ein Wanderer war kurze Zeit vor mir, ich überholte ihn aber bald und war wieder allein.

Aber Moment was war das? Ich schrecke kurz zusammen, als sich keine zwei Meter neben mir, was im Gras bewegt, und da ist es auch schon in seinem unterirdischen Bau verschwunden. Ein Murmeltier, ich habe eben ein Murmeltier gesehen, wie schön. Ich will es noch einmal sehen. Fast glaube ich nicht daran, dass es sich ein zweites Mal aus seinem Bau traut. Trotzdem setzte ich mich einen Moment neben den Bau ins Gras und wartete, eine Pause tut mir auch mal gut. Ich musste keine zwei Minuten warten, da kam es wieder raus, wie süß und so groß aus der Nähe. Mein Handy halte ich schon in der Hand, um ein Foto zu machen. Das Murmeltier ist aber zu schnell, irgendwas muss mich verraten haben. Weg ist es wieder und es kommt leider nicht mehr. Auf dem Wanderweg kommen nun von beiden Richtungen Wanderer auf mich zu, keine Change, das Tierchen noch einmal zu sehen, glücklich bin ich trotzdem, *ich habe ein Murmeltier gesehen, ganz nah.*

Das war es dann mit der Ruhe hier oben in den Bergen. So langsam scheint es, erwacht der Berg, ständig kommen mir Wanderer entgegen oder ich ziehe an einigen vorbei.

Eine junge Frau, die völlig erschöpft auf dem Boden sitzt warnt mich vor einem kurzen steilen Abstieg. „Achtung es wird dort gleich rutschig und geht steil runter, ich hatte Mühe da eben hochzukommen." Sie hatte recht, eigentlich dachte ich die schwierigeren Passagen kommen erst später und nur mit Hilfe meiner Wanderstöcke schaffte ich den zwar kurzen, aber wirklich steilen und rutschigen Abstieg.

Ein Pärchen bleibt mir auch in Erinnerung. Mehr joggend als wandernd ließ ich die beiden an mir vorbeiziehen. Mit ihrem Geplapper und den knirschenden schnellen Schritten auf dem Geröll hörte ich sie schon von weitem und wunderte mich, warum sie so schnell bei mir waren. Kurz wechselten wir ein paar Worte. Erst wanderten die beiden an mir vorbei, ein paar Meter weiter wechselten sie aber wieder ins Joggen, dann wieder ins Wandern. Na ja, jeder so wie er kann.

Am Gatterl treffe ich die beiden nochmal, er zeigte mir in der Ferne die Knorr Hütte und ich entdeckte den Gipfel der Zugspitze. Das Gatterl ist der Übergang von der österreichischen Seite nach Deutschland. Zu Fuß von Österreich nach Deutschland hier oben in den Bergen, das war ein Erlebnis. Allerdings änderte sich bei dieser Höhe auch die Umgebung um mich herum, oberhalb der Baumgrenze war es felsig, kahl und grau. Zum Glück scheint die Sonne und ich habe einen strahlend blauen Himmel. Getoppt nur noch vom Strahlen in meinem Gesicht.

Bald darauf hatte ich die Knorr Hütte erreicht, dort wollte ich Pause machen. Von Bergtouren aus meiner Kindheit mit unseren Eltern hatte ich in Erinnerung, dass man auf den Hütten, zumindest draußen auf der Terrasse sein mitgebrachtes Essen verzehren darf. Hier nicht, sagte mir der Hüttenwirt auf Nachfrage. Trotz der kleinen Niederlage erwarb ich mir beim Wirt eine kleine Erfrischung, ein Glas Skiwasser. Ich ließ einen ganzen Liter eiskaltes Skiwasser mit Himbeergeschmack und Panoramablick meine Kehle runterlaufen. Eine Wandergruppe am Nebentisch war in

Aufbruchstimmung, ich denke, die haben sicher hier übernachtet und starteten bald zum Gipfel. Erst einmal setzte ich mich aber auf die Kante eines Holzbrunnens vor der Hütte um eine Kleinigkeit zu Essen.

Ausgeruht ging es strammen Schrittes weiter. Bei meiner Planung spielte ich mit dem Gedanken, auf demselben Weg wieder zurückzugehen, oder eben mit der Seilbahn runterzufahren, diese ist aber sehr teuer. Spätestens jetzt entschied ich mich, aufgrund des doch mühseligen Wegs, die Seilbahn zu nehmen. Ein Weg sind zwar nur etwa 15 Kilometer, aber mit fast 2000 Höhenmetern hier in den Bergen nicht gerade ein Klacks und dass ich vor gut einer Woche einen Megatrail gemacht habe, merke ich ganz schön in meinen Beinen. Schon ein bisschen verrückt das Ganze, wenn ich so darüber nachdenke. Also, runter dann mit der Bahn.

Am Zugspitzplatt brauche ich erneut eine kleine Pause. Ein paar Wanderer haben sich um einen Steinhaufen versammelt und besprechen die Lage. Ich spüre nun merklich wie geschwächt ich bin, lasse mich einfach zwischen ihnen nieder und lausche ihren Gesprächen. Dabei erfahre ich, dass die Seilbahnstation hinter uns auf den Rest vom Gipfel fährt. Dies ist keine Option für mich, aber die Wandergruppe trennt sich hier, denn ein Teil von ihnen fährt hoch und die anderen laufen das letzte Stück. Dabei weist der Bergführer der Gruppe auf das Geröllfeld vor mir. Da geht es also das letzte Stück hoch. Das Geröllfeld sieht steil und rutschig aus und es ging in Serpentinen nach oben. Seilbahn? Nein, ich laufe.

Ich musste was essen, ich brauchte Energie. Zwei junge Damen haben sich, wie ich eben bemerke unter die Gruppe gemischt und holen sich ein paar Tipps vom

Bergführer. Mutig die beiden, zumindest eine von ihnen schien noch nie in den Bergen gewesen zu sein. Die Erfahrenere der beiden bietet der ganzen Gruppe und auch mir Kekse an. Es sind Neapolitaner Waffeln von Manner, eine Kindheitserinnerung von den Ausflügen mit meiner Familie in die Berge, gerne nehme ich mir gleich zwei.

Die Gruppe verabschiedete sich herzlich für die kurze Trennungsphase voneinander. Die die mit der Bahn hoch fahren wurden für das, bis hier hin erreichte, von den anderen beglückwünscht. Dann ging es los, das Geröllfeld hoch. Die beiden Mädchen hängen sich an die Gruppe, ich an die beiden Mädchen. Ich bin froh, dass ich meine Wanderstöcke dabeihabe. Stepp bei Stepp schlängeln wir uns den Berg hoch. Mir kommen immer wieder minikleine Geröllawinen von den Leuten vor mir entgegen. Ich muss wahnsinnig aufpassen, dieses kurze Wegstück macht keinen Spaß und ich bin froh, dass ich hier nicht wieder runter muss. Nach der etwa dritten Kehre machen mir die Mädchen Platz. Im Vorbeigehen meinte die eine, „wir sind ja gar keine echten Bergsteigerinnen, wenn wir hier mit Wanderstöcken hoch gehen". „Doch das seid ihr und wie ihr das seid, wir alle, die dieses Stück hier schaffen", meinte ich zu ihr. Ein Zurück gab es jetzt eh nicht mehr.

Der Aufstieg wurde wieder besser, statt dem losen Geröll hatte ich bald wieder festes Gestein unter mir. Die Wandergruppe vor mir sammelte sich an einer größeren Kehre, um sich vollends auszurüsten. Sie zogen sich Helme auf und ihr Bergführer riet zu Handschuhen. Gut, dass ich welche dabeihatte, schnell nutze ich die Pause der Gruppe, nahm ebenfalls meinen Rucksack ab, kramte meine Handschuhe raus und schlängelte mich schnell an der Gruppe vorbei.

Ich wollte nun etwas zügiger den Berg rauf. Warum nur nehme ich mir immer so ehrgeizige Vorhaben vor? Viel schneller war ich nämlich nicht, lies aber die Gruppe immer weiter hinter mir. Bald musste ich an jeder Kehre kurz anhalten, ein, zweimal tief durchatmen, Kräfte sammeln und langsam bis zur nächsten Kehre weiter ansteigen. Zwischendrin gab es kurze einfache Kletterpassagen, nicht nennenswert, aber ich musste aufpassen. Meine Oberschenkel brannten und ich hatte leichte Probleme mit dem Gleichgewicht, zum Glück gab es Stahlseile, an denen ich mich festhalten konnte.

Ein anderer Weg, der von Garmisch Patenkirchen, kreuzte meinen Weg, auf dem ein netter junger Mann hochkam, kurz überlegten wir, wer wen vorließ, ich nickte ihm zu, er solle voran gehen. Schweigend gingen wir hintereinander weiter. Dann ging es eine letzte Eisentreppe hoch, von oben beobachteten uns all die Touristen, die mit der Bahn hochfuhren, wie wir uns die letzten Meter erschöpft den Berg hoch schleppten. Es waren viele Touristen auf dem Plateau der Zugspitze. Ich wechselte ein paar Worte mit dem Wanderer, wir beglückwünschten uns, dann verloren wir uns im Getümmel.

Ganz allein labte ich mich an der Atmosphäre oben auf der Zugspitze, aber ich war noch nicht am Gipfel. Ich querte das Plateau, traf noch einmal den Wanderer von eben und gemeinsam gingen wir zu der Eisenleiter, die zum Gipfel hoch führte. Es war grausig auf dem Gipfel. Auf etwa 20 Menschen auf dem kleinen Gipfelfelsen kam einer, der die Zugspitze tatsächlich zu Fuß hoch ging. Es tummelten sich hier alles, was man sich vorstellen kann. Nein keine

Kinderwagen und Fahrräder, zum Glück nicht das auch noch. Aber Menschen allen Alters, allen Geschlechtern, meistens ohne jegliche Erfahrung einen Berg zu besteigen, kraxelten sie hier die allerletzte Passage hoch. Die besagte steile Eisentreppe und noch mal ein kleiner Steig, ohne Sicherung, um einen Felsen rum, waren nicht ungefährlich auch für mich nicht. Dies aber mit Sneakers, Grogs und zitternd, wenn sie runter schauten, zu tun, fand ich unverantwortlich. Es ging nur langsam voran. Endlich zwischen all den Möchtegern-Bergsteiger habe ich mich zum Gipfelkreuz durchgekämpft. Von echten Bergsteigern, die von der hinteren Seite zum Gipfel klettern, lasse ich mich mit Gipfelkreuz fotografieren. Wow, ich habe es tatsächlich geschafft ich steh auf Deutschlands höchstem Berg auf 2962 Metern. Ich bin erschöpft, aber glücklich, schieße sicher im Sitzen ein paar Bilder, auch vom Eibsee, der mir nun zu Füßen liegt. Die ersten Bilder schicke ich voller Stolz meinem Papa und berichte via Whats-App, von meinem Erlebnis. Schließlich waren es meine Eltern, die die Liebe zu den Bergen in mir geweckt haben. Es war so beeindruckend und schön, endlich einmal stand ich wieder auf einem Gipfel, naja eigentlich saß ich ja sicherheitshalber bei dem Getümmel, aber schön.

Es ging genauso erschwerlich wieder vom Gipfel runter wie rauf. Ich erfuhr von ein paar Leuten, dass immer wieder Unfalle passierten. So wirklich konnte ich die Atmosphäre auf dem Plato nicht genießen, auf der österreichischen Seite war zwar weniger los, aber ich entschied mich dann bald mit der Seilbahn, ganz unspektakulär, wieder runterzufahren. Thilo war glücklich, als er mich unten wieder heil in die Arme schließen konnte und ich war glücklich, dass ich es allein gewagt habe. Dieses Erlebnis kann mir keiner nehmen.

Jahreswechsel 2021/2022 mit einem Schub, Kortison und der Planung für den Camino del Norte

Er hat sich schon lange angekündigt, aber wie es so ist, ich wollte es eben nicht wahrhaben. Mein Psychologe hatte in dieser Hinsicht recht, als er immer wieder meinte, ich mute mir zu viel zu, dass ich mich schonen müsse. Aber das wollte ich nicht hören. Seit langem habe ich wieder extreme Ermüdungs- und Erschöpfungszustände. Auch hier war ich der Meinung, nach einem Tag oder einem Wochenende ruhen, ist mein Körper wieder leistungsfähig. Aber auf Dauer reicht das doch nicht. Das Joggen schränkte ich damals komplett ein, da meine Schmerzen im linken Oberschenkel immer schmerzhafter und leicht krampfig waren. Ich hielt mich nur mit Yoga einigermaßen fit, spürte aber auch da immer wieder die Schwäche in meinen Beinen.

Bei meinen psychologischen Sitzungen riet mein Therapeut mir zu mehr Schonung. Ich dagegen bin der Meinung, wenn ich neun Stunden am Tag arbeite und dafür meine Energiereserven aufbrauche, habe ich mir Entspannung und Genuss, in kleinen sonnigen Winterwanderungen oder auf meiner Yogamatte verdient. Auch dass ich kürzlich eine fast 20 Stunden Wanderung und die Besteigung der Zugspitze geschafft hatte, zeigte mir doch, was für ein Energiebündel ich bin und von Schonung will ich nichts hören.

Anfang Dezember sagte mein Psychologe wieder mal einen Termin ab. Die Sitzungen, die stattfanden, verkürzte er ständig, weil er zu spät kam. Er ließ mich dabei zehn Minuten in der Kälte stehen, war nicht erreichbar, ich wusste nicht, ob er überhaupt noch kommt. Außerdem versuchte er mir einzureden, mich von meinem Mann zu trennen. Ja genau, da hatte er sich reingesteigert, dass Thilo nicht der richtige Mann für mich sei, nur weil ich ihm sagte, dass ich der Meinung bin, dass er im Falle meiner Erkrankung nicht sehr gut auf mich eingehen kann. Aber ich will ja auch nicht jeden Tag darauf rumreiten und sagen, „Thilo hier, Thilo da, hier tut es weh und da brauch ich Ruhe". Da kam ich zu dem Entschluss, dass dieser Psychologe mir nicht guttat. Ich brauche jemanden, der mir eine Perspektive und den nötigen Halt gibt. Daher trennten sich Mitte Dezember unsere Wege. So war das Thema Psychologe nach nur vier Monaten schon wieder Geschichte.

Nun und dann zwischen den Feiertagen machte er sich bemerkbar, mein nächster Schub. Alles und alles stresste mich nur noch, ich fand keine Ruhe, machte ich nichts, dann langweilte ich mich, unternahm ich etwas, war ich anschließend erschöpft. Ich war mir selbst zu viel und ertrug mich selbst nicht mehr. Ich wollte nur weg und blieb aber. Ich war im Reisebüro, ließ mir Angebote für Wanderreisen geben, war aber letztendlich mit keiner zufrieden. Niemand konnte mir was recht machen. Die Tage vergingen, wegen Corona wurden sämtliche Familienfeiern wieder abgesagt und ich verbrachte entspannte Tage mit Thilo zu Hause, aber wirklich glücklich und ausgewogen fühlte ich mich in diesen Urlaubstagen nicht.

Am 28.12.2021 entschieden wir uns in die Sauna zu gehen. Ein weiterer Versuch, Ruhe und Entspannung zu finden. Da merkte ich nach dem ersten Saunagang plötzlich ein pelziges, taubes Gefühl in meiner unteren linken Rückenseite. Dem schenkte ich aber keine Beachtung, erst am nächsten Morgen, als die Symptome auch in den Bauch ausstrahlten und am folgenden Tag in den linken Oberschenkel, wurde ich stutzig und nervös und begann mir Gedanken zu machen. Doch just an diesem Tag erfuhren wir, dass unser Wohnmobil, endlich nach drei Monaten des Wartens und Bangen, fertig wurde. Zum Glück waren die Tage mild, so konnten wir einen kleinen Wintertrip starten.

Thilo sagte ich nichts von den Symptomen, ich wollte erst ein paar Tage abwarten und mir außerdem diese paar Tage Urlaub nicht vermiesen. Natürlich hätte ich es ihm gleich sagen sollen. Nach unserer ersten kuschligen Nacht im Wohnmobil, die erstaunlicherweise, ohne heizen zu müssen nicht kalt war, erzählte ich Thilo von meinen Missempfindungen. Begeistert war er nicht darüber, dass ich ihn nicht früher eingeweiht habe, aber was hätte er auch tun sollen. Ich beschloss, weitere Tage zu warten, um dann zu entscheiden, wie ich vorgehen wollte. So versuchte ich den Urlaub so gut es ging zu genießen. Die Symptome wurden zum Glück nicht schlimmer, hielten sich aber konstant.

Einen Abend später sind wir im Weinbaustädtchen Bad Dürkheim gelandet. Im dortigen Kurhaus genossen wir ein leckeres vier Gänge Menu, da machte mir Thilo einen Vorschlag. Er wollte mich mit dem Wohnmobil auf den Jakobsweg begleiten. Diese Idee fand ich erst nicht so gut. In den folgenden Tagen freundete ich aber immer mehr damit an, da sie mir eigentlich nur Vorteile brachte. Eigentlich nahm ich mir für dieses Jahr noch gar nicht fest vor, den Jakobsweg zu gehen, da die immer noch bestehende Coronalage keine richtige Planung zuließ. So aber öffneten sich mir neue Möglichkeiten und ich wägte die Vor- und Nachteile ab. Keine Übernachtungen in Herbergen, somit keine schlaflosen Nächte mit Schnarchern. Pilgern mit leichtem Gepäck, vielleicht die ein oder andere langweilige Passage entlang von langweiligen Nationalstraßen oder durch Industriegebiete mit dem Wohnmobil abkürzen? Dafür aber auch keine geselligen Abende mit Mitpilgern, oder doch?

Bei einer kleinen Wanderung durch das Dahner Felsenland in der Pfalz ging es mit den Schmerzen und den Krämpfen in meinem linken Bein wieder los. Die letzten Kilometer wurden fast zur Qual und ich war froh, dass wir eine Abkürzung von einem Kilometer zum Wohnmobil fanden. Diese Symptomatik schob ich wieder allerdings eher meinem Rücken zu.

Gleich am folgenden Montag, dem ersten Arbeitstag des neuen Jahres, suchte ich daher meinen Orthopäden auf, obwohl die Empfindungsstörungen im Rücken, Bauch und Oberschenkel unverändert waren. Meinen Orthopäden wies ich auf meine Multiple Sklerose hin, aber er war der Meinung, ich habe mir einen Nerv verklemmt und schickte mich in eine baldige MRT-Untersuchung. Das nicht überraschende Ergebnis, kein Nerv eingeklemmt, nur mein altes bekanntes Bandscheibenleiden in den Lendenwirbeln, das aber nicht verantwortlich für meine noch immer vorhandenen Symptome war. Auf meine Frage, ob es sich doch um einen Schub handeln könnte, hatte er keine Antwort. Da ich nächsten Woche eine Kontrolluntersuchung bei meiner Neurologin hatte, wollte ich mich nicht weiter verrückt machen. Eine Woche könnte ich jetzt auch noch warten.

Meine Neurologin erwartet mich mit einem Lächeln in ihrer Praxis und hoffte auf gute Nachrichten meinerseits. Leider musste ich sie enttäuschen. Ich klärte sie über mein Befinden auf. Dann folgte der Schock, nein eigentlich schockierte es mich doch nicht so sehr, schließlich war es nicht mehr zu leugnen, es war tatsächlich wieder ein Schub. Zur Sicherheit veranlasste sie auch noch eine MRT der Brustwirbelsäule. Ich musste eine weitere Woche warten und am Freitag wieder bei meiner Neurologin aufschlagen. Die Untersuchung zeigt keine akuten Entzündungsherde, aber aufgrund der nicht abklingenden Beschwerden schlug sie eine baldige Stoßtherapie mit Kortison vor. Gleich am Montag wollte sie mit dem Kortison beginnen. Meine Symptome hatten sich in den letzten fünf Wochen kein bisschen zurückgebildet, übers Wochenende hoffte ich auf ein Abklingen der Symptome, was natürlich nur Wunschdenken war.

Am Montagmorgen war ich im Klinikum, um mir meine erste Dosis abzuholen. Zum Glück konnte ich die Prozedur, die fünf Tage dauern sollte, ambulant machen. Das hieß zwar, dass ich jeden Tag ins Klinikum fahren musste und jeden Tag einen neuen Venenzugang bekam, aber zumindest musste ich nicht über Nacht im Krankenhaus bleiben.

Die ersten beiden Dosen vertrug ich recht gut, konnte sogar um die Mittagszeit ein paar Schritte spazieren gehen, meinte aber gutgläubig, dass das so blieb und nahm mir für den folgenden Tag eine größere Runde vor. Zu groß musste ich dann feststellen, völlig erschöpft und mit einem krampfenden Bein erreichte ich mit letzter Kraft wieder mein Auto am Ausgangspunkt der Runde. Das hört sich bestimmt dramatischer an als es war, aber ich habe mich dabei erwischt, mal wieder übertrieben zu haben und nicht auf meinen geschwächten Körper gehört. Ihm die nötige Ruhe zu gönnen, das hatte ich nun davon.

Die vierte Dosis am Donnerstag ließ außer Ruhe und Schlaf gar nichts anderes zu, weil sie mir komplett den Stecker zog. Mir war speiübel, ich konnte nichts essen und kam mir wie vollgepumpt vor. Gleich nach meinem morgendlichen Krankenhausaufenthalt legte ich mich müde ins Bett und versuchte zu schlafen.

Am Abend hatte ich keine Kraft das geplante Essen zu kochen. Die Nacht war grausam, ich hatte fast nicht geschlafen und stand lange bevor der Wecker klingelte mit Thilo auf, der sich für die Arbeit fertig machte. Dann machte ich folgenschweren Fehler. Freitags war immer mein Tag für die Waage. Hätte ich dies nur nicht getan, vier Tage Kortison macht vier Kilogramm mehr, *oh nein*. Dann stand die letzte Dosis an, ich berichtete meiner Neurologin von der starken Gewichtzunahme und meiner anhaltenden Übelkeit. Natürlich waren das mir bekannte Nebenwirkungen des Kortisons und sie konnte mich beruhigen, dass sich das in ein paar Tagen alles wieder normalisiert. Dann setzte sie mir die letzte Infusion. Nach der Behandlung wies sie mich darauf hin, dass auch mein Wochenende turbulent werden würde und ich die nächsten Wochen unter dem Kortison noch etwas leiden müsse. Zum Glück haben sich endlich auch die Empfindungsstörungen weitestgehend verabschiedet, nach über sechs Wochen, endlich. Das nächste Mal nahm ich mir vor, und das versprach ich auch Thilo, gehe ich viel früher ins Klinikum, aber jetzt so hoffe ich, habe ich erst einmal wieder Ruhe und ich kann mich langsam auf den Jakobsweg vorbereiten.

Teil 2

Der Camino del Norte

Mein Camino del Norte, Tag eins die Anreise, erster Teil

Den Mittwoch- und Donnerstagabend haben wir fleißig unser Wohnmobil gepackt. Alles wurde so hin- und hergeräumt, bis ich mit dem Ergebnis zufrieden war. Am Donnerstagabend waren wir bei unserem lieben Nachbarn zum 50er- Geburtstag eingeladen, ich war sowieso schon seit Tagen aufgeregt und an Schlaf war bei mir nicht mehr zu denken.

So ging es am Freitag mit leichtem Brummschädel ganz aufgeregt zur Arbeit, ich konnte den Feierabend kaum erwarten. Als es endlich so weit war, bin ich so schnell wie möglich nach Hause gefahren. Weil wir so gut vorbereitet waren, mussten wir nur noch den Kühlschrank im Wohnmobil packen, das war schnell erledigt und dann konnten wir endlich aufbrechen.

Kurz nach 17 Uhr saßen wir in unserem Henry zur Abfahrt bereit. Der Nachbar, der gestern noch seinen Geburtstag gefeiert hatte, kam, um uns zu verabschieden, wir hielten ein kurzes Pläuschchen, dann ging es endlich los, in Richtung Spanien. Der Himmel über uns war blau und wir genossen die Fahrt mit guter Musik.

Bis zu unserer Übernachtungsstätte waren es mehr als 400 Kilometer, circa fünf Stunden Autofahrt auf der Autobahn durch Frankreich. Durch Zufall habe ich vor einigen Tagen einen Parkplatz entdeckt, unmittelbar an der Autobahn. Wir sind von der Autobahn runter und haben den Parkplatz auch auf Anhieb gefunden. Er war an einem kleinen See gelegen. Kurz nach der Ankunft und einem schnellen Essen sind wir müde ins Bett gefallen.

Am Morgen waren wir beide früh wach und haben zusammen einen Kakao getrunken. Der Sonnenaufgang am See war herrlich. Thilo brauchte immer seine Zeit zum Wachwerden und da habe ich, die Zeit und die Wärme der ersten Sonnenstrahlen genutzt, eine kleine Yogaeinheit am See zu machen. Allerdings quälte mich mein stechender Schmerz in der linken Hüfte, ausstrahlend bis ins Bein so sehr, dass außer ein paar Sonnengrüßen und einigen leichten Asanas im Stehen nicht viel möglich war. Lange an diesem schönen Ort wollten uns auch gar nicht aufhalten, denn der Jakobsweg ruft und schließlich wollte ich am Abend schon die ersten paar Kilometer auf dem Jakobsweg laufen. Jetzt habe ich so lange gewartet, nichts sollte mich noch aufhalten, ich wollte los.

Tags zuvor war ich bei meiner neuen Ärztin vorstellig gewesen, einer Schmerztherapeutin. Die Schmerzen in der linken Hüfte bis in den Oberschenkel, die mich seit letztem Herbst plagen, bekomme ich nicht mehr in den Griff. Es helfen weder starke Schmerzmedikamente noch Entspannung und auch nicht, wenn ich das Joggen mal für zwei Wochen unterlasse. Die Idee mit der Schmerztherapie stammte von meinem Orthopäden, ich sollte mir eine CT gesteuerte Schmerzspritze direkt in das besagte Gelenk geben lassen, das sollte die Schmerzen lindern, im besten Fall wären sie sogar weg. Bei der Schmerztherapeutin fühlte ich mich gut aufgehoben und verstanden. Sie hörte mir zu und gab mir außer den Tabletten um meine verspannten Muskeln bei Bedarf zu entspannen auch die Überweisung für die CT-Spritze. Ende

Juli sollte ich einen Termin bekommen, also lange nach dem Jakobsweg.

Tag zwei Anreise zweiter Teil und die ersten fünf Kilometer Fußmarsch

Es waren noch gut 700 Kilometern bis nach Irun, die

Fahrt war zwar zäh, aber wir hatten gute Musik und waren voller Vorfreude auf unser dreiwöchiges Abenteuer. Wir machten einige kurze Pausen an der frischen Luft und trotz zwei kleiner Staus kamen wir gut voran.
Angekommen in Irun machte ich mich gleich auf die Suche nach einer Herberge, um einen ersten ersehnten Stempel zu bekommen. Unter der angegebenen Adresse, die ohnehin schon schwierig zu finden war, gab es aber keine Herberge. Am Klingelschild stand noch der Name der Herberge, aber selbst beim Sturmklingeln machte keiner auf, das waren schon die ersten Andeutungen dieses kaum Herbergen Jakobs Weges? Denn diese sollte nicht die letzte geschlossene Herberge sein.

Es war zwar mittlerweile schon fünf Uhr an diesem Abend, aber endlich war ich auf dem Jakobsweg. Nichts wünschte ich mir mehr, als endlich den Camino zu laufen. Thilo machte sich auf den Weg einen anderen Parkplatz zu suchen und Irun zu erkunden, um dann später zu dem ausgemachten Parkplatz für die Nacht zu kommen, der oberhalb von Irun lag. Bis dahin wollte ich heute noch laufen.

Gleich zu Anfang gab es mehrere Varianten den Jakobsweg aus Irun herauszulaufen, ich erwischte aus Versehen natürlich die längere Variante. Allerdings auch die einfachere und mein Glück dabei war, dass ich an der Herberge vorbeikam, die an diesen neuen Standort umgezogen war, dort bekam ich meinen ersten Stempel. Eine glückliche Pilgerin zog weiter ins Marschland von Irun. Dort gab es viele kleine Seen, Enten und die Sonne ging langsam hinter dem Schilf unter, ein wunderbares kleines Naturschauspiel.

Es war schön, einfach nur schön, ich war draußen in der Natur, ich war glücklich, ich war Pilgerin. Es lief gut auf den ersten Kilometern, fast zu gut. Von meiner Hüfte, die mich heute Morgen so gequält hat, war nichts zu spüren und auch mein Oberschenkel krampfte nicht. Ich konnte die warme spanische Abendsonne am Atlantik genießen, es wehte ein leichter Wind und ich lächelte glücklich und zufrieden alle Menschen an, die mir entgegenkamen. Ich war stolz wie Oskar. Ich allein und zufrieden, ich laufe.

Dann schließlich ging es kurz hinter Irun steil bergauf, ich kam ganz schön ins Schwitzen. An einem Bauernhof rastete ich kurz, schaute dem Bauer zu, wie er sich um seine Kühe kümmerte und lächelte auch ihn an. Endlich, oben auf dem Berg angekommen, die Überraschung, ich sah das Meer, es lag mir zu Füßen. Ich fand eine kleine Kirche und einen Sammelpunkt für Wanderer; ein kleiner Parkplatz war auch dort. Ich sog den fast Rundumblick nach unten auf das Meer, auf Irun, Hondarribia und die Küste Frankreichs in mich auf. In diesem Moment schrieb mir Thilo eine Nachricht, er stehe jetzt oben an der Ruine auf dem Jaizkibel, er meinte es kämen noch Pilger hier vorbei, die Aussicht sei herrlich, es gebe auch hier einen Parkplatz und ich soll doch hochkommen. Also machte ich mich auf den Weg zu ihm.

Ich landete nach circa einem Kilometer in einem Wald, in dem mir ein Wegweiser wieder zwei Varianten vorschlug, der Name Varianten-Camino war ab da geboren und es sollten noch viele, viele weitere Varianten folgen.

Da ich mir dann zu diesem Zeitpunkt nicht mehr sicher war, ob Thilo nicht doch auf dem Parkplatz war, den ich eben verlassen hatte, nur auf der Rückseite der Kirche, oder eben tatsächlich oben auf dem Berg, versuchte ich nochmals ihn zu erreichen, da mir die beiden Varianten dieses Weges dann doch merkwürdig vorkamen. Allerdings konnte ich ihn weder telefonisch noch via Whats-App erreichen. Da machte ich wieder kehrt und ging den Weg zur Kirche wieder runter, denn da wusste ich, dass ich Netz habe.

Leider redeten wir aneinander vorbei, denn Thilo wartete tatsächlich oben auf dem Jaizkibel. Den ich eigentlich auch anlaufen wollte, aber ich war müde von der langen Fahrt und durch die lange Suche nach dem richtigen Weg und die Zeit in Irun hat mich ebenfalls müde gemacht. So brauchte ich für die ersten sieben Kilometer fast zwei Stunden. Direkt hinter der Kirche entdeckten ich einen großen Wanderparkplatz, dort standen schon einige Wohnmobile: der perfekte Übernachtungsplatz. Thilo kam bald darauf zu mir heruntergefahren.

Leider gab es außer der Kirche nichts und so gab es am ersten Abend in Spanien Königsberger Klopse aus der Dose mit Reis. Doch nach diesem einfachen Mahl, der langen Fahrt und den Strapazen des ersten Pilgertages schlief ich schnell ein, ich hörte kaum den Regen, der die ganze Nacht aufs Wohnmobildach prasselte. Für mich war es eine ruhige und erholsame erste Nacht auf dem Camino.

Tag drei Irun (Kirche Berg) nach San Sebastian

Der Samstagmorgen begann sehr dramatisch für mich.

Ich wachte ohne Wecker auf, da mich der Starkregen weckte. Ich war zwar an der Nordküste Spaniens auf Regen eingestellt, aber bitte nicht gleich am ersten Tag. Der Schreck, der aber dann folgte, war verheerender. Gerade hatte ich mich gebückt, um an die Kaffeemühle, in einem der unteren Schränke zu kommen, als mir beim Aufstehen ein derart böser Schmerz in die linke Körperhälfte schoss. Beginnend vom Rücken zog es mir heftiger als sonst bis ins Bein. Ich saß halb hockend im Gang des Wohnmobils und kam von dort nicht mehr weg. All die Strapaze der Anfahrt, die Vorfreude, meine ganze Planung und Vorbereitungen, der tolle gemeinsame Urlaub mit Thilo. All diese Gedanken schossen mir jetzt durch den Kopf, so wie der Schmerz durch mein Bein. Ich glaube, ich heulte auch auf vor Schmerz, denn Thilo meinte, ich solle mich halt ins Bett legen, aber das war nicht möglich. Ich kam weder hoch noch weiter runter, hockte dort eingekeilt im Gang und krallte mich an der Badezimmertüre fest.

Die einzige Rettung, um in eine aufrechte Position zu kommen war, dass ich mein Bein eng am Körper angewinkelt behielt. So schaffte ich es zwar aufzustehen, aber ich konnte mein Bein nicht strecken und somit auch nicht auf den Boden runterlassen. Jeder Versuch wurde sofort mit starken Schmerzen bestraft.

Thilo bemerkte den Ernst der Lage, stand auf und machte mir das Bett frei und irgendwie robbte ich mich mit angezogenem Bein dort hinein. Er bereitete mir meinen Kaffee zu, dabei fragte er mich, „willst du Kaffee trinken oder soll ich einen Krankenwagen rufen". Er meinte es wohl im Scherz, aber mir war nicht nach Scherzen zumute, mit tränenerstickter Stimme flüsterte ich nur „Kaffee". Man spürte die angespannte Stimmung in der Luft, uns war beiden nicht wohl. Ich lag wimmernd im Bett und versuchte immer wieder mein Bein auszustrecken, es ging nicht. Ich war todtraurig und verzweifelt, in diesem Moment auch sauer auf alles und jeden. Besonders auf die Schmerzärztin, wie kann sie mir sagen, dass ich den Jakobsweg laufen kann, wenn ich offensichtlich solche Probleme habe, wieso hat sie die Untersuchung an mir nicht genauer vorgenommen und mich nicht ernst genug genommen?

Die Tabletten, in dem Moment fielen mir die Tabletten ein, die sie mir verschrieben hatte. Ich schluckte zwei, dazu zwei Ibos obendrauf und dann wartete ich auf eine Wirkung. Der Tablettencocktail und der Kaffee schienen zu helfen. Langsam entspannte sich mein Bein und ich konnte aufstehen, ich richtete mich vorsichtig auf, ich versuchte mich nicht zu bücken, denn das tat fürchterlich weh. Thilo richtete mir mein Vesper, aber er schaute mich immer wieder zweifelnd an. Seine Blicke sagten alles. Er wusste, ich würde losziehen und ich wusste es auch, glücklich war er mit diesem Gedanken nicht.

Der leichte Nieselregen, der den Starkregen ablöste, passte zu meiner Stimmung, aber auch der hörte zum Glück auf, kurz bevor ich loslief. Ich sammelte all meine Kräfte zusammen und verließ ganz vorsichtig das Womo. Dann gings los, meine erste richtig Etappe auf dem Jakobsweg mit geplanten 28 Kilometern. *Verrückt.*

Es zerriss mir fast das Herz, ich war glücklich und todtraurig gleichermaßen, so hatte ich mir den Jakobsweg, auf den ich so lange warten musste, echt nicht vorgestellt. Die Schmerzen waren anfangs sehr stark, bis die Tabletten endlich ihre volle Wirkung zeigten. Zum Glück wurde mir dieses Mal nicht schlecht dabei, obwohl ich außer einem starken Kaffee nichts im Magen hatte. Den ersten Kilometer kannte ich von gestern und so quälte ich mich den leicht ansteigenden Berg hoch bis zu der Weggabelung, an der ich gestern wieder gewendet hatte. Das erste Etappenziel hieß Pasai, ein kleines Hafendorf.

An der Gabelung stellte sich mir dann die Frage, den etwa ein Kilometer längeren Weg am Waldesrand auf ebenem Weg gehen, oder rauf zum Jaizkibel. Ein heftiger erster Aufstieg und der verschlammte Pfad durch den Regen der letzten Nacht verhieß nichts Gutes. Ich konnte regelrecht die Rutschspuren der Wanderschuhe von den Pilgern vor mir sehen und mein Bein, nein das traute ich mir nicht zu. Ich wählte den längeren Weg auf der Ebene.

Ich war zufrieden mit dieser Entscheidung, den Blick aufs offene Meer hatte ich zwar leider nicht, aber ich sah lange, auf das sich tief ins Land hineinziehende Flussdelta. Die Sonne kam raus und der Weg war eben und leicht begehbar. Ich hatte es schön schattig im Wald, denn mit der höher steigenden Sonne wurde es allmählich warm. Endlich fing ich an den Weg zu genießen. Mein Bein machte gut mit, von Stunde zu Stunde hatte ich weniger Schmerzen. Kurz vor Pasai brauchte ich allerdings eine Rast. Nun doch mit Blick auf die Bucht von Pasai sah ich endlich das Meer. Ich lief durch die schönen Gassen eines Stadtteiles von Pasai. Das hieß, einmal um die Kirche und Herberge, die beide geschlossen waren und dann stieg ich eine steile Treppe zum Anleger des Fährschiffes runter.

Das Boot legte gerade ab, ich musste warten, bis es wieder zurückkam.

Das Ganze ging etwa fünf Minuten, so klein war die Bucht und auch das Boot, die Überfahrt kostete 80 Cent, es hatten maximal zehn Personen auf dem Boot Platz. Ich genoss die kurze Fahrt, die ich mit einer Dame und einem Radfahrer teilte und strahlte über das ganze Gesicht.

An der anderen Seite, einem anderen der vier Stadtteile von Pasai angekommen genoss ich die Hafenatmosphäre und stöberte in meinem Pilgerführer, wie der Weg weiterging. Eine nette alte Dame sprach mich an und erklärte mir im tiefsten Baskisch den Weg. Ich war ihr sehr dankbar, denn der Weg gabelte sich hier tatsächlich wieder, einmal für Radpilger und für Fußpilger. Das erklärte mir die Dame sicher auch, ich verstand aber nur, „Faro", also dass ich wohl zu einem Leuchtturm steil über Treppenstufen aufsteigen musste. So machte ich mich wieder auf den Weg. Die Dame verabschiedete mich sehr herzlich und wünschte mir ein „Buen Camino", mir kullerte vor Rührung eine Träne runter, die ich verlegen wegwischte. *Man, auf dem Camino kann man echt sensibel werden, so was aber auch.*

Der Aufstieg war kurz, steil, die Stufen unterschiedlich hoch. Immer wieder blieb ich stehen, ruhte und genoss die Ausblicke, überholte ein paar Wochenendausflügler und wurde auch überholt. Oben wartete ein schöner Picknickplatz auf mich, leider überfüllt von den Ausflüglern. Es war Pfingstsonntag und ich begegnete sehr vielen Wanderern, aber leider keinen Pilgern. Es wurde immer wärmer und bald brauchte ich wieder eine Rast.

Thilo schickte mir ein Bild von seinem zweiten Frühstück, er erkundigte eben Hondarribia, trank Kaffee und aß ein großes Bocadillo. Mir lief das Wasser im Munde zusammen, aber ich musste mich noch etwas gedulden. Der Weg schlängelte sich auf schmalen Pfaden entlang der Küste. Einige Ruderer trainierten in der Bucht, kurz schaute ich ihnen voller Interesse zu.

Es war die Herberge der Sekte *Zwölf Stämme*, bei denen ich mich entschied zu rasten. Das Willkommensschild sah einladend aus und ich fühlte mich gut dabei dort einzukehren. Die Frau, die mich empfing, war eine Deutsche, sie brachte mir Kaffee und ich bekam einen Stempel. Sie setzte sich ein paar Minuten zu mir und erzählte mir ein wenig von dem Leben, dass sie hier führen. Als sie ging, kam die nächste Frau, die sich zu mir setzte. Auch sie erzählte mir was über ihre Glaubensgemeinschaft. Nun wurde es mir doch etwas zu speziell, ich trank den heißen Kaffee so schnell ich konnte und ließ den friedlichen Ort hinter mir.

Der Weg schlängelte sich durch Wälder langsam bergab. Bald sah ich von oben auf den ersten der drei Strände von San Sebastian hinunter. Da will ich hin, genau da und dort spring ich auch ins Meer. Es konnte mir gar nicht schnell genug gehen ans Meer zu gelangen. Aber wie es halt so ist, es zog sich, eine Serpentine folgte der nächsten. Dann war ich endlich unten am Atlantik und am Strand. Ich streifte mir Schuhe und Socken ab und lief durch das kühle, erfrischende Wasser. So watete ich eine Weile durchs Wasser und suchte mir einen schönen Platz am Strand. Schnell waren die Pilgerklamotten gegen einen Bikini getauscht und ich sprang ins Meer.

Nach einer erfrischenden Schwimmeinheit aß ich den Rest meines Frühstücks und trocknete mich in der warmen Sonne. Weiter ging ich barfuß am langen Strand entlang. Ich seufzte, ach könnten mich doch die Leute sehen, wie glücklich ich war.

Die Strandatmosphäre, das Entlanglaufen an der Promenade und den Spaziergang durch die Altstadt und das noch immer barfuß, war einmalig. Ich fühlte mich frei und Seelig. Als ich mich auf eine Bank setzte, um mir meine Schuhe anzuziehen, kam ein Mann mit Rucksack, kein Pilger, wohl ein Wohnsitzloser, auf mich zu und sprach mich auf Deutsch an. Wir tauschten ein paar nette Worte miteinander und er erklärte mir freundlich den weiteren Weg. Dass mich Leute oft auf Deutsch ansprachen, sollte mir noch einige Male passieren. Warum, das konnte ich mir nicht erklären.

Ich kam an einem weiteren Strand San Sebastians vorbei, dann ging es wieder ins Hinterland. In meinem Buch stand, dass es unterwegs noch eine Stelle mit Trinkwasser geben sollte, denn direkt an den Strandbuden wollte ich mir kein überteuertes Wasser kaufen. Deshalb entschied ich, mit einer nur halb vollen Trinkwasserflasche aus San Sebastian zu laufen. Dies sollte ich kurze Zeit später bereuen. Es wurde immer heißer und ich hatte einen Riesendurst. Der Weg schlängelte sich in schmalen Pfaden aus der Stadt. Die folgenden weniger besiedelten Gebiete, die Fincas und Bauernhöfe waren in die Hügel wie reingetüpfelt und immer wieder der Blick auf die Küste war atemberaubend schön.

Mit großen Schlucken leerte ich meine Trinkflasche bis auf einen kleinen Rest und hoffte auf die Wasserstelle, bei der es auch Stempel geben sollte. Beides war aber nicht mehr an der beschriebenen Stelle. Nur ein leeres wackeliges Tischchen mit einer losen Kette, die mal irgendwas festgehalten hat, was nicht mehr da war, stand dort. Ich hatte noch etwa drei Kilometer zum vereinbarten Ziel mit Thilo. Dort gab es ein Restaurant. Wenn alles gut läuft, essen wir dort und die Nacht könnten wir ebenfalls dort verbringen. Bis dahin musste es meine trockene Kehle aushalten. Nie wieder will ich mit zu wenig Wasser unterwegs sein, nahm ich mir vor. Ein Liter reicht bei der Hitze einfach nicht.

Bald drauf hatte ich das erste richtige Etappenziel meines Camino del Norte mit rund 28 Kilometern, die Bar Asador Nicolas, erreicht und Thilo kam auch gerade an. Er fand einen kleinen Parkplatz im Schatten einiger Bäume in der Nähe des Restaurants und wir gingen den kurzen Weg gemeinsam. Ein leckerer Duft von gebratenem Fleisch stieg uns in die Nasen. Ich freute mich auf eine große Portion Essen, das ich mir reichlich verdient hatte.

Wir ergatterten den letzten freien Tisch, das Restaurant war wegen des Feiertags gut besucht. Ich entdeckte auch einige Tagesausflügler, die wie ich in ihren verschwitzten Wanderoutfits dort saßen. Rucksäcke waren ebenfalls auf den Stühlen oder an den Tischen abgestellt worden und so fühlte ich mich nicht allein, in meinen durchschwitzen Wanderklamotten. Obwohl Thilo mir einredete, ich sei für den Anlass falsch gekleidet und wir deswegen nichts zu essen bekamen. Denn genau das passierte in diesem Moment. Die Bedienung, die unser schlechtes Spanisch nicht verstand, auch Englisch nicht, gab uns in Baskisch und per Gesten zu verstehen, dass wir nichts zu essen bekommen würden. Die Küche würde jetzt schließen. Am Tisch neben uns wurde eben die Essensbestellung aufgenommen, aber wir sollten nichts mehr bekommen. Mit Müh und Not überredeten wir die Bedienung zumindest zu einem Getränk und überlegten dann, was wir machen sollten. Dabei lief mir das Wasser im Mund zusammen, als die Bedienungen immer wieder Teller mit leckeren Essen an die Tische neben uns brachte.

In unmittelbarer Nähe gab es zwei weitere Restaurants, die ebenfalls durchgehend warme Küche anboten. Diese fuhren wir auf einer abenteuerlichen Straße an, die schmal und sehr kurvig war. Das erste Restaurants hatten geschlossen und es sah so aus, als würde es nie wieder öffnen und im zweiten, bekämen wir ebenfalls nur was zu trinken, erklärte uns die Bedienung. Die Enttäuschung war groß, der Hunger noch größer.

Wir entdeckten direkt an der Straße einen großen Picknickplatz, idyllisch gelegen unter großen schattigen Bäumen, mit direktem Blick aufs Meer und einem großen Parkplatz. So entschieden, wir die Nacht dort zu verbringen und das zu kochen, was die Bordküche hergab.

Ich kochte Spaghetti mit Tomatensoße, ein perfektes Essen nach einem Pilgertag. Der Ausklang des späten Nachmittags auf dem immer ruhiger werdenden Picknickplatz war wie für uns gemacht. Am Schluss war mit uns nur noch eine deutsche Familie mit einem Camper dort, die ebenfalls zum Übernachten blieb. Mit ihnen unterhielten wir uns eine Weile, dann spazierte ich mit Thilo runter zum Jakobsweg, der direkt am Picknickplatz vorbeiführte. An der Abzweigung gab es sogar einen Trinkbrunnen, zu trinken hätte ich morgen also genug. Wir spazierten in den Sonnenuntergang am Meer und ich war glücklich, den Tag trotz aller Schmerzen so gut und überhaupt gemeistert zu haben. Wir haben einen

Übernachtungsplatz unmittelbar am Jakobsweg gefunden. Die Zweisamkeit mit Thilo hier war fast noch wie in einem Traum und ich war neugierig und voller Vorfreude, was der nächste Tag bringt. Was will man mehr! Bald schon fielen mir die Auge fast von allein zu und so schlief ich in unserem kleinen Wohnmobil ein.

Tag vier von Picknickplatz auf Höhe Itziar bis kurz vor Deba

Am Morgen wachte ich leider wieder mit stechenden Schmerzen in meinem linken Bein auf. Somit war der Ablauf dieses Morgens gleich wie der von gestern. Thilo bereitete mir mein Kaffee zu und ich schmiss mir vier Tabletten ein, versuchte mich nach Möglichkeit nicht zu bücken, was in einem kleinen Wohnmobil aber kaum möglich war. Im Bad schoss mir erneut ein Schmerz durchs Bein und es dauerte eine Weile, bis ich mich endlich auf den Weg machen konnte. Thilo ließ mich nur ungern ziehen, er machte sich solche Sorgen um mich.

Doch der Morgen draußen war so wunderbar, so schön, so frisch und klar, er lenkte mich von meinen Schmerzen ab. Hinter mir ging die Sonne über dem Meer auf. Ich versuchte den Schmerz einfach wegzudenken, versuchte mich an der Schönheit der Natur zu ergötzen. Zusätzlich zu den Schmerzen im Bein tat mir auch noch mein linkes Knie weh. Vom 28 Kilometer langen Weg von gestern, mit den vielen Auf und Ab hatte ich Muskelkater in beiden Schienbeinen. Das alles zu ignorieren, fiel mir schwer, aber die am Wegesrand mich begrüßenden Kühe, Ziegen, Esel und Ponys freuten mich und lenkten mich von den Schmerzen ein klein wenig ab. Nur Pilger sah ich noch immer keinen einzigen.

Die Tagesausflügler vom gestrigen Feiertag waren ebenfalls nicht mehr auf der Straße und so blieb ich die meiste Zeit allein. Eine Pilgerherberge kurz nach meinem Aufbruch sah genauso verlassen aus, wie viele weitere, die auf meinem Weg lagen. Ein steiniger alter Karrenweg, nicht einfach zu laufen, zog sich lange bergab und strapazierte meine Knochen zusätzlich. Zum Glück war der Weg trocken und ich musste nicht über glitschige nasse Steine schliddern.

Im Laufe des Tages, sicher mit der Wirkung der starken Tabletten, wurden meine Schmerzen erträglicher und ich konnte die zweite Tageshälfte und den Weg wieder voll in mich aufsaugen. In Zarautz legte ich eine kurze Pause ein, um wieder etwas zu Atem zu kommen und einfach auch nur, um den Blick aufs Meer hinaus schweifen zu lassen.

Im kleinen Fischerort Getaria angekommen, wollte ich eine Runde schwimmen gehen, aber die Bucht lag im Schatten, außerdem wehte ein kühler Wind. So ließ ich es, ließ es mir aber nicht nehmen, meine Füße im kalten Meerwasser zu erfrischen. Die kühle Brise auf meiner Haut nahm ich dankbar an. Ich besuchte die außergewöhnliche Kirche mit dem schräg zum Altar ansteigenden Holzboden. In der kleinen Kirche herrschte eine besondere Atmosphäre und sie strahlte Ruhe aus, dies tat mir unheimlich gut. Dann ging es wieder weiter.

Der Weg führte mich wieder sanft durch Hügel auf und ab, aber leider hatte ich kaum einen Blick auf das Meer. Zudem ging es mir ab Zumania, das wenigstens am Meer lag, immer schlechter. Meine linke Hüfte schmerze wieder sehr. Der Schmerz, der in meinem Bein ausstrahlte, war kaum mehr erträglich ständig hatte ich mit Tränen der Verzweiflung zu kämpfen. Es war ein hin und her- Gezerre an meinen Gefühlen, meines Verstandes, ich war der Verzweiflung nahe.

In Zumania traf ich auf eine deutsche Familie mit zwei kleinen Jungs auf Rädern, die vollgepackt waren. Sie radelte die Promenade entlang. Die Jungs saßen in den Hängern. Einige Tage später sah ich die Familie an der Küste nochmals. Nach der Überquerung der Brücke setzte ich mich erst mal auf eine steinerne Bank und versuchte mich zu sammeln.

Thilo sprach ich eine Whats-App Nachricht auf, dass ich es so wohl kaum bis nach Deba, dem vereinbarten Ziel, schaffen würde. Ich würde mich wieder melden, wenn ich wüsste, wie weit ich kommen würde und wo wir uns treffen könnten. Enttäuscht und schmerzverzerrt quälte ich mich weiter. Thilo machte sich ebenfalls schlau und fand einen guten Platz am Jakobsweg. Ein Restaurant, das sogar bei meinem Eintreffen noch geöffnet sein soll, soll mein Etappenziel sein. Anstatt der 35 Kilometer, die ich mir vorgenommen hatte, endete mein Weg nach immerhin 30 Kilometern.

Die letzten Kilometer waren landschaftlich wirklich beeindruckend, offene, lichtdurchflutete kleine Wälder durchstreifte ich, in einem von ihnen lebte sogar eine kleine Ziegenherde. Trotzdem war der Rest des Weges zäh und mühsam für mich, da der Boden sehr uneben war, teilweise ging es auf großen unförmigen Pflastersteinen steil bergab. Nass wären die Steine für mich ein Albtraum. Etwa fünf Kilometer vor Deba am Restaurant, empfing mich Thilo schon ganz freudig. Tatsächlich bekamen wir dort, um etwa drei Uhr mittags, etwas zu essen. Das Beste am Essen war der Salat, der Rest, naja, aber wir wurden satt und sehr freundlich bedient. Statt des im Tagesmenü beinhalteten Desserts, das wir beide nicht mehr schafften, bekamen wir zwei Espresso.

Es kehrte auch eine spanische Pilgergruppe ein, endlich sah ich mal andere Pilger. Nur deren Benehmen ließ zu wünschen übrig. Die Schuhe wurden gleich ausgezogen, Stühle von anderen Tischen weggenommen und die nackten Füße daraufgelegt. Zudem wurden die Blasen direkt am Tisch verpflastert und laut war die Gruppe auch.

Der Espresso stärkte mich und ich konnte mich mit Thilo gemeinsam auf die Suche nach einem geeigneten Übernachtungsplatz machen. Wir fanden in Thilos App einen genialen Platz etwa sieben Kilometer abseits des Jakobsweges im Hinterland bei einer Jugendherberge. Der Weg dorthin war wieder sehr abenteuerlich für unser Womo, steil, eng und vor allem bergab. Thilo musste mich zwar am nächsten Tag wieder zurückfahren, allerdings dann direkt nach Deba. So umging ich den Weg um etwa fünf Kilometer, ersparte mir aber einen in meinem Buch als gefährlich eingestuften Wegabschnitt entlang der viel befahrenen Straße.

Ein Ereignis nach dem anderen sollte uns dieser Abstecher ins Hinterland schenken. Erst einmal bei der Ankunft an diesem herrlichen Fleckchen Erde staunten wir nicht schlecht. Es gab tatsächlich nur die Jugendherberge, eingerahmt von umliegenden Hügeln. Es gab eine kleine Mühle, die später für die Kinder der Jugendherberge zum Laufen gebracht wurde, und da war ein kleiner Wasserfall. Wir fühlten uns von Anfang an wohl dort. Ich zog meine Schuhe aus und hielt meine Füße zur Abkühlung unter den Wasserfall, ich kreischte auf, bei dem kalten Wasser, aber es tat unheimlich gut. Danach lief ich einige Schritte durchs weiche Gras und konnte einfach nur entspannen und ankommen an diesem Wohlfühlort.

Eine kleine Picknickstelle gab es auch, Thilo öffnete sich eine Dose Bier und ich hatte zum ersten Mal auf diesem Jakobsweg Lust auf ein Glas Wein. So saßen wir auf der Picknickbank, herrlich, diese Ruhe. Denn noch war es ruhig. Die Kinder waren in der Jugendherberge am Kochen, wie wir später erfuhren. Der Einzige, der uns Gesellschaft leistete, war der große Hofhund, der sich von uns seine Streicheleinheiten einforderte und das nicht zu knapp. Immer wieder wechselte er zwischen uns und wehe, einer von uns hörte auf ihn zu streicheln, dann wurde er sofort wieder mit der dicken Hundepfote zum Weitermachen angestupst.

Die Kinderschar verließ irgendwann das Hauptgebäude und sie verteilten sich auf dem großen Gelände. Die einen stürmten die dazugehörige kleine Kletterhalle und die anderen durften sich um die Pferde kümmern. Wir wurden neugierig und warfen einen Blick in die Kletterhalle und beim Beobachten der Kids mit den Pferden fiel uns auf, dass es sich um Stadtkinder handeln musste, die den Umgang mit Tieren gar nicht kannten.

Thilo und ich liefen eine Runde auf dem Gelände umher und das Programm der Kids ging ebenfalls weiter. Sie versammelten sich mit ihrer Lehrerin alle bei der Mühle, die zum Laufen gebracht wurde. Das fanden wir auch interessant und stellten uns neugierig dazu. Als die Kids von ihrer Lehrerin unterrichtet wurden, kehrten wir zu unseren Getränken an den Picknickplatz zurück. Natürlich war der Hofhund schon da, der uns freudig begrüßte, klar, wir kannten uns ja auch schon ewig und wurden sehnsüchtig vermisst. Sofort wurde er wieder gegrault und geherzt.

Als ich so entspannt und müde auf der Bank saß, bemerkte ich am Pferdestall hinter uns aus dem Augenwinkel eine Bewegung und schaute auf. Mist, die Pferde hauen ab, sie haben eine Lücke im Zaun entdeckt oder er wurde nicht richtig verschlossen. Auf jeden Fall machten sie sich gerade aus dem Staub und trabten zur Straße.

Wie der Blitz sprangen wir auf, um sie daran zu hindern, doch ohne Zaumzeug war das nicht einfach. Gut, dass sie durch das frische Gras um den Picknickplatz herum abgelenkt waren. Schnell lief ich zur Mühle und platze in den Unterricht der Kinder herein und rief so etwas in der Art: "Cavallo ruta", keines der Worte gehörte der spanischen oder baskischen Sprache an, aber wild zur Straße gestikulierend wurde ich wohl verstanden, denn die Lehrerin sprang auf und rannte raus, gefolgt von den Kindern. Thilo hielt die Pferde davon ab auf die Straße zu laufen, aber als dann etwa 30 Kinder angerannt kamen, war das den Pferden zu viel und sie stoben wild durcheinander.

Es dauerte eine ganze Weile, bis die Pferde wieder eingefangen waren, da sie es immer wieder schafften auszubüxen und die aufgeregten Kinder beruhigt waren. Nachdem wieder Ruhe in den Abend eingekehrt war und die Pferde in Stall waren, tauten die Kinder uns gegenüber immer mehr auf. Sie sprachen allerding nur spanisch und baskisch, einige ganz wenige Brocken englisch. Aber sie waren sehr neugierig, fragten uns aus und erzählten uns von sich. Irgendwie funktionierte es gut mit der Verständigung.

Tatsächlich waren die Kids aus der Stadt, genau gesagt, aus Bilbao und unternahmen zum ersten Mal einen Ausflug für zwei Tage aufs Land. Thilo und ich waren umringt von den Kindern, links und rechts von uns und jedes einzelne hatte seine Fragen an uns, die wir so gut es eben ging, beantworteten. Wir hatte dabei alle unseren Spaß, da wir alles Mögliche mit Gestik, Zeichensprache und mit Deuten auf irgendwas, versuchten zu übersetzen und zu erklären. Später zogen wir uns zum Womo zurück. Für mich war das genug an Action für heute.

Mit dem Hofhund an unserer Seite saßen wir einen Augenblick vor unserem Heim, dann war aber endgültig Schluss für mich und ich kroch in mein Bett. Genau dann fingen die Kids mit einem Fußballmatch an, aber irgendwie wirkte das Geschrei, *oh Wunder*, beruhigend auf mich und ich schlief zum Prallen des Balles ein.

Tag fünf von Deba bis Markina Xemain

Thilo fuhr mich am Morgen die sieben Kilometer zurück nach Deba, wo ich die heutige Etappe mit rund 25 Kilometern am Bahnhof starten wollte. Direkt am Bahnhof war die städtische Herberge, aber sie war geschlossen, also kein Stempel für eine enttäuschte Susi.

In der Stadt gönnte ich mir ausnahmsweise in einem kleinen Café mit Thilo ein schnelles Frühstück. Da das selbst Kaffeekochen wegen meiner Schmerzen ohnehin nicht möglich war. Ich ergatterte mir ein Schokocroissant mit Schokolade überzogen und mit Schokolade darin. Ja, es war ein reiner Zuckerschock am frühen Morgen für mich, dazu einen starken heißen Kaffee, Schmerztabletten und ein herzhaftes Lachen von Thilo, als er mir dabei zusah, wie mir die viele Schokolade an den Mundwinkeln und an allen Fingern klebte. Im Gemüseladen gegenüber versorgte ich mich mit viel frischem Obst, das Kontrastprogramm zu meinem Zuckerfrühstück, auch Wasser hatte ich heute wieder genug dabei. Das war mein Glück mit dem leichten Rucksack, an Marschverpflegung musste ich nicht sparen.

Einige andere frühe Pilger liefen schon über den Marktplatz. Da stand ein Grüppchen Pilger herum und dort schulterten eben zwei Damen ihre Rucksäcke. Endlich, da waren sie ja, die Pilger, ich dachte schon ich würde gar keine mehr sehen. Die beiden Damen aus Irland, ebenfalls mit kleinen Rucksäcken unterwegs, sollte ich in ein paar Tagen kennenlernen, aber an diesem Morgen zog ich erst einmal allein los.

Thilo verabschiedete mich mit einer dicken Umarmung am Bahnhof, dann ging's los, rein in einen neuen Tag voller kleiner Abenteuer. Gleich zu Beginn überholte ich eine Pilgergruppe Franzosen, das wusste ich, da ich sie von weitem schon französisch plappern hörte, ich rief ihnen beim Überholen ein freundliches „Bon jour" und „Buen Camino" zu, was sie ehrlich freute.

Bald darauf erreichte ich eine Taverne, dort machte ich kurz Rast. Viele Pilger taten es mir gleich, endlich hatte ich das Vergnügen inmitten von Pilgern zu sein und konnte einige Gespräche führen.

Ich setzte mich in den Garten und beobachtete das Treiben der Pilger, es kamen immer mehr und ich war glücklich, einer von ihnen zu sein. Freundlich lächelnd grüßte ich alle oder winkte den Vorbeilaufenden zu. Beim Aufbruch aus Deba war es noch trüb und neblig, doch endlich, passend zu meiner Laune, kam die Sonne raus. Gerade wollte ich mir in der Taverne einen Stempel holen, da hörte ich zwischen den spanisch und französisch sprechenden Pilgern auch ein paar deutsche Worte raus.

Als ich mit meinem Pilgerpass und einem druckfrischen Stempel wieder aus der Taverne trat, hörte ich folgende Worte: „Man, bist du süß mit deinen ganzen Blumen, darf ich dich fotografieren?". Wie immer steckte ein kleines Sträußchen Blumen an meinem Pilgerhut, außerdem, da es heute so viel schöne Blumen am Wegesrand gab, eine große hellblaue Hortensienblüte an meinem Rucksack.

Warum wissen nur immer alle, dass ich Deutsche bin? Ach ja, heute verriet mich mein Finnischer-T-Shirt vom Halbmarathon in Bräunlingen, darauf wies mich auch Caro hin. Caro aus Deutschland, stellte sich und ihren Begleiter vor, machte mit meinem Handy ein Foto von mir und dann brachen wir gemeinsam im Pulk der vielen Pilger auf. Caro wollte wissen, wo Bräunlingen ist, und ich erzählte ihr, dass es Nahe von Villingen-Schwenningen ist. „Ach toll, gestern lernte ich Paul aus Villingen kennen". Ist doch merkwürdig, da reise ich tagelang allein durch die Gegend, dann sind plötzlich so viele Pilger um mich und dann soll sogar jemand aus Villingen mit dabei sein. Eine Weile ging ich neben den beiden her.

Caros Begleiter war irritiert von meinem kleinen Rucksack und sprach mich darauf an, der Erste, dem ich erklären musste, warum ich kein Riesenungetüm an Rucksack mit mir herumschleppte. Seine Blicke sprachen Bände, als ich ihm einen Teil meiner Geschichte erzählte, erst einmal nur den vom Wohnmobil. Er war für mich ein völlig Fremder und ich musste mich ja nicht vor ihm outen. Jeder ist für die Last auf seinem Rücken selbst verantwortlich und da schleppe ich ja wohl genug mit mir rum. Das verstand er aber nicht.

Die heutige Etappe hatte es an Höhenmeter happig in sich und es ging auch jetzt steil bergauf. Meine neue Reisegesellschaft hatte ich eben erst kennengelernt und schon verabschiedete ich mich wieder, da sie im Schneckentempo den Berg hochliefen. Außerdem maulte Caros Begleiter noch immer wegen meinem Rucksack rum, kein Wunder, dass ich so viele Kilometer täglich lief, mit so wenig Gepäck, sie müssten ja alles mitschleppen und schafften dann eben nur etwa 15 Kilometer, waren seine Worte. Da zog ich am Berg immer mehr an, mit einem echten Schwarzwaldmädel konnte es dieser unglückliche Nörgler natürlich nicht aufnehmen und sie fielen immer weiter zurück. Ein letztes Mal hörte ich ihn noch, „mit so wenig Gepäck käme ich den Berg auch so schnell hoch". Dann waren sie zum Glück auch schon hinter der nächsten Biegung verschwunden.

Meinem krampfigen Oberschenkel und der Hüfte tat die straffe Bewegung erstaunlicherweise gut, denn wie auch die letzten Tage wurden die Schmerzen im Laufe des Tages immer besser, nie ganz weg, aber besser, nur beim Bücken musste ich weiterhin höllisch aufpassen.

Für mich hieß es nun wieder allein pilgern. Doch der Jakobsweg war heute übersät mit Pilgern, überall tanzten die bunten Rucksäcke vor mir her. Mit ein paar kam ich immer wieder ins Gespräch, und ein Spanier hielt ganz gut mit mir Schritt, er lächelte mich immer wieder an, wenn wir uns kreuzten. Ihn sah ich in den kommenden Tagen immer wieder.

Caro hatte mir beschrieben, wie Paul aussieht und später sah ich jemanden am Straßenrand Pause machen, grüßte, lief vorbei, überlegte kurz, drehte mich nochmal um und rief, „bist du Paul aus Villingen"? „Ja", war seine nicht überrascht klingende knappe Antwort. Ich wechselte einige Worte mit ihm, ich fand seine Geschichte interessant. Er ist direkt in Villingen gestartet, mit etwas Übergewicht und einer leichten Behinderung, die er mir zwar nicht sagte, aber er könne halt nur langsam gehen und auch nicht allzu große Etappen. Er hatte irgendwo in der Schweiz, mangels Herbergen bis kurz vor Irun den Zug genommen, ich fand seine Leistung aber trotzdem super. Er hatte ein Zelt dabei und sich etwa drei Monate Zeit genommen den Camino zu gehen. Am Abend in Markina trafen wir ihn nochmal, dann leider aufgrund seiner kurzen Etappen nicht mehr, gerne hätte ich mich intensiver mit ihm unterhalten.

Eine ausgebüxte Ziegenherde begleitete mich eine ganze Weile und amüsierte einige Pilger. Als ich eine Pause einlegte, zogen erst Caro mit einem deutschen Mädel und gleich darauf ihr Begleiter mit einem englisch sprechenden Mädel an mir vorbei. Er grinste mich etwas erhaben an, aber darauf gab ich nichts. Thilo meinte am Abend, dass er es sicher nicht so gemeint hat, aber ich fand sein Verhalten unüberlegt, doof und überflüssig. Jeder, wirklich jeder, soll den Camino so gehen, wie er möchte und kann. Es gibt hier keine Regeln und keine Vorschriften, wie viel Gepäck jemand schleppen muss oder wie groß die Etappen sein müssen und auch nicht darüber, in wie vielen Herbergen man geschlafen hat, oder, oder, ich könnte diese Liste endlos weiterführen. Ich fühlte mich gut, es ist mein Jakobsweg, den ich endlich pilgern kann. So lange musste ich darauf warten um mir dann von so einem die Laune verderben lassen? Sicher nicht, so lief ich meinen Weg weiter.

Hinter der Kirche in Markins Xemain hatte ich nach vielem Auf und Ab, teils sehr steil und herausfordernd, mein Tagesziel erreicht. Thilo wartete schon auf mich. Ich sprang zuerst schnell unter unsere Minidusche im Henry, da es am Tag von Stunde zu Stunde wärmer geworden war und ich so verschwitzt nicht ins Städtle wollte. Ich freute mich auf einen kleinen Abstecher in die Stadt und ein gutes Abendessen. Ich nahm in weiser Voraussicht meinen Pilgerausweis mit und sollte Glück haben. In der städtischen Herberge bekam ich von dem netten Hospitalero einen Stempel.

Mit dem Abendessen hatten wir allerdings erneut weniger Glück. Wir waren wieder mitten in der spanischen Siesta auf der Suche nach einem Restaurant und fanden nichts.

Im Kulturhaus fanden wir einen schönen Platz, nahe des Parks und es gab frische warme Tortillas, die füllten unsere Mägen. Thilo aß zum ersten Mal Tortilla und fand sie so gut, dass er sich ein zweites Stück holte. Als Nachtisch gab es Eis und wir plauderten mit Paul, den wir im Garten des Kulturhauses antrafen. Er erzählte uns seine Geschichte etwas ausführlicher. Leider war es das letzte Mal, dass ich ihn sah, ich hatte gehofft ihn am Morgen noch mal zu treffen, aber so ist der Camino eben. Paul aus Villingen, er wohnt nur eine Stadt neben mir, vielleicht sehe ich ihn irgendwann wieder.

Mit Thilo hatte ich einen schönen Abend bei der Kirche. Wir waren auf dem großen, aber ruhigen Kirchenparkplatz gelandet, der sich um die Kirche herumwand. Am hintersten Ende waren nur wenige Parkplätz und genau dorthin zogen wir uns zum Übernachten zurück. Ich nutzte die Gelegenheit des noch warmen Spätnachmittags und wusch zum ersten Mal meine Pilgersachen. Somit hatte ich wieder was gemeinsam mit den anderen Pilgern, auch wenn ich es mir hätte leisten können, viel mehr Wechselkleidung mitzunehmen, hielt ich mich beim Packen damit zurück und so musste auch ich alle paar Tage meine Sachen waschen. Die nasse Kleidung hängte ich zum Trocknen an den Kirchenzaun und dann konnten wir den Tag gemütlich ausklingen lassen.

Ich nutze die Stille hinter der Kirche, um in Ruhe meine morgige Etappe vorzubereiten. Es gab wie so oft Alternativwege, leider komplett im Hinterland, das Meer würde ich also morgen wieder nicht sehen. Später am Abend passierte eine Polizeistreife unseren Parkplatz, wir wechselten ein paar freundliche Worte mit den Polizisten, es stellte für sie kein Problem dar, dass wir zum

Übernachten blieben und so konnten wir beruhigt schlafen. Im Allgemeinen hatten wir nirgends in Spanien Camper-Verbots-Schilder gesehen und gerade an den Küstenstreifen tummelten sich die Camper der Surfer. Dass das auch so bleibt, und das ist mir sehr wichtig, denn das Leben als Freisteher, ist wie das Wort schon sagt, freier und abenteuerlicher. Funktioniert aber nur wenn alle an einem Strang ziehen und solche Orte stets sauber verlassen und die Natur darum nicht mutwillig zerstören.

Tag sechs von Markina Xemain bis Gernika Lumo

Die 25 Kilometer sollten auch heute wieder meine erlaufenen Kilometerzahl sein, irgendwie schien das an diesen Tagen Programm zu sein. Der Himmel war bewölkt, aber es sah erst einmal nicht nach Regen aus. Der Tag begann auch heute wieder mit starken Schmerzen in meiner Hüfte und mittlerweile zog der dumpfe Schmerz durch mein ganzes linkes Bein. Thilo machte mir meinen Kaffee, das hatte sich schon als morgendliche Routine eingespielt, so musste ich mich zumindest nicht bücken.

Gleich hinter Markina, der Weg stieg schon leicht bergan, schloss ich zu den beiden Damen auf, die ich bereits an dem Morgen in Deba gesehen habe. Beide waren wie ich mit kleinen Rucksäcken unterwegs. Sie wollten mich an sich vorbeiziehen lassen und machten mir Platz, aber irgendwie hielt ich mich zurück und blieb leicht versetzt hinter ihnen. So kamen wir bald ins Gespräch. Sie kamen aus Irland, aus Kerry, und waren für eine Woche nach Nordspanien gereist, um auf dem Jakobsweg zu pilgern. Die Ältere war schon einmal pilgern, die Jüngere noch nie. Da sie aber manchmal gemeinsamen Urlaub haben, die Flüge von Dublin aus relativ günstig sind, haben sie beschlossen, so wie es passt, immer wieder mal ein paar Etappen auf dem Jakobsweg zu gehen. Sie schliefen ausschließlich in Pensionen, denn wie mir die ältere der beiden sagte, wollten sie den echten Pilgern nicht die Unterkunft streitig machen. Wieder dieses echte und unechte Pilgerdasein, warum ist das so? Warum brennt sich das in den Köpfen so fest? Die beiden liefen jeden Tag um die 30 Kilometer, und weil sie nur eine Woche unterwegs waren, sahen sie sich nicht als echte Pilger an. Irgendwann werden auch sie auf ihre Art Santiago de Compostela erreichen und sind dann schließlich auch die gesamte Strecke gelaufen, nur eben in Teilstücken.

Ich unterhielt mich gut mit ihnen und wir kamen auch zügig voran. Sie hatten ein gutes Tempo, da hatte selbst ich etwas Mühe mitzuhalten. Wir erreichten das Kloster von Zenarruzza, ein beeindruckendes Kloster mit einer schönen Kirche. Wir hielten uns eine Weile in der Kirche und im Kreuzgang auf. Gut für mich, denn so konnte ich mich auch von dem Tempo, das die beiden vorlegten, erholen. Schließlich ging es bis hierher nur bergauf. Dann suchten wir den Prior, der unsere Ausweise stempelte und uns extra den kleinen Souvenirladen öffnete. Die Irinnen kauften fleißig ein und auch ich entschied mich für ein schönes Muschelarmbändchen.

Wir sahen die erste Pilgerin mit üblen Blasen an den Fersen, sie saß mitten auf der Wiese und verpflastert sich die Füße. Die Irinnen kannten sie und sprachen ihr ihr Mitgefühl aus. Dann setzte ein leichter Regen ein und wir amüsierten uns über einen Pilger, der bei den paar Regentropfen sofort seinen Regenschirm aufspannte. Dass er überhaupt einen mit sich herumschleppte, faszinierte uns am meisten. Die beiden Irinnen nutzen täglich den Gepäcktransport und hatten somit in ihren Rucksäcken nur das für den täglichen Gebrauch, so wie ich. Allerdings machte sie, wie ich den Eindruck hatte, keine Pausen, denn sie liefen stetig und stramm weiter.

Der Regen wurde später leider stärker und da zogen auch wir uns unsere Regencapes und Rucksackhüllen über. Ich hatte mit meiner Rucksackhülle etwas Probleme, da ich sie noch nie gebraucht und auch nicht vorab getestet hatte. Zumindest wusste ich, wo sie ist, Pluspunkt für mich. Angie, die ältere der beiden, versuchte mir zu helfen, aber auch zu zweit gelang es uns nicht so recht, den ganzen Rucksack unter die Haube zu bringen. Egal, weiter ging's, zügig mit den lustigen Irinnen, denn die Stimmung war super, trotz des Regens.

Was mir auch auffiel: soviel ich meinen Pilgerführer die letzten Tage brauchte, weil der Weg nicht so gut ausgeschildert war, oder ich die Hinweise nicht fand, so wenig brauchte ich ihn heute und das passte mir sehr gut bei dem Regen. Irgendwann brauchte ich meine Pause, es war Mittag und ich hatte wie immer noch nichts gegessen. Leider zogen Angie und Deborah weiter. Ich dachte, bei dem Tempo, das sie zurücklegen und den großen Etappen, würde ich sie wohl nicht mehr wieder sehen und wir verabschiedeten uns herzlich.

Mein Essen wollte ich auf dem ruhigen Marktplatz des nächsten kleinen Ortes unter einer Pergola einnehmen, aber der Regen war nun so stark, dass das Blätterdach die Tropfen nicht mehr davon abhielt mein Brot zu durchweichen. Schließlich musste ich mich nach nebenan in die mit Pilgern überfüllte Bar begeben. Ich hatte zumindest den Erfolg, endlich den Regensack komplett und dicht über meinen Rucksack zu ziehen, wäre doch gelacht, wenn ich das nicht schaffe. So gern ich manches Mal Leute um mich herumhabe, so gerne bin ich auch für mich allein. So ein Moment war jetzt: Überall um mich herum laute, nasse Pilger, der Boden nass, nasse Rucksäcke an den Wänden und der Zigarettenrauch der rauchenden Pilger draußen, zog durch die offene Türe in die kleine Bar. Ich bekam einen schnellen heißen Kaffee, man tat der gut und dann nichts wie weiter. Raus in den Regen, in die Stille, in meine geliebte Natur.

Unter einem kleinen trockenen Unterstand erlaubte ich mir später eine weitere kleine Pause und stärkte mich mit Trockenfrüchten und Nüssen. Auch die Pilgerin mit den vielen Blasen und ihr Begleiter kamen dazu, die drei Franzosen von gestern ebenfalls. Der Spanier, den ich bei den Ziegen getroffen hatte, und noch ein Pärchen. So wurde dieser kleine Unterstand zu einem richtigen Pilgertreffen. Der Regen hörte auf und wir konnten alle unsere Regensachen verstauen, bevor wir weitergingen. Ich voran, der Abstand zu den anderen wurde bald immer größer und so war ich wieder für mich.

Von der verregneten Landschaft sah ich an diesem Tag nicht viel, es ging viel bergauf und bergab über einige Hügel und durch kleine Ortschaften. Ich kam an einer Herberge vorbei, die sehr schön aussah, frisch renoviert, wohl ein alter Bauernhof, und sie schmiegte sich so schön in die Landschaft ein.

Später kam ich an einer Pferdeweide vorbei, bei der einige Stuten Glocken trugen. Das habe ich öfters gesehen, auch bei Eseln. Alle Pferde bewegten sich von mir weg, als sie mich sahen, aber ein ganz kleines Fohlen blieb in einer kleinen Kuhle liegen und bewegte sich nicht. Ich ging nah an den Zaun ran, aber es blieb weiterhin liegen. Der Rest der Herde entfernte sich immer weiter, aber das Fohlen blieb liegen. Ich machte mir ernsthaft Sorgen um den Kleinen, der da so hilflos lag. Pferde sind Fluchttiere und wenn die ganze Herde wegläuft, musste das Fohlen mit ihnen weglaufen. Ein anderer Pilger kam auch eben den Hügel hoch und sah mich da verzweifelt stehen. Ich erklärte ihm die Lage, aber er zuckte nur hilflos mit den Schultern. „Bitte, steh auf", flüsterte ich leise vor mich hin. Ich wollte schon zum Bauernhof laufen, um Hilfe zu holen, dann hob es endlich seinen Kopf und sah mich mit großen Augen an, stand aber immer noch nicht auf, sah aber ganz munter aus. Es schien ihm gut zu gehen, so zog ich weiter.

Den Pilger holte ich ein, es war Pierre aus Paris, ein paar Tage sah ich ihn immer mal wieder und wechselte ein paar Worte mit ihm, dann wurde auch er vom Jakobsweg verschlungen. Bald darauf sah ich endlich Gernika Lumo unter mir liegen. Was ich über Gernika wusste, erzählte mir der Begleiter von Caro am Tag zuvor. Während des spanischen Bürgerkriegs bombardierte eine deutsche Legion unter Hitler die Stadt und zerstörte sie zu 80 Prozent. Viele Todesopfer gab es damals zu beklagen. Pablo Picasso schuf im selben Jahr sein Gemälde „Guernica" für die Weltausstellung in Paris, um auf das Massaker aufmerksam zu machen.

Der Einzug nach Gernika war nochmal mühsam und durch eine nasse, matschige und steile Straße abwärts erschwert. Dicke Lehmklumpen klebten an meinen Schuhen. Heute Morgen habe ich zum Glück nicht die leichten Laufschuhe, sondern meine ledernen Wanderstiefel angezogen, so blieben meine Füße bis zum Schluss trocken und ich kam sicher unten an. Es zog sich endlos lange hin, bis ich endlich Nahe dem Zentrum ankam.

So gut ausgeschildert der Weg bis hier heute war, in der Stadt verlief ich mich wieder, zumindest war ich nicht auf ausgeschilderten Wegen unterwegs. Einen Pilger, der eben an mir vorbei ging, fragte ich nach dem Weg oder ob er einen Pfeil gesehen habe, aber er war auf der Suche nach seiner Unterkunft und konnte mir leider nicht helfen. Da ich wusste, dass Thilo schon vor Ort war, rief ich ihn an und bat ihn, zu mir zu kommen. Er kannte sich durch seinen Aufenthalt in der Stadt etwas aus, da er schon einen Parkplatz gefunden hatte, sogar schon einkaufen war und auch sein zweites Frühstück eingenommen hatte. Er wusste sofort, als ich ihm beschrieb, wo ich war, wie er zu mir finden konnte, und war keine fünf Minuten später bei mir.

Gemeinsam tranken wir in einem Straßencafé einen Kaffee, so schlammverspritz wie ich war, traute ich mich nirgendwo rein. Dann kauften wir in einem kleinen Supermarkt die nötigen Dinge für die nächsten Tage. Thilo war schon in genau diesem Supermarkt, aber er hatte doch einige wichtige Dinge für mich vergessen. Dann inspizierten wir auf einer kleinen Runde die interessante Stadt, doch so langsam merkte ich die Kilometer, die in meinen Beinen steckten. Deshalb führte mich Thilo zu unserem Übernachtungsplatz. Er war nicht spektakulär, wieder ein einfacher großen Parkplatz, aber etwas abseits vom Trubel der Stadt und er war eben, mehr brauchte ich heute nicht.

Nach einer wohltuenden Dusche pflegte ich meinen geschundenen Körper ausgiebig und salbte meine schmerzenden Stellen mit verschiedenen Cremes. Mein Bein wurde zwar über den Tag hin immer besser, was mich echt wunderte, nach den Strapazen und Anstrengungen, die ich ihm jeden Tag zumutete. Ganz ging der Schmerz nie weg und zudem plagten mich noch ein Muskelkater in den Schienbeinen vom vielen bergauf und bergab und auch mein linkes Knie tat mir weh.

Meine Hüfte und mein leidendes Bein bekamen eine schmerzstillende Salbe und meine Schienbeine ein kühlendes Gel, um Muskelkater vorzubeugen. Mein Knie bekam eine wärmende Salbe. In der Hoffnung meinem Körper das Beste gegeben zu haben, ruhte ich eine Weile mit hochgelegten Beinen auf dem Bett aus, um auch meinem Rücken Entspannung zu bieten. Ja, so ist er, mein Körper, er spricht zu mir, jeden Tag. Nur was er mir sagen will, das verstehe ich nicht immer. Auf der einen Seite sehnt er sich nach Ruhe und auf der anderen Seite spüre ich, wie gut ihm die tägliche Bewegung tut. Aber wann und wo, wie und wie viel, was ist die richtige Dosis? Hinter dieses Rätsel bin ich noch nicht gestoßen. Aber der Camino tat mir so unglaublich gut, also konnte es nicht der falsche Weg sein, den ich einschlug!

Thilo machte derweil einige Restaurants via Internet aus, die alle geöffnet hatten, und so zogen wir nach meiner Pause erneut raus in die Stadt, denn ich hatte wie immer Hunger. Wie immer hatte keines der Restaurants tatsächlich geöffnet, teilweise schon, aber es gab nur etwas zu trinken, die freundlichen Kellner verwiesen uns an andere Restaurants, aber auch da hatten wir Pech.

Nach einer guten Stunde Fußmarsch durch Gernika hatten wir beide keine Lust mehr. Meine anfangs gute Laune und Vorfreude auf einen netten Abend in der Stadt schwanden dahin. Thilo merkte dies und er schlug mir vor, für mich zu kochen. Er sah mir deutlich an, dass ich am Ende meiner Kraft war und er hatte recht, mir taten die Füße immer mehr weh. Fast sechs Stunden auf der Straße und nun mehr als eine Stunde durch die Stadt geirrt, zudem hatte ich einen Bärenhunger. Wir liefen also zu unserem Henry zurück und ich war ganz gespannt, was Thilo für mich kochen wollte, unser Kühlschrank war ja nun voll mit Lebensmitteln.

Thilo briet uns Rühreier und ich bereitete einen Tomatensalat mit viel süßen Zwiebeln zu, ein einfaches Mahl, aber was braucht man mehr, es gab frisches Brot und Wein dazu. So endete mein heutiger Tag, ich war satt, todmüde und erschöpft und schlief bald nach dem Essen ein.

Tag sieben von Gernika Lumo nach Bilbao

Eine über 30 Kilometer lange Etappe stand mir heute bevor und es soll ein sehr warmer Tag mit viel Sonnenschein werden. Direkt an unserem Womo gab es einen Getränkebrunnen, ich füllte in weiser Voraussicht meine beiden Wasserflaschen voll, steckte meinen Wanderführer wieder vorne in den Hosenbund, denn ich musste auch heute wieder bei zwei Alternativwegen aufpassen. Beide Wege wollte ich auf keinen Fall gehen, denn diese Wege waren länger und bei sowieso schon über 30 Kilometern und um die 800 Höhenmetern brauchte ich keine zusätzlichen Kilometer. Thilo verabschiedete mich wieder mit gemischten Gefühlen, er machte sich wie immer Sorgen und ich musste ihm versprechen, ihm anzurufen, sollte es mir nicht gut gehen.

Der Tag lief wie geschmiert an, meine Schmerzen in der Hüfte hielten sich in Grenzen und waren von Anfang an nicht so stark wie die Tage davor, was für eine Wohltat. Mein Knie war ebenfalls wieder in Ordnung und auch vom Muskelkater in den Schienbeinen war so gut wie nichts mehr zu spüren. Die Sonne schien an dem frühen Morgen lächelnd auf mich herab. Da ich mit Thilo am gestrigen Abend einen Teil der Etappe auf der Suche nach den vielen Restaurants gegangen bin, hatte ich keine Probleme aus der Stadt zu finden.

Ich kam an einigen Sehenswürdigkeiten und Denkmälern vorbei, querte einen kleinen Park und verließ dann die Stadt.

Bald darauf ging es heftig bergauf, aber der Weg war schön und gut ausgeschildert. Ich atmete die kühle frische Luft des jungen Morgens ein. Hielt des Öfteren in der Ruhe inne und lies meinen Blick zurück auf die Stadt und die umliegenden Hügel schweifen, bevor mich der Weg in ein Wäldchen hinaufführte. Dort überholte ich ein Pärchen, keine Pilger, wir grüßten uns freundlich und kurz darauf musste ich schon das erste Mal rasten, um zu trinken. Es wurde schnell warm und der Schweiß rann mir schon die Stirn runter. Schnell wechselte ich an einer Waldbiegung von meiner langen Wanderhose in eine kurze, da passierte mich auch wieder das Pärchen. Weiter ging es bergauf, schnell schloss ich direkt an einer Weggabelung zu dem Paar auf. Der Mann sagte mir auf Spanisch, welchen Weg ich nehme musste. Dankend nahm ich seine Hilfe an und beide wünschten mir ein „Buen Camino", sie schlugen den anderen Weg ein. Ich war sicher, auf dem richtigen Weg zu sein, er verlief jetzt wieder eben. Ich nahm mir die Zeit und pflückte frische Blumen für meinen Hut.

Der Weg schlängelte sich schön dahin und just, als ich Lust auf eine erste kleine Pause mit einem starken Kaffee hatte, erreichte ich das kleine alte Städtchen Larrabetzu. In einem Straßencafé sah ich schon von weitem die bunten Rucksäcke einiger Pilger. Es hatten einige die gleiche Idee wie ich.

Ich entdeckte Angie und Deborah unter den Pilgern ich freute mich sie zu sehen, die beiden freuten sich ebenfalls. Ich holte mir in der Bar einen Kaffee und setzte mich draußen zu ihnen an den Tisch, mitten rein in den Pilgertrubel. Auf dem Tisch standen leere Kaffeetassen und Teller, die beiden hatten wohl gefrühstückt. Sie wollten auch sofort weiterziehen, wie sie mir mitteilten. Ich war allerdings noch nicht so weit, ich wollte in Ruhe meinen Kaffee trinken und dann eigentlich noch mein Vesper essen, das teilte ich ihnen auch mit. Ein paar Minuten blieben sie noch bei mir und wir unterhielten uns sehr gut. Dann brachen sie leider auf, fragten nochmals, ob ich mitwolle, „nein, ich brauch echt noch eine Pause" gab ich zurück, schade, sie zogen weiter.

Keine fünf Minuten später kamen sie grinsend? wieder zurück, sie gingen in die falsche Richtung und merkten es erst am Ende des kleinen Städtchens. Nun war ich bereit für den Aufbruch und trank den Rest meines Kaffees. Gegessen hatte ich zwar noch immer nicht, aber ich sprang auf und schulterte grinsend? meinen Rucksack, bereit mit den Irinnen loszuziehen. Das liebe ich so am Pilgerdasein, der Weg hält dir immer wieder Überraschungen parat, mit ein bisschen Glück und dem richtigen Moment, danke Camino für diese kleinen Geschenke, die eine Wohltat für meine Seele sind.

Heute wurde auf dem Weg viel geredet, Angie war verliebt in die schönen Villen der Spanier und fotografierte fast jede. Deb war mit ihrem Rucksack beschäftigt, der schon stark beschädigt war und den sie immer wieder fixieren musste. So liefen wir Kilometer um Kilometer und ich vergaß auf den Alternativweg zu achten, aber wir hatten Glück und landeten auch so auf dem richtigen Weg. Dieser war allerdings ein ewig langes Stück öde und langweilig und zog sich durch die vielen Vororte Bilbaos entlang an der Straße. Die Sonne brannte heute gnadenlos auf uns herunter. Deb war schon rot um die Nasenspitze und ihre Schultern, wollte sich aber partout nicht eincremen. Wir hatten gute Gesprächsthemen und die Zeit und der triste Weg flogen nur so dahin. Apropos fliegen, fast hatte ich das Gefühl ich fliege heute auch, ich hielt gut mit den beiden Schritt, die wieder ein flottes Tempo draufhatten und vergaß wieder einmal ganz, dass ich noch nichts gegessen hatte.

Für die beiden war heute leider der letzte Tag auf dem Camino und ich hatte das Glück, sie zu begleiten. Für heute hatten sie noch eine Unterkunft in Bilbao gebucht und morgen würde ihr Flieger zurück nach Irland gehen. Mein Etappenziel war der Monte Avril, der Hausberg Bilbaos, etwa drei Kilometer vor dem Stadtzentrum. Der Plan, wie wir dann den Abend gestalten war noch offen, erst einmal ankommen. Mit den Irinnen im Gespräch und in dem schnellen Tempo verging die Zeit rasend schnell, irgendwann stellte ich bei einem Blick in mein Buch fest, dass wir schon Nahe dem Ziel waren. Auch Thilo hat sich gemeldet und mich darüber informiert, dass er bereits am Monte Avril ist. Ich schrieb ihm, dass wir eben an einem Krankenhaus vorbeilaufen. Thilo meinte, dass es von dort aus nur noch etwa zwei Kilometer seien. Das teilte ich auch Angie und Deb mit. Voller Freude über das baldige Ziel, zogen wir alle drei unser Tempo nochmals an. Es ging wieder bergauf und es war heiß, ich schritt in großen Schritten voran und bekam dort den Spitznamen „Susi the hill", von den beiden, den sie mir auch immer wieder lachend zuriefen.

Wie Thilo auf die Idee kam, es sollten nur zwei Kilometer sein (in meinem Buch stellte ich später fest, dass es etwas über vier Kilometer waren), kann ich mir bis heute nicht erklären. Wir liefen echt schnell und ja, es ging auch steil bergauf, aber wir waren noch über eine Stunde unterwegs, bis wir endlich den Monte Avril erklommen hatten. Angie stürmte auf Thilo los, als ich ihn ihr vorstellte: „is this the two Kilometer man?", fragte sie lachend. Dann war unser gemeinsames Pilgererlebnis zu Ende, ich verabschiedete mich herzlich von Angie und Deb und wir tauschten Nummern aus. Sollten Thilo und ich mal mit dem Henry nach Irland fahren, waren wir bei ihnen willkommen. Schade, dass unsere gemeinsame Zeit nun zu Ende war, es war sehr schön mit den beiden und trotz meiner schlechten Englischkenntnisse hatten wir uns viel zu erzählen und eine Menge Spaß miteinander.

Die heutige Etappe mit knapp 30 Kilometer schaffte ich mit den Irinnen in Schlepptau, oder sie im Schlepptau mit mir, in sieben Stunden. Was für eine Leistung. Am Ziel angekommen musste ich allerdings erstmal im Womo etwas essen und schüttete circa einen halben Liter Wasser in mich rein. Den Platz, den wir ausgesucht hatten, hier an dem Picknickplatz oberhalb von Bilbao, circa drei Kilometer wären es noch zu Fuß in die Stadt, war eigentlich ideal und auch ruhig. Aber das Restaurant, das wir und als Einkehrmöglichkeit für heute Abend ausgewählt hatten, hatte geschlossen. Wir hatten zwar noch genug Essen an Bord, aber ich hatte es leid, ständig nach meiner Pilgerschaft noch kochen zu müssen. Außerdem waren wir nur einen Katzensprung von einer Großstadt entfernt, da muss es doch irgendwo ein Restaurant geben, das um diese Zeit offen hatte. Bei genauerem Hinsehen gefiel mir dann auch unser Übernachtungsplatz gar nicht mehr so gut. Außer ein paar Pilgern, die für einige Zeit wohl noch vorbeilaufen würden, ist hier sicher nichts mehr geboten.

Wir entschieden uns also dafür, nach Bilbao reinzufahren und zum ersten Mal auf einen offiziellen Stellplatz zu gehen. Wir hatten ein wenig Bedenken, nachdem wir von den vielen Wohnmobilaufbrüchen in der Stadt gelesen haben, dass wir das Womo ja dann gar nicht verlassen könnten, würden wir irgendwo freistehen. Und wenn ich schon mal in Bilbao bin, anstatt es nur zu durchlaufen, will ich es auch besichtigen.

Den Stellplatz fanden wir auf Anhieb. Zweimal hatte ich Glück mit diesem Stellplatz, erstens war er wunderschön auf einem Hügel gelegen, mit herrlichem Ausblick auf ganz Bilbao und das zweite, er lag direkt am Alternativ-Jakobsweg aus der Stadt raus. So musste ich morgen früh nicht extra in die Stadt runter, sondern konnte vom Stellplatz aus loslaufen. Günstig war er auch, mit nur fünfzehn Euro, Wasser und Strom inklusive und das in einer Großstadt, wir waren baff.

Direkt am Stellplatz gab es eine Bushaltestelle und der Bus fuhr für drei Euro in die Stadt und wieder zurück, also mehr Glück kann man doch nicht haben. Wir ergriffen die Chance einen schönen Abend in der Altstadt zu verbringen. Um etwa sechs Uhr machten wir uns auf den Weg. In der City brauchten wir ein bisschen, um uns zu orientieren, weil wir ja in erster Linie etwas essen gehen wollten, dabei sahen wir schon einige Sehenswürdigkeiten. Was soll ich sagen, es geschah was geschehen musste, wir fanden kein Restaurant, zumindest keins, das um diese Zeit etwas Nahrhaftes zu essen verkaufte.

Wir ließen uns schließlich darauf ein, das zu essen, was die Stadt zu bieten hatte. Das war eine Tapas-Bar an der anderen, besser gesagt Pincho, wie sie hier im Baskenland heißen. Überall saßen die Leute draußen an den Tischen, tranken ihren Aperitivo und aßen ihre Häppchen, wie es bei uns heißt. Wir taten es ihnen gleich und sie schmeckten wunderbar. Wir gingen von Bar zu Bar und aßen uns durch. In der zweiten Bar tranken wir ein Glas baskischen Weißwein dazu. Mit vollen Bäuchen und einem Eis in der Hand ließen wir den lauen Abend bei einer Runde durch die Altstadtausklingen. Einige Geschäfte hatten sogar noch offen und wir bummelten durch die

Läden. Dann ging es mit dem Bus hoch zu unserem Stellplatz.

Im Bus erlebten wir ein kleines highlight, eine afrikanische Frau mit einem Kinderwagen stieg ein. Das Kind, vielleicht zwei Jahre alt, fing an ein Lied zu singen, so fröhlich, so ausgelassen und je mehr Leute im Bus aufmerksam auf die Kleine schauten, umso lauter sang sie ihr fröhliches Lied. Sie sang immer nur eine Strophe auf Spanisch und hatte die größte Freude daran, dass die Leute es so lustig fanden. Der Bus war komplett voll. Die Mutter hatte Mühe ihr Kind vom Singen abzuhalten, aber alle Leute lachten und das animierte die Kleine immer mehr, sie sang weiter und vor allem lauter, bis auch wirklich der letzte in seinem Sitz lachte. Am Schluss kicherte die Kleine selbst über ihren Gesang, was dann wieder herzzerreißend amüsant war, dann stiegen Mutter und Kind leider aus.

Am Stellplatz angekommen stellten wir fest, dass wir Nachbarn für die Nacht bekommen hatten. Ein Pärchen mittleren Alters mit einem uralten VW T3. Mit ihnen kamen wir bald ins Gespräch. Sie waren in entgegengesetzter Richtung von Portugal her unterwegs und das schon seit einer ganzen Weile und sie schwärmten uns vom Norden Spaniens vor. Wir durften uns also auf weitere schöne und beeindruckende Landschaften freuen. Nebenbei hatten wir einen herrlichen Sonnenuntergang hinter den Hügeln Bilbaos und kamen aus dem Staunen gar nicht raus. Mir fielen nach diesem langen, ereignisreichen und heißen Tag die Augen zu und so verkrümelte ich mich bald in mein Bettchen. Thilo unterhielt sich eine ganze Weile mit den beiden, bis die Nachtruhe auf dem Stellplatz die drei zwang ihre Gespräche einzustellen. Thilo kuschelte sich zu mir in unser enges Bett. Das war wieder eine der vielen schönen Seite an dieser Art des Pilgerns, ich konnte in den Armen meines Mannes einschlafen und ausgeruht in dem morgigen Tag starten und muss mir nicht anonym in einer Herberge mit lauter Fremden, die schnarchen, ein Bett oder einen großen Raum teilen.

Tag acht von Bilbao doch noch bis nach La Arena

Die aufgehende Sonne weckte mich an nächsten Morgen, einen Wecker stellte ich mir nur, um nicht zu sehr zu verschlafen, aber meistens wachte ich schon vorher auf, ich hatte mich an den Rhythmus gewöhnt. Morgens aufstehen, Kaffee machen, Vesper richten, loslaufen, genießen, ankommen, weiter genießen, schön, so ein Pilgerleben. Abends las ich immer aufmerksam die Etappe für den nächsten Tag durch, aber es gab immer wieder Überraschungen, die ich überlesen oder überblättert habe. Oder weil der Tag halt einfach Überraschungen bereithielt, so war das. Auch heute, um ganze vier bis fünf Kilometer habe ich mich verlaufen und das nur, weil ich wieder mal vor mich hinträumte und auch ausnahmsweise während des Pilgerns Musik hörte. Dazu aber später mehr.

Die Morgensonne zeigte sich von ihrer schönsten Seite und ich machte mich auf zur Rezeption um das gestern Abend bestellte Baguette für einen Euro abzuholen. Gibt es das, ein Euro für ein Baguette, frisch gebacken an den Stellplatz geliefert? Thilo hat seit gestern angefangen, den Kaffee für mich schon am Abend durch die Kaffeemühle zu jagen. So konnte ich mich zumindest morgens, was das Bücken anbetraf, schonen und Thilo musste nicht extra aufstehen. Ich richtete mir das frische Baguette, dick mit Butter und Chorizo, dazu steckte ich mir eine Banane und eine Orange ein. Hier am Stellplatz gab es einen Frischwasserbrunnen und ich zapfte genug Wasser für den Tag ab.

Dann ging's wieder los, ein Küsschen für Thilo und weg war ich. Thilos Plan war es, Bilbao zu erkunden und ich beneidete ihn ein wenig darum, da wir ja gestern nur die

Altstadt besichtigt hatten und weil ich heute die Alternative wählte, sah ich den neuen Teil Bilbaos, nebst dem Guggenheim Museum leider nicht. Auch mit der Schwebebahn über den Ria del Bilbao kann ich nicht fahren. Zumindest aber war ich auf der in meinem Buch beschriebenen schöneren Etappe, da das Industriegebiet Bilbaos umgangen wird. Dafür ist sie um etwa acht Kilometer länger und wohl die Originalroute. Da der Stellplatz am Rand Bilbaos lag, ließ ich die Stadt bald hinter mir und der Weg schlängelte sich durchs Hinterland an einigen letzten Häusern vorbei und ich war wieder in der Natur.

An dem frühen Morgen schloss ein junges dänisches Pärchen zu mir auf. Später erfuhr ich, dass eigentlich nur sie Dänin war, er war vielleicht aus England und sie hatten sich auf dem Jakobsweg ineinander verliebt. Sie war starke Raucherin und wollte dies auf dem Jakobsweg endgültig beenden, schnorrte aber ständig andere Pilger um Zigaretten an. Ob sie es am Schluss noch geschafft hat, von den Glimmstängeln loszukommen, bleibt offen.

Wir stellten uns kurz vor, liefen eine Weile nebeneinanderher, dann zogen die beiden an mir vorbei, ich behielt mir vor, es heute etwas gemütlicher angehen zu lassen. Es ging bald bergauf, da überholte ich die beiden wieder, auch an einem etwas älteren Männergespann lief ich vorbei, das sich lauthals auf Deutsch unterhielt. Auch die zwei lernte ich später noch gut kennen und mögen. Hier am Hang bekamen sie von mir erst mal nur ein „Buen Camino", wollte ich mich doch nicht gleich als Landsmännin outen.

Auf dem Berg angekommen befanden sich eine kleine Kapelle und ein Brunnen, da stießen wir alle zusammen und sammelten unsere Kräfte. Die beiden Herren, für mich stets Klaus und Klaus, blieben länger am Brunnen, aber das Pärchen zog gleich weiter. Ich auch, der Alternativweg war nicht besonders gut ausgeschildert und da die beiden zumindest in etwa das gleiche Tempo hatten wie ich, dachte ich daran mich an sie zu hängen, um so den Weg besser zu finden. Der Engländer verließ uns mit einem Satz in den Wald und ich war mit der Dänin im Schlepptau allein.

Kurz darauf gabelte sich der Weg. Die Dänin schritt an mir vorbei bergan, ich blieb unsicher stehen, ich sah keine Wegmarkierung. Da kam gerade vom unteren Weg her eine Spaziergängerin mit Hund. Die Dänin sprach sie in schlechten spanisch an, um nach dem Weg zu fragen. Ich verstand so viel wie, unten sei der kürzere Weg nach Baracaldo, der obere sei der anspruchsvollere über die Berge. Ich nahm Blickkontakt zur Dänin auf. Das ist das, was wir wollen, einen anspruchsvollen Weg. Also gingen wir weiter bergan, die Spanierin zuckte nur mit den Schultern, als sie uns den Berg hochlaufen sah.

Als die Dänin eine Weile mit ihren Kopfhörern beschäftigt war, war es an mir, wieder an ihr vorbeizuziehen. Und kurz darauf breitete sich eine traumhafte Landschaft vor uns aus, am Horizont sah man endlich wieder das Meer und zu meiner linken Seite tat sich eine Landschaft wie im Allgäu auf, nebst Kühen mit Glocken. Schön war es hier, ich drehte mich immer wieder um, auch um die Dänin hinter mir zu wissen, denn es gab keine Pfeile, ich war aber auch nicht misstrauisch. So schritt ich immer weiter voran und immer weiter vom Weg ab. Da es durch einen Wald ging, sah ich auch das Meer rechts neben mir nicht mehr.

Die Dänin brachte mich mit ihren Kopfhörern auf eine Idee: Zum ersten Mal auf dem Jakobsweg steckte ich mir Ohrstöpsel ein und wählte lautstark Metallica. Von der Welt um mich herum bekam ich nichts mehr mit. Auch nicht, dass sie irgendwann umkehrte, sie merkte wohl, dass wir auf dem falschen Weg waren, vielleicht rief sie mir ja noch zu, aber mit „Master off puppet" in den Ohren hörte ich sie nicht.

Bei mir sollte es etwas mehr als drei Kilometer so weiter gehen, bis ich stutzig wurde. Ich verließ den Wald und sah, dass das Meer eher von mir weg als näher gekommen war und auch die Stadt Baracaldo, die ich längst hätte erreichen sollen, lag in weiter Ferne am Fuße des Berges unter mir. Zum ersten Mal schaute ich in meine Wanderapp und tatsächlich, ich war weit vom Weg abgekommen. Der Weg, auf dem ich mich befand, war definitiv nicht der Jakobsweg. Schön, aber nicht mein Weg. Auch konnte ich diesem Weg nicht weiter folgen, um irgendwann wieder auf eine Straße zu stoßen, denn er führte immer weiter hoch in die Hügel. Ich war so wütend auf alles, auf den Jakobsweg, auf James Hetfield, auf die Dänin, wo war sie überhaupt, sie war doch meine Sicherheit. Weg, alle, ich war allein in der Pampa hinter Bilbao.

Ich sah in der Ferne den riesigen Hafen von Bilbao, aber das tröstete mich kein bisschen. Der Blick in meine Wanderapp sagte mir eindeutig, dass ich tatsächlich den ganzen Weg zurücklaufen muss und dann heute auf weit über 30 Kilometer kommen würde, was ich an so einem heißen Tag wie heute eigentlich vermeiden wollte. Bei der Hundespaziergängerin hätten wir einfach auf der Straße bleiben sollen, kurz danach hätten wir auch wieder Pfeile gesehen, wie ich später feststellte. Also machte ich mich murrend auf den Rückweg.

Wieder auf dem Weg angekommen sind die Pfeile da und ich bin richtig. Ein Pilger lief auch eben an mir vorbei und grüßte freundlich. Definitiv, ich bin wieder on the Road. Nur brauche ich erstmal eine Pause, ich bin immerhin schon fast drei Stunden unterwegs, trinke etwas, creme mich mit Sonnencreme ein und dann ging's weiter. Thilo schrieb mir, er sei eben mit dem Bus auf dem Weg in die Stadt.

Ich dachte an die zwei Irinnen: sie sind jetzt vermutlich auf dem Weg mit dem Bus zurück nach Irun und dann mit dem Flieger zurück nach Dublin. Wir sind vor einer Woche am Abend aufgebrochen mit dem Auto nach Frankreich. Sozusagen ist morgen die erste Woche Camino für mich vorbei, nur weit gekommen bin ich gefühlt nicht, aber es ist schön und heute Abend erreiche ich wieder das Meer.

Jetzt erst mal weiter, der Alternativweg sollte ja schöner sein, aber außer dort, wo ich mich verlaufen hatte und auf etwa drei Kilometer die volle schöne Natur hatte, war der Weg ätzend und zäh und schlängelte sich ohne Aussicht auf Verbesserung eigentlich nur durch den Vorortbereich Bilbaos. Weiter durch die Orte Baracaldo und Sestao, bevor der Weg in Portugalete wieder mit dem anderen zusammenführte. Erst dann wurde es wieder ländlicher und man kam in die Nähe des Meers.

Noch bevor ich aber in Portugalete war, stieß ich erneut auf die zwei älteren Herren Klaus und Klaus. Der etwas jüngere Klaus hatte den Älteren im Schlepptau. Die beiden hatten die Chance mich einzuholen, weil ich mit Pfeilen-Suchen beschäftigt war und auf der Suche nach einem Kaffee. Beides im Moment sehr schwierig, im Getümmel der Stadt gingen die Pfeile unter, vor allem, weil sie mal auf der einen Straßenseite und dann wieder auf der anderen angebracht waren. Ständig wechselte ich die Straßenseiten, um ja keinen Pfeil zu verpassen und einen Kaffee hatte ich auch nicht gefunden. Ich ließ die beiden zu mir aufholen und verwickelte den jüngeren Klaus in ein Gespräch. Munter erzählte er mir von ihren bereits gelaufenen Jakobswegen und dass sie heute Morgen auch in Bilbao gestartet seien. Eigentlich hatten sie sich für die kürzere Variante durchs Industriegebiet entschieden, sind dann mangels von Pfeilen auf diesem Weg gelandet. Ich musste schmunzeln und war froh, dass nicht nur ich mich so oft verlief, sondern auch zwei so alte Hasen. Alle drei scannten wir nun die Umgebung nach den Pfeilen ab, denn für heute hatten wir genug an Umwegen. Der jüngere Klaus sah sich immer wieder nach dem älteren Klaus um und als wir wirklich in Gefahr waren ihn zu verlieren, machte auch ich langsamer. Der ältere Klaus hatte sehr viel Mühe uns durch die Stadt zu folgen, vor allem, weil es schon wieder bergan ging und mörderheiß war. Klaus der Alte beteiligte sich anfangs noch sehr am Gespräch, später wurde es nur noch ein bestätigendes „ja" auf Aussagen von Klaus dem Jungen und dann kam gar nichts mehr von ihm, er war erledigt und schwitze auch sehr. Ich trennte mich am ersten Café, das am Straßenrand war, wieder von den beiden, auch um sie in Ruhe in ihrem Tempo weitergehen zu lassen.

Nach meinem Kaffee verlor ich dort, wo eigentlich die beiden Wege zusammenführen sollten, schon wieder den Weg. Ich fand keine Pfeile mehr, ging die Straßen hoch und runter, über Kreuzungen und verlor komplett die Orientierung. Ich verzweifelte fast, warum denn schon wieder? Das ist doch verhext. Es gab auch keine Pilger mehr, ratlos ging ich durch die Straßen, ich orientierte mich jetzt mit meiner App, um zumindest in die richtige Richtung unterwegs zu sein, um später an einer Kirche wieder auf den Jakobsweg zu stoßen und wie durch ein Wunder sah ich auf Verkehrsschildern die Jakobsmuschel und Pfeile. Es waren andere Zeichen als ich sie kannte, aber von dort an folgte ich dieser Route, die auch in meinem Buch gar nicht beschrieben war. Es ging über eine riesige Brücke über ein Autobahnkreuz und an deren Ende fand ich auch die Hinweistafel dieses Alternativwegs. Sie war allerdings unleserlich mit Graffiti beschmiert, aber es war ein Weg.

Ich durchquerte den Ort Gallerta und kehrte dort in der einzigen Bar ein. Die älteren Stammgäste, die draußen vor der Bar ihren Feierabend genossen, animierten mich dazu, in die Bar zu gehen, dort gab es Pilgerstempel, wie sie mir erklärten. Freudig ging ich in die schöne kühle Bar, ein Fanta kann ja auch nicht schaden, wenn ich hier schon einen Stempel bekomme. Ich bestellte beides bei der in die Jahre gekommene aber äußerst adrett aussehenden Bardame. Ich bekam eine eiskalte Fanta, einen Stempel in mein Pilgerausweis und die Dame reichte mir dazu eine Scheibe mit vor olivenöltriefendes Baguette mit Fisch darauf. Es schmeckte mir nicht, aber die Dame war so bemüht um mich, deshalb ließ ich mir nichts anmerken. Die Fanta hatte ich schnell ausgetrunken und wollte zahlen. Ganz lieb lächelte sie mich an und meinte, dass alles für mich gratis sei. Ob einer der Stammgäste von draußen meine Rechnung übernahm oder ob es tatsächlich aufs Haus ging, verstand ich dann nicht mehr. Sah ich etwa so abgekämpft und mitleiderregend aus? Überrascht von der Gastfreundlichkeit, bedankte mich herzlich und verließ die Bar wieder raus in die Hitze des Nachmittags.

Es sollten noch etwa acht Kilometer bis zu meinem Ziel Pobena sein, aber ich war erledigt. Ich schrieb Thilo eine Nachricht, dass ich versuchen würde so weit zu laufen, wie ich kann, um mich dann dort von ihm abholen zu lassen. Er war noch mitten in Bilbao, würde sich aber auch langsam auf den Weg zum Bus machen und dann in Richtung zu mir, das würde passen, dachte ich. Eine gute Stunde etwa könnte ich noch laufen und dann könnte mich Thilo irgendwo einsammeln. Schneller als gedacht war ich völlig erschöpft, es war so heiß, ständig hatte ich Durst, mein kleiner Rucksack fühlte sich tonnenschwer an und meine Hüfte, die eigentlich sonst im Laufe des Tages besser wurde, schmerzte mich heute sehr, außerdem taten mir beide Knöchel weh.

Irgendwann im Delirium der Hitze begann ich zu singen, ich singe nie und kann auch nicht singen, es hörte sich auch megaschrecklich an, was da an Tönen aus meiner Kehle kam, aber laut sang ich weiter, zur Melodie von Fats Domino, „I am walking down the Street", aber den Text variierte ich mit dem, was mir gerade einfiel, da ich außer dieser Strophe den Text sowieso nicht kannte, das klang dann etwa so, „I am walking with the donkey". Diese Strophe sang ich immer wieder mit all den Tieren, die mir bis jetzt begegneten, den Pilgern, denen ich begegnet bin, ich besang die Bäume, die Bauernhöfe, an denen ich vorbeiging und: Huch, ein halbwilder Hund, der mich, zum Glück hinter einem Zaun, zähnefletschend sehr böse anbellte, beendete meinen Gesang.

Ich war in Kardeo angekommen, hier entschied ich mich auf Thilo zu warten und schickte ihm meinen Standort durch. Es gab ein schattiges Plätzchen für mich und einen Trinkwasserbrunnen. Wie man sich auf so einfache Dinge wie frisches kaltes Wasser freuen kann. In etwa gut einer halben Stunde sollte Thilo bei mir sein. In einem Entspannungsmodus und in Gedanken, heute nach 30 Kilometern endlich am Ziel zu sein, schrieb ich auf der Straße sitzend mein Tagebuch.

Herannahende Stimmen ließen mich aufblicken: Klaus und Klaus kamen um die Ecke gebogen, sehr erfreut mich dort sitzen zu sehen und noch erfreuter, als ich ihnen sagte, dass es hier auch einen Trinkwasserbrunnen gibt. Gierig tranken sie erst mal, bevor sie sich zu mir in den Schatten gesellten. „Was macht ihr beide denn hier? Das ist doch ein komplett anderer Jakobsweg." „Nö, der ist richtig, der steht so in unserem Outdoor-Wanderführer drin."

erwiderte ein Klaus. Warum ich meine Schuhe und Socken ausgezogen hatte, wollte der andere Klaus wissen. Zögernd überlegte ich kurz, was ich erwidern sollte, ich wollte nicht schon wieder Diskussionen führen mit wildfremden Menschen, warum ich dortbleiben kann, wo ich eben will und nicht auf Herbergen angewiesen war. Dann antwortete ich so ehrlich und überzeugend. „Ich lasse mich von meinem Mann hier mit dem Wohnmobil abholen, denn ich bin sozusagen eine Luxuspilgerin und ich kann keinen Schritt mehr gehen. Nachdem ich heute etwa fünf zusätzliche Kilometer auf mich nehmen musste, meine Füße brennen und ich kann einfach nicht mehr." Antwortete ich ihnen in einem Wortschwall. „Ach-so, okay, aber es sind doch nur noch gut zwei Kilometer runter nach La Arena zum Strand". "Ach ja, echt? Ich dachte, es ist noch viel weiter." entgegnete ich wieder. Klaus und Klaus jedenfalls würden jetzt noch runter laufen und in La Arena in eine Pension gehen, denn nach Pobena, in die Herberge einen Ort weiter, wollten sie auch nicht mehr. Sie brauchen heute mal zur Abwechslung etwas Privatsphäre.

Wir verabschiedeten uns und die zwei liefen weiter, ihrem Tagesziel entgegen. Ein tolles Bild, die beiden, der eine Klaus lief voraus, der andere Klaus, fast mitleiderregend, zottelt hinterher, beide trugen riesige vollgepackte Rucksäcke.

Es war mittlerweile fast eine Stunde vergangen, seit ich Thilo meinen Standort durchgegeben hatte, er müsste längst da sein. Ich schrieb ihm eine WhatsApp, wo er denn bleibe. Ein Fehler, wie ich später erfuhr, denn als er nicht antwortete, schrieb ich nach etwa zehn Minuten nochmal eine. Da rief er mich ganz aufgeregt an. „Wenn du mir ständig WhatsApp schreibst, funktioniert mein Navi nicht richtig, es hat mich jetzt hier auf einen Radweg gelotst und ich kann nirgends wenden, ich komme mir vor wie ein Geisterfahrer, außerdem weiß ich gar nicht mehr, wo ich bin, ich ruf dich gleich wieder an," fuhr er mich an. Puh, auch das noch, Hitze, Schmerzen und ein wütender Ehemann, so stellte ich mir das Pilgern aber nicht vor.

Ich warf nochmal einen Blick in mein Buch und meine Wander-App und stellte fest, dass es tatsächlich nur noch gut zwei Kilometer an den Strand waren und ich fand auch mehrere Parkplätze in unserer Übernachtungs-App (man, was sind wir in der heutigen Zeit auf Apps angewiesen, erschreckend). Dann wackelte ich mit meinen Zehen, reckte und streckte mich, belastete meine Füße, lief ein paar Meter barfuß im Schatten umher. Als dann Thilo zwei Minuten darauf anrief, fiel ich ihm gleich ins Wort. „Du brauchst gar nicht länger nach mir zu suchen, ich komm runter nach La Arena, es sind nur zwei Kilometer, lass uns dort auf dem ersten Parkplatz direkt am Strand treffen. Dort kann man auch übernachten, ich bin in circa fünfzehn Minuten dort". „Oh super, ja, das finde ich, ich weiß nämlich noch immer nicht genau, wo du bist, denn es gibt keine Straßen zu dir". Die Erleichterung in seiner Stimme, dass er mich nicht mehr abholen musste, war deutlich zu hören. Ich ärgerte mich aber trotzdem ein bisschen, da ich ihn heute gebraucht hätte, und er mich ja aus diesem Grund begleitete und nun musste ich mich doch aufrappeln. „Doch, natürlich gibt's hier eine Straße rauf, hier stehen doch auch Autos, aber lass, wie gesagt, die paar Kilometer schaff' ich jetzt auch noch" erwiderte ich schnell und schon machte ich mich dran, Socken und Schuhe wieder anzuziehen und meinen Rucksack zu schultern. Die lange Pause im Schatten schien mir gut getan zu haben, langsam lief ich an und dann immer zügiger den Berg runter, aus dem Dorf raus, die Straße nach La Arena runter, die Straße, auf der mir auch einige Autos entgegenkamen. Mensch, Thilo schmunzelte ich vor mich hin.

Dann sah ich das Meer und meine Schritte wurden noch schneller und beschwingter, vergessen all die Schmerzen, die Ärgernisse des Verlaufens, die vielen zusätzlichen Kilometer und die Hitze, ich wollte jetzt nur noch an den Strand und ins Meer. Thilo empfing mich wie vereinbart am ersten Parkplatz, er saß im Henry mit geöffneter Scheibe, sein Gesicht sprach Bände. Nein, bitte nicht wieder schlechte Nachrichten, ich kann langsam nicht mehr, dachte ich. „Wir können hier nicht bleiben, die haben den Wohnmobilplatz dicht gemacht und eine zwei Meter Höhenschranke aufgestellt, da kommen wir nicht durch. Wir sind hier nicht willkommen, eine Politesse hat mir das auch deutlich gemacht Ich konnte ihr erklären, dass ich nur kurz auf meine Frau warte und wir weiterfahren. Sie hat es mir sehr mürrisch erlaubt, für ein paar Minuten. hier auf einer Sperrfläche zu stehen, kommt aber gleich wieder, um zu kontrollieren und ich finde in der App keinen anderen Parkplatz". Man, war der sauer.

So war das eigentlich nicht ausgemacht, Thilo war eindeutig dafür zuständig die Parkplätze zu suchen. Jetzt musste ich das nach diesem Tag also auch noch erledigen. Nicht immer so einfach, das Luxuspilgern. Also schauten wir nochmal gemeinsam in die App, hier gibt es mehrere Parkplätze, wir würden schon was finden.

Der nächste Parkplatz direkt am Strand hatte ebenfalls eine Schranke, aber einen weiter sollten wir Glück haben. Er war zwar direkt an der Straße, aber es gab große Bäume, die Schatten spendeten. Allerdings war der Parkplatz restlos voll und wir mussten uns etwas gedulden, bis Leute genug vom Strand hatten und zu ihren Autos zurückkehrten, um nach Hause zu fahren. Nach etwa zehn Minuten kam eine Dame und setzte sich in ihr Auto, machte den Motor an, fuhr aber nicht weg. So standen wir weiter und warteten, die Dame schminkte sich, stieg nochmal aus, suchte etwas in ihrem

Kofferraum, ignorierte uns gekonnt? und blieb weiter mit laufendem Motor in ihrem Auto sitzen. Ein Phänomen, da wir noch öfters so erfahren sollten. Das Benzin in Spanien ist wohl immer noch zu günstig, hatte es für uns den Anschein. Dann kam eine Familie, die brauchte auch sehr lange, bis sie endlich alles in ihrem Auto verstaut hatte, dann endlich machten sie den Parkplatz für uns frei. Puh, geschafft, Erleichterung in unseren Gesichtern, die Nacht ist gesichert.

Schnell sprang ich in mein Strandoutfit, klemmte mir die Strandtücher unter den Arm und wir gingen die wenigen Meter zum Strand. Es war herrlich. Um diese Zeit war das Meer immer noch recht weit draußen und daher war der Strand riesig. Barfuß lief ich durch den Sand und wir suchten uns einen schönen Platz. Endlich ins Meer springen, mehr wollte ich gar nicht. Aber Moment mal, warum sind hier die roten Fahnen draußen und warum Pfeifen die Rettungsschwimmer ständig in ihre Trillerpfeifen? Es war Badeverbot, bei der eintreffenden Flut war hier die Strömung besonders stark und sie ließen die Leute nur bis etwa zu den Knien rein. Wer sich weiter reinwagte, wurde laut und fordernd sofort zurückgepfiffen.

Die armen Rettungsschwimmer taten mir leid, da sich viele Leute nicht an diese einfachen Regeln halten wollten. Ich war auch enttäuscht, nicht ein paar entspannende Züge schwimmen zu können, begnügte mich dann aber eben mit einem erfrischenden Bad für meine müden Beine. Thilo und ich entspannten uns am Strand, beruhigten unsere erhitzten Gemüter, unterhielten uns darüber, was heute alles schiefgelaufen ist und was wir für den Rest des Urlaubes inklusive meiner Pilgerreise besser machen können und waren uns wieder sehr schnell ganz einig und versöhnt.

Der Hunger trieb uns nach einiger Zeit weg vom Strandparadies und wir versuchten in den Bars auf der anderen Seite des Strandes unser Glück etwas zu essen zu bekommen. Tatsächlich, die erste Bar, bei der wir es versuchten, bot um diese Zeit Essen an, immerhin es war ja auch schon nach sechs Uhr abends. Wir setzten uns an einen der wackligen Plastiktische draußen mit Blick auf das Meer und orderten unser Essen. Ich bekam einen leckeren, eiskalten schön dekorierten Cocktail, Thilo sein Bier, das Essen wurde dann aber leider lieblos, fast kalt und fade serviert. Eine Weile genossen? wir das Beachlife und spazierten eine Runde am Strand.

Thilo ging mit mir das erste Teilstück durch die Dünen auf einem Steg in Richtung Pobena, so wusste ich wie ich morgen früh laufen musste, dann ging's langsam in Richtung Henry. Dort wartete der Pilgeralltag auf mich, mein Wanderführer wurde gewälzt und aufmerksam gelesen. Zum Glück gab es morgen keine Alternativwege, nur eine Anmerkung, dass viele Pilger, um abzukürzen an der Nationalstraße liefen, aber das kam für mich so oder so nicht in Frage, war doch die Etappe für morgen nur knapp 24 Kilometer lang. Bald wurden meine Augen immer schwerer und ich zunehmend geplagt von den Strapazen des Tages, aber nach wie vor eine glückliche Pilgerin auf ihrem Weg, müde. Und wir kuschelten uns bald in unsere Koje.

Die Nacht blieb trotz der Straße neben uns ruhig und außer ein paar wenigen Campern war der Parkplatz fast leer geworden. Nur ein einziger Moskito, der uns ständig um die Ohren surrte, sollte uns ein wenig den Schlaf rauben. Und es wurde nicht besser, als sich Thilo in dem engen Wohnmobil auf die Jagd nach ihm machte. Es wackelte und schaukelte, es wurde geflucht und dann, endlich ein erlösendes Klatschen mit der Fliegenklatsche und die Nacht war wieder ruhig.

Tag neun La Arena bis Castro Urdiales und mit Henry drei Kilometer weiter nach Cerdio

Ich starte wieder in einen herrlichen Morgen hinaus auf den Jakobsweg. Bis auf meine Schmerzen in der Hüfte, die plagten mich nach wie vor, geht es mir erstaunlicherweise gut. Aber auch die Schmerzen hielten mich nicht davon ab, mit einem Lächeln im Gesicht, in die vor mir stehende Etappe zu starten. Ich warf Thilo eine Kusshand zu, der mir im Bett liegend aus dem offenen Fenster nachschaute und machte mich auf. Es ging über einen Holzsteg am Strand entlang und ich hatte den ganzen langen Strand für mich allein, niemand war da. Die aufgehende Sonne, die Wellen, das Rauschen des Meeres, all das nur für mich. In Pobena kam ich an der Herberge vorbei, aber entweder schliefen dort noch alle, oder die Herberge hatte geschlossen. Eine steile Treppe führte zum Küstenweg hinauf, der sich oberhalb der Klippen in die Landschaft schmiegte. Unten in der Bucht beobachtete ich die ersten morgendlichen Surfer.

Eine ganze Weile folge ich im frühmorgendlichen Sonnenschein diesem beeindruckenden, hoch über dem Meer gelegenen Küstenpfad. Der Blick nach hinten zeigte mir den Hafen von Bilbao, jetzt bin ich schon so weit gegangen und noch immer sehe ich die letzten Ausläufer Bilbaos. Eines der Highlights hatte ich gleich in der frühen Morgenstunden, ich kam durch den Tunnel, der mich vom Baskenland nach Kantabrien brachte. Endlich „Adios" baskische Sprache und „Hola" spanische Sprache, die ich zwar auch nicht beherrsche, aber mit ein paar Floskeln sicher weiter komme und es weniger Verständigungs-schwierigkeiten geben sollte, als im Baskenland. In Onton bot sich mir die Möglichkeit der Nationalstraße zu folgen, aber das war für mich, wie immer keine Option, viel zu schön war dieser Tag, um ihn dem rauschenden Verkehr an einer viel befahrenen Straße zu opfern. Mich zog es ins schöne und ruhigere Hinterland.

Viele Pilger gingen heute die Abkürzung, denn ich traf ich keinen einzigen. Ein Bauer, der mit einem Holzanhänger an mir vorbeifuhr, sah mich etwas verwundert an. Einigen freundlichen Radfahrern begegnete ich auf der Passstraße ebenfalls. Ein Rennradfahrer, der ächzend an mir vorbei den Berg hoch strampelte, wurde kurz darauf von einem E-Biker überholt. Leider hatte ich nicht das Vergnügen, diese Szene aus der Nähe zu sehen, da in diesem Moment beide hinter einer Kurve verschwanden. Auf dem Alto de Helguera angekommen begann es langsam zuzuziehen und ich bekam ein paar Regentropfen ab.

Als ich auf der anderen Seite des Passes wieder herunterwanderte, nahm ich leisen festlichen Gesang wahr, der immer lauter wurde, je näher ich dem Örtchen Otanes kam. Ein Lied, das zum Mitsingen animierte, wenn man den Text kennt, ich kannte ihn natürlich nicht. Immerhin konnte ich die einfache Melodie bald mitsummen, ich war ja allein auf dem Berg, es hörte mich keiner. Ich lief in freudiger Erwartung den Berg hinab, um vielleicht im Ort kurz an einer Feierlichkeit teilhaben zu können. Es wurde immer lauter und feierlicher und durch die Bäume konnte ich schon das festlich geschmückte Dorf sehen. Nur leider führte der Jakobsweg nicht an dem Fest vorbei, sondern auf der anderen Seite der Bahngleise entlang. Also kein Fest für mich und die Stimmen der Feiernden wurden bald immer leiser, dafür konnte ich meinen Magen knurren hören. Ja, es war Essenszeit, ich hatte schon wieder den ganzen Tag nichts gegessen und es war schon weit nach Mittag. Am alten Bahnhof von Otanes fand ich ein gemütliches kleines Picknickplätzchen und ließ mich dort für eine Rast nieder. Ein Radfahrer fuhr vorbei und ein junges verliebtes Pärchen kreuzte meinen Weg, aber keine Pilger, nicht einen einzigen Pilger sollte ich heute sehen.

Als ich später wieder auf dem Weg war, begegnete mir auf Höhe des Steinbruchs von Santullan ein Mann. Ich sah ihn schon von weitem, er fixierte mich ebenfalls. Er war ganz in Weiß gekleidet und ich wusste nicht, was ich von ihm halten sollte. Er hatte trotz seiner hellen Kleidung ein recht heruntergekommenes Aussehen. Unbemerkt schaute ich mich hilfesuchend um, aber da war sonst niemand außer uns und der Weg. Abseits jeder Zivilisation war ich eingerahmt von großen Hecken und Sträuchern. Wie ich solche Situationen hasse, so gerne ich allein auf Wanderschaft bin und so sehr ich die Ruhe und Abgeschiedenheit liebe. Wenn mir aber so ein komischer Kauz entgegenkommt, wird mir immer mulmig und anstatt erhobenen Hauptes mit Selbstbewusstsein der Situation entgegenzutreten, ziehe ich eher den Kopf wie eine Schildkröte ein, in der Hoffnung so nicht wahr genommen zu werden. Längst schon hatte er mich gesehen und sprach mich just in dem Moment freundlich noch mindesten zehn Schritte von mir entfernt an.

„Hola, peregrina", rief er mir zu. Er wolle mir im nächsten Ort die einzige Bar empfehlen, seine Worte übersetzte ich in etwa so, „die machen dort den besten Kaffee und ein wohlschmeckendes Essen. Das beste Pilgermenü, dass du je gegessen hast, bekommst du da, es sind Freunde von mir", sagte er freundlich. Puh, Glück gehabt, der komische Kauz, war einfach nur ein freundlicher, um eine für ihn wohl hungrig aussehende Pilgerin besorgter Mann, der mir einen Tipp geben wollte. „Ich danke dir, gegessen habe ich eben, aber für einen Kaffee bin ich offen", konnte ich ihm in einem Mix aus Spanisch, Englisch und Gestiken vermitteln. Weiter freundlich aussehend lächelte er mich an und wünschte mir ein „Buen Camino". Nett sind sie hier und nun auch nicht mehr ganz so furchteinflößend wie noch vor ein paar Augenblicken.

Der Himmel wurde immer wolkenverhangener, ich wollte nur noch ankommen. Die Strapazen der gestrigen Etappe steckten noch in mir und nach der für mich heute kurzen Etappe mit rund 23 Kilometer, freute ich mich auf den Abend mit Thilo. Eben schreibt er mir eine Whats-App, er will auf dem Fischmarkt, frischen Fisch für uns kaufen. Den wollen wir heute Abend grillen, sollten wir einen geeigneten Platz zum Übernachten finden. Er war eben in Castro Urdiales angekommen und hat auf seinem Weg dorthin viele Pilger gesehen, die den gefährlichen Weg entlang der Straße genommen haben und er war froh, dass ich über den Berg gelaufen bin.

Als ich in Castro angekommen bin, fing es an zu regen und ich flüchtete in die erste Bar. Dort trank ich meinen lang ersehnten Kaffee und wartete auf Thilo, der sich auf dem Fischmarkt unseren fangfrischen Fisch von der Marktfrau küchenfertig vorbereiten ließ. Natürlich filmte er dieses Ereignis für mich, (ich, gelernte Köchin, habe das fast 20 Jahre oft selbst gemacht, musste aber trotzdem schmunzeln, Thilo freute sich wie ein Schneekönig).

Kaum hatte ich meinen Kaffee getrunken, kam auch schon Thilo um die Ecke, „oh cool, in der Bar hatte ich vorhin mein zweites Frühstück". Eine neue Marotte, die sich Thilo auf dem Jakobsweg zugelegt hat, während ich frühmorgens aufbreche und pilgere, frühstückt er spät, gerne auch zwei Mal. Das hat er sich auch reichlich verdient, schließlich ist er im Urlaub und er nimmt mir so viel ab, wie Einkäufe erledigen. Ich habe immer frisches Obst an Bord, das Auto muss er tanken, den Dusch- und Kochwassertank auffüllen, das Grauwasser entsorgen und ja, auch die Entteerung der Bordtoilette übernimmt er immer ohne Murren.

Leider hatte er schlechte Nachrichten, was das Grillen unserer Dorade, die er erstanden hat, anbetraf. Er hatte ein nettes Gespräch mit der Politesse, die im Gegensatz zu der vom Nachmittag davor, wirklich sehr nett war, erwähnte er immer wieder. Wir können zwar direkt in erster Reihe am Strand parken, aber es war halt eben ein Parkplatz. Ein schmaler langer Streifen am Strand von Castro Urdiales entlang, sehr ungeeignet, um dort irgendwo den Grill aufzustellen. „Hm, lass uns später überlegen, wie wir es machen und nun erst mal ein bisschen die Stadt erkunden, es ist ja noch früh am Tag", entschied ich und mit Regenschirm unterm Arm machten wir uns auf.

Gut, dass wir den Schirm dabeihatten, denn schon fing es wieder an zu regnen. Wir besichtigten die Kirche auf dem Hügel nur von außen, denn sie war geschlossen. An die große Holztür gelehnt saß ein Pilger, der sich dort vor dem Regen schützte. Der erste und einzige Pilger, den ich heute sah. Dann schlenderten wir zur Stadt hinunter, da war auf dem Rathausplatz großes Tam Tam. Irgendwie schien es in Kalabrien etwas zu feiern zu geben. Erst die Fiesta im Bergdörfchen und jetzt wimmelte es hier nur so von Leuten. Es hatte aufgehört zu regnen und die Menschen drangen nach draußen in die Gassen. Sie saßen mit ihren Aperitivo und Tapas vor den Bars und rund um den Platz. Die Kinder spielten mit ihren Vätern Fußball und die Stimmung an diesem Samstagnachmittag war sehr ausgelassen. Wir ließen uns von der Stimmung anstecken und setzten uns mitten in die Menge der Einheimischen rein. In Ruhe machten wir uns Gedanken, wie wir den Abend verbringen wollten. Das Grillen mussten wir nun auch wegen der Wetterlage um einen Tag verschieben und in dem Ort, in dem es uns zum Übernachten ebenfalls nicht gefiel, gab es um diese Zeit wieder nur Tapas. Also entschieden wir, etwa vier Kilometer in den nächsten Ort zu fahren, dort gab es ein kleines Restaurant.

Als wir am Restaurant ankamen, setzte ein Platzregen ein und wir wurden auf dem kurzen Weg vom Parkplatz ins Restaurant nass bis auf die Haut. Die überdachte Terrasse des Restaurants war brechend voll, im Gastraum saß allerdings niemand. Der Wirt begrüßte uns freundlich und wir fragten, ob wir was zu essen bekämen. „Si", war seine knappe Antwort und er deutete auf den einzigen eingedeckten kleinen Tisch in der Ecke. Ob wir auch in einer halben Stunde was bekämen, fragte ich ihn. Denn als ich den schönen Tisch sah, wollte ich mich nicht in meinen nassen Pilgersachen dorthin setzen, sondern im Womo noch duschen und mich rausputzen. „Sí", war wieder die Antwort des Wirts, es gebe aber nur Fisch, „sí", antworten Thilo und ich gleichzeitig.

Nach einer kurzen kalten Dusche im Wohnmobil machten wir es uns im Restaurant, in dem romantischen kleinen Eckchen bequem, froh, nicht draußen bei den Massen sitzen zu müssen. Kaum hatten wir uns hingesetzt, orderte uns der Wirt in die Küche, das gesamte Küchenteam begrüßte uns freundlich und er zeigte uns den Fisch, den es für uns geben sollte. Eine frische Seezunge und zum Glück bestellte ich einen Salat für uns beide mit, denn als wir den Fisch tellerfertig filetiert und gebraten serviert bekamen, gab es nichts an Beilagen dazu. Doch, ich vergaß, es gab dicke Scheiben eines leckeren Brotes, von dem wir noch nachorderten. Das Essen im Gesamten war für das kleine Restaurant überteuert angesetzt, aber wir waren froh, am frühen Abend überhaupt etwas bekommen zu haben. Unsere Überlegung war den Wirt zu fragen, ob wir auf seinem Parkplatz nächtigen könnten, aber der war leider sehr schräg. So probierten wir es an der Kirche, dort gibt es immer ruhige Parkplätze. Via Google Maps ließen wir uns zur Kirche navigieren, das Problem war nur, die Straße wurde immer enger und enger. An der uralten Kirche in dem kleinen Ort gab es nicht einen einzigen Parkplatz und die Straße stellte sich als Sackgasse heraus. Thilo manövrierte aber gekonnt unseren Henry rückwärts die Gasse wieder hinauf, ich zog derweil die Schultern bis an die Ohren, so gefühlt eng war die Gasse.

Außerhalb des Ortes entdeckte Thilo via Google Maps den Friedhof, dort wollten wir es noch probieren, ansonsten würden wir zurück nach Castro fahren, so der Plan. Leider stand am Friedhof schon ein Wohnmobil auf dem kleinen Parkplatz, wir waren also nicht die einzigen mit dieser grandiosen Idee. Doch auf dem Weg zum Friedhof hatte ich eine kleine Parkbucht entdeckt. Thilo gefiel diese zwar nicht, auch weil er Angst hatte, man könnte uns von dort vertreiben, aber ich drängte ihn hier zu bleiben, auch weil der Jakobsweg direkt hier an dieser Straße verlief.

So blieben wir erst mal stehen, die Parkbucht war eben und da wieder Regen einsetzte, hatte auch Thilo keine große Lust mehr nach Castro zurückzufahren. Wir saßen eine Weile im Womo und vertrieben uns die Zeit. Ich plante die Route für morgen und Thilo entkorkte derweil eine Flasche Wein und richtete Knabbereien her. Gleich mehrere Varianten soll es morgen geben und die Etappe mit gut 26 Kilometern, die ich für mich wählte, war lange genug, sodass ich mich kein einziges Mal verlaufen möchte. Nur zwei Dinge nahm ich mir vor: auf keinen Fall der Nationalstraße folgen und am Ende, kurz vor Laredo den etwas längeren Küstenpfad wählen.

Thilo war noch nicht müde genug, um ins Bett zu gehen, mir fielen aber fast die Augen zu, „lass uns noch eine kleine Runde spazieren gehen, dort hinten an dem Waldstück sieht es so aus, als wäre da eine ebene Fläche unter den Bäumen, vielleicht können wir dort parken, da stehen wir nicht direkt an der Straße." Thilo und freiwillig spazieren, na das lass ich mir nicht entgehen und rappele mich dazu auf, das Wohnmobil heute noch einmal zu verlassen. Direkt neben unseren Henry war eine Weide, auf der ein Schimmel ganz allein graste, nach langem Drängen und Schnalzen von mir kam er dann endlich zum Zaun und ließ sich kraulen. Er schien es auch zu genießen, „na also, wieso lässt du dich denn so lange darum bitten." Auf Thilos Drängen, liefen wir die paar Meter zum Waldstück, aber schon der Weg dorthin verhieß nichts Gutes. Es war eigentlich nur ein Trampelpfad, gut zu fahren vielleicht mit einem Traktor oder Jeep, aber mit unserem Henry wollte ich nicht über die nasse Wiese fahren und als sich dann der vermeintlich gute Stellplatz, wie Thilo ihn aus der Ferne gesehen hatte, als Privatgrundstück herausstellte, auf dem mindestens vier laut bellende Hunde darauf aufmerksam machten, *dass sie es ernst meinen*, gab Thilo dieses Vorhaben auf.

Wieder beim Henry angekommen kamen zwei ältere Pärchen vom Friedhof her auf uns zugelaufen. Thilo meinte, das seien bestimmt Leute vom Ort und er wollte sie fragen, ob es jemanden stören würde, wenn wir hier übernachten. Es stellte sich heraus, dass die beiden Pärchen Italiener waren, die hier in Spanien lebten. Das eine Pärchen sprach spanisch, das andere italienisch und ein paar Brocken deutsch und wir führten eine muntere Unterhaltung in drei Sprachen, hatten Spaß und lachten viel. Oft auch darüber, dass wir so Schwierigkeiten mit den Übersetzungen hatten. So kann der Jakobsweg eben auch sein: keinen Pilger traf ich heute, aber trotz allem hatte ich die Gemeinschaft, die man hin und wieder neben der Ruhe und Einsamkeit, die ich so sehr schätze, auch braucht. Die Abende mit Thilo in Zweisamkeit nur mit ihm konnte ich genauso genießen, wie draußen im Regen stehen und mit fremden Leuten eine lustige Unterhaltung führen und das ganz ohne die üblichen Pilgergespräche. Wie etwa, wie viele Blasen jemand hat, wie man sie am besten behandelt, oder wie viele Kilometer man jeweils runtergerissen hat. Nach diesem schönen Abschluss kuschelte ich mich ins Bett und endlich konnte ich meine müden Augen schließen.

Tag zehn von Cerdio nach Laredo

Die ganze Nacht regnete es, unter den Bäumen platschten dicke Tropfen von den Ästen auf unser Wohnmobildach. Das ist kein erholsamer Schlaf, vor allem, wenn man die halbe Nacht den Gedanken hat, den folgenden Tag im Regen laufen zu müssen. Aber he, bis jetzt hatte ich doch Glück, ich habe keinen einzigen Regentag gehabt, was soll einer da schon ausmachen.

Trotzdem startete ich am Morgen nicht allzu früh und wartete die Wetterlage geduldig ab, in der Hoffnung auf Besserung. Thilo blieb im warmen Bett liegen. Ich machte mir heute zum ersten Mal meinen Kaffee wieder selbst und ich machte mir ausnahmsweise mal ein Frühstück, es gab Marmeladenbrot mit dick Butter drauf. Ich war unruhig und lief im Womo umher, ich wollte los, aber zu dem Regen fing es noch stark zu winden an.

Da, eben sind zwei tief in ihre Regenponchos eingehüllte Gestalten am Wohnmobil vorbeigezogen. „Thilo schau, Pilger, ich muss los", aufgeregt richtete ich mir Brot, Käse und Obst zusammen, verstaute alles schnell in meinem Rucksack, hüpfte ins Bad, um mich zu waschen und dann nichts wie los. Thilo lachte nur, „mach doch langsam, Schatz, bei deinem Lauftempo holst du die auch noch ein, wenn du fünf Minuten später losläufst". Aber nichts hielt mich mehr, schon drückte ich Thilo einen Kuss auf seine lachenden Lippen, umarmte ihn, zog die Regenjacke bis zum Hals zu und los ging's. Oh, das Pferd, es stand ja noch immer auf seiner Weide am Zaun, hatte es etwa die ganze Nacht hier draußen im Regen verbringen müssen, ohne Unterstand? So viel Zeit musste sein, ich ging zu ihm rüber und streichelte sein nasses Fell, graulte seine Ohren und murmelte ihm aufmunternde Worte zu. „Dachte, du wolltest los“, kamen Thilos Worte aus dem offenen Wohnmobilfenster zu mir rüber, „ja aber der Arme, der stand hier die ganze Nacht“, erwiderte ich, dann ging ich entschlossen los.

Als erstes kam ich am Friedhof vorbei, das andere Wohnmobil stand noch dort, eine Frau werkelte bei geöffnetem Fenster in der Bordküche, bestimmt kochte sie ihrem Mann gerade Kaffee. Gleich darauf kam ich über einen Wiesenweg an die Küste vor, die Wolkendecke öffnete sich und ich hatte einen schönen Sonnenaufgang. Der Weg schlängelte sich über Stock und Stein und ich musste mehrere Gatter der Weidezäunen für die Kühe öffnen und schließen. In der Ferne sah ich die zwei Pilger in ihren bunten Regenponchos. Immer wieder kam ich ihnen ein Stückchen näher, da ich aber wiederholt die schöne Landschaft, das Meer und den Sonnenaufgang bewunderte, entfernten sie sich gleichermaßen wieder. Eben stieß ich mit einem meiner Pilgerstöcke in die Erde, da schob er sich zusammen und ich stolperte fast über ihn. Mist, eine der Klemmungen hatte sich gelöst, so brachte er mir natürlich nichts. „Gehe ich eben mit dem anderen weiter“, dachte ich. Ein Hupen lässt mich aufblicken. Thilo fuhr auf der Straße oberhalb von mir vorbei. „Warum ist der denn so früh unterwegs und wo will er hin?“ Frage ich mich.

Am Ortseingang von Islares holte ich die beiden Pilger ein, eine Frau und ein Mann erkannte ich nun unter ihren Kapuzen. Ein freundliches „Buen Camino“ wurde ausgetauscht und ich zog an ihnen vorbei, rechts neben mir an einer großen Wiese lag die Herberge des Ortes und ich überlegte mir einen Stempel zu holen, entschied mich dann aber anders. Ich bog gerade um die nächste Hausecke und da stand Thilo auf dem großen Parkplatz mit offener Seitentüre und grinste mich an. „Aha“ bemerkte ich, „warum bist du hier?“. „Dachte, ich überrasche dich mal und lade dich zu einem zweiten Kaffee ein, habe den Parkplatz bei Maps entdeckt und dachte, weil heute ja Sonntag ist und vielleicht ja ein paar Leute zum Friedhof wollen, steh ich dort etwas ungeschickt." „Trifft sich gut, dass du da bist, mein Wanderstock ist kaputt, hab das Dingsda zum Klemmen verloren, vielleicht liegt es ja im Womo irgendwo, oder kannst du ihn mir vielleicht reparieren"? Die Dingsda Klemmung fanden wir zwar nicht, aber Thilo bekam den Stock mit Klebeband und Kabelbinder auf halber Länge recht gut fixiert, so war er zwar in eingefahrenem Zustand etwas länger als der andere, aber Hauptsache ich konnte ihn unter Last benutzen.

Die beiden Pilger überholten mich während meines Boxenstopps bei Thilo, sie winkten uns zu. Am Ortsende hatte ich sie wieder eingeholt und wir stellten uns gegenseitig vor. Sabrina und Thomas kamen aus Wien und sind gemeinsam auf dem Jakobsweg unterwegs. Wir verstanden uns von Anfang an sehr gut und sie wollten wissen, was es mit dem Wohnmobil auf sich hat. Gerne klärte ich sie auf, dass es aber reiner Zufall war, dass Thilo eben auf diesen Parkplatz gefahren ist, ich aber froh darüber war, da er meinen Pilgerstock reparieren konnte und ich bekam außerdem ein paar Schlucke von meinem noch warme Kaffee ab, den eigentlich Thilo trinken wollte. „Oh Kaffee, das ist das, was mir heute Morgen gefehlt hat, Sabrina hat ja gemeint, wir brauchen in der Herberge keinen trinken, es gibt sicher eine Bar unterwegs. Aber bis jetzt gab es noch keine, die offen war", meinte Thomas mit einem Seitenblick auf Sabrina, der alles sagte. Sabrina übersah das sehr charmant. „Ja, die Bars hier am Jakobsweg sind so dünn gesät wie die Herbergen". Beide nickten nur.

Allmählich wurde das Wetter besser und wir konnten die Regenjacken in unsere Rucksäcke verstauen. Erst da sah ich, was für einen riesigen Rucksack Thomas mit sich trug, der auch proppenvoll war. Ich unterhielt mich sehr gut mit den beiden, mal hielt Sabrina vorne mit mir gut Schritt, mal blieb ich hinter ihr und sprach mit Thomas, denn wir liefen an der Straße entlang, hinter der Leitplanke auf einem schmalen Trampelpfad. Der Weg sollte aber bald die Möglichkeit geben, die längere Alternative zu wählen, um weg von der Straße zu kommen. Ich sprach die beiden an, ob sie sich schon Gedanken darüber gemacht hätten. „Klar, wir bleiben auf der Straße, wir wollen nicht noch mehr laufen als unbedingt nötig, gestern sind wir auch an der Straße entlang und es war gar nicht so schlimm". Das war schade, denn so gerne ich mich mit ihnen unterhielt, wusste ich doch, dass ein baldiges Ende naht.

Bald darauf kam die Alternative, die steil nach oben in den Wald verlief, die beiden blieben unten und folgten weiter der Straße. Ich verabschiedete mich von ihnen. Aus Spaß meinte ich zu Thomas, „wenn später mein Mann mit dem Wohnmobil vorbeifährt, könnt ihr ihm ja winken und ihn zum Anhalten bringen, er kocht euch bestimmt gerne einen Kaffee", „machen wir direkt", erwiderte Thomas lachend und winkte mir nochmal zu. Ich dachte, die beiden sehe ich bestimmt nie wieder, schließlich hatten sie einen guten Schritt drauf und ich hatte noch keine Pause gemacht. So ging ich ab nun bergan, durch einen der vielen Eukalyptuswälder. Ich marschierte an vielen Höfen vorbei, großen Weiden, mit Kühen, Pferden und Eseln, teilweise alle auf einer Weide. Kurz gesagt: ja, der Weg war länger aber all das ist doch besser, als entlang einer viel befahren Nationalstraße zu gehen. Dafür war ich wieder allein unterwegs. Ich konnte dies aber genauso genießen wie das Plaudern mit anderen Pilgern. Ich nehme den Weg ebenso, wie er ist und was er mir gibt.

Das Wetter wurde langsam besser, die Sonne ließ sich immer mehr blicken, der Tag schritt voran und ich merkte, dass ich richtig Heißhunger hatte. Mir sackte der Zuckerspiegel ab und ich machte früher Pause als gewöhnlich. Das Marmeladenbrot von heute Morgen fiel mir ein, das war schuld an meiner Hungerattacke.

Unter der Autobahnbrücke hindurch führte mich mein Weg durch den kleinen hübschen Ort Liendo, in dem ich aber leider Schreckliches erlebte. Gleich am Ortseingang stand ein kleiner Esel auf einer Weide. Er drückte sich ganz vorne an den Zaun mit Stacheldraht und sah mich traurig an. Langsam ging ich das Stück Privatweg auf ihn zu und streichelte ihn, was er sofort zuließ. Er drückte sich trotz des Zauns nah an mich ran und ließ sich überall von mir kraulen und knuddeln. Mein Blick fiel dann aber auf seine krummen Beine. Die Beine waren so krumm, weil seine Hufe viel zu lang und schrecklich verbogen waren. Es zerbrach mir fast das Herz, den Esel so leiden zu sehen. Er konnte kaum richtig stehen, geschweige denn laufen. Ich wollte ihn trösten, aber über seinen traurigen Zustand fing ich an zu weinen und ich musste ihn verlassen, sonst wäre ich heulend hier zusammengebrochen. So was ist schrecklich, wer macht so was und warum? So teuer kann das regelmäßige Hufe schneiden bei Eseln selbst in Spanien nicht sein!

Im Ort fand ich eine geöffnete Bar, in der einige mir unbekannte Pilger saßen, grüßte freundlich, aber Gespräche kamen keine zustande. Ich trank einen schnellen Kaffee und in der endlich mal geöffneten Kirche, ausnahmsweise, da heute Sonntag ist, holte ich mir einen Stempel. Ehrlich gesagt, ich stibitze mir einfach einen der ausgelegten Umschläge, die dort auf einem Tischchen gestempelt lagen. Sicher waren die für die Kirchgänger gedacht, die Botschaften in die Umschläge stecken konnten. Ich hoffe, es wird mir verziehen, dass ich mich da einfach bedient habe. Vor der Kirche schlüpfte ich in meine Short, denn es wurde langsam warm. Frisch gestärkt mit Kaffee und glücklich über einen Stempel mehr in meinem Pilgerpass lief ich weiter.

Am Ortsende entdeckte ich im Garten eines Bauernhofs einen großen Zitronenbaum mit reifen, riesigen Zitronen. Da fiel mir der Fisch wieder ein, den wir heute Abend grillen wollen. Ich habe Thilo gesagt, außer Tomaten und frischem Baguette braucht er nichts zu kaufen, aber an die Zitrone habe ich nicht gedacht. Ich bin schon an so vielen Zitronenbäumen vorbeigekommen und immer hängen sie voll mit Früchten, ich habe das Gefühl, die Besitzer wollen die Früchte gar nicht ernten. Ich habe heute in der Kirche schon einen Umschlag gestohlen, jetzt noch Zitronen vom Baum zu stehlen, ist sicherlich zu viel des Guten. Ich entschied mich daher, eine der vielen Zitronen vom Boden aufzuheben. Eine zu finden, die nicht faulig war, gestaltete nicht einfach, aber dann fand ich eine, die mir gefiel und hielt sie mir gleich unter die Nase: wie sie duftete. Verstohlen steckte ich sie in meinen Rucksack und schon kam der Bauer auf seinem Traktor um die Ecke gefahren. Puh, Glück gehabt, er hat nichts mitbekommen.

Es ging wieder bergan, wieder durch Eukalyptuswald. Ich genoss die Ruhe und die Einsamkeit des Waldes und lief in meinem Rhythmus, meine Schritte hörte ich leise und dumpf auf dem weichen Waldboden, sonst hörte ich nichts, ich lief wie auf Wolken.

Die Sonne stand hoch am Himmel und es war warm, ich brauchte eine Pause, um zu trinken, zu rasten und um eine Banane zu essen. Spontan entschied ich mich, an einem idyllischen Platz auf einer Lichtung ein Selfie-Video zu machen. Dazu setzte ich mich auf einen Stein und posierte vor der Kamera. Das Ganze ist echt peinlich genug, aber was soll man machen, wenn man allein pilgert. Ein paar Erinnerungsfotos möchte ich schließlich auch von mir. Kaum hatte ich ein kurzes Video im Kasten, hörte ich Stimmen, die schnell näherkamen. Klar, dass gerade jetzt jemand kommen muss, wo ich mich so affig, auf einem Stein sitzend selbst filmte. Aber es reichte mir gerade alles weg zu packen und die Freude war groß, denn es waren Sabrina und Thomas. „Hallo, mit euch habe ich gar nicht mehr gerechnet.“ „Wir haben in Liendo eine längere Kaffeepause gemacht, sicher eine Stunde lang, in dem letzten Café im Ort.“ „Ach was, ich war gleich in der ersten Bar“. So ging es munter hin und her. „Wir haben sogar deinen Mann an uns vorbeifahren sehen, haben uns aber nicht getraut ihn anzuhalten,“ so Thomas.

Wir machten uns auf, den Rest des Weges gemeinsam zu gehen, die beiden hatten wie ich Laredo als Ziel. Auch sie wollten zum Schluss hin die längere Variante der Küste entlang gehen, da dieser Weg herrliche Ausblicke versprach. Wir verstanden uns super und redeten viel, dabei verloren wir aber nie den Blick hinab auf das Meer, das uns alle drei beeindruckte. Wir blieben oft stehen, atmeten die frische Luft ein und saugten die Eindrücke regelrecht in uns auf. Über uns kreisten große Vögel, ob das Adler waren, fragte ich mich. Viele Pilger wählen diese rund ein Kilometer längere Variante am Meer entlang und plötzlich ist von der Stille, die ich im Wald hatte, nichts mehr zu spüren. Trotzdem war es schön, im Strom der Pilger auf dem Trampelpfad entlang der Küste zu laufen.

Der letzte Teil des heutigen Wegs ging steil nach Laredo runter. Einen letzten Blick von oben haben wir lange genossen, wir konnten den ganzen langen Strand von Laredo sehen, der sich in einem riesigen Bogen dahinzog. Beim bergab Laufen merkte ich, dass Thomas Probleme mit seinen Füßen hatte, er lief auffällig krumm, fast seitwärts, den recht steilen Abhang zur Stadt hinunter. Ich fragte ihn, ob alles okay sei, „hm, ja bergab ist heute bissel schwierig, mir tun seit gestern die Füße weh, ich habe aber auch leichtere Laufschuhe dabei, die zieh ich morgen mal probeweise an.“ „Oh ja, mach das besser, du musst auf deine Füße achten, ihr habt noch einige Kilometer vor euch,“ erwiderte ich mit einem sorgenvollen Unterton, schließlich wusste ich am besten, wie schnell sich wunde Füße verschlimmern können.

Im Ort angekommen mussten wir uns ein zweites Mal für heute verabschieden. Die beiden hatten in einer Herberge reserviert und ich wollte mich mit Thilo in der Altstadt treffen. Wie verabredeten uns nicht um gemeinsam zu laufen. Ich hielt daran fest, es auf Zufälle ankommen zu lassen, so war es für mich am schönsten, außerdem wollte ich mich nicht zu vorschnell aufs gemeinsame Pilgern einlassen. Es wird so mit der Zeit nur schwieriger zu sagen, dass man eigentlich lieber allein läuft. Es blieb bei einem lockeren „Adios“ und vielleicht trifft man sich ja später in der Stadt.

Die Altstadt war sehr schön, aber überschaubar und bald hatte ich Thilo, in der einzigen belebten Gasse gesichtet, in der es eine Bar an der anderen gab. Er saß auf einer Treppe und filmte mich, wie ich die Gasse runterkam. Da mir vor Hitze die Kehle ganz trocken war, entschieden wir gleich hier zu bleiben, um etwas zu trinken. In Spanien war meine Ankunftszeit mal wieder genau zur Mittagszeit und die Restaurants waren voll mit feiernden Spaniern an diesem sonnigen Sonntag. Wir fanden einen letzten freien Platz im Schatten und ich bestellte mir eine eiskalte Fanta. Die freundliche Bedienung fragte, ob wir essen wollten, bevor die Küche schließt. Aha, jetzt, wo wir heute Abend Fisch grillen wollen, gäbe es, um diese Zeit was zu essen: wir verneinten höflich. Ich kam mir sowieso etwas schäbig vor, zwischen all den rausgeputzten Spaniern in meiner Pilgerkleidung, ich trank mein Fanta, dann gingen wir zum Strand.

Thilo hatte die Stadt schon erkundet, aber außer der schönen Altstadt und dem Marktplatz, war der Strand das einzige Schöne der Stadt. Leider hatte es in der Zwischenzeit zugezogen, der Himmel war voller Wolken und es fing an zu winden. So verschob ich meinen Sprung ins Meer auf später und lief nur mit den Füssen im erfrischend kühlen Meerwasser.

Am Henry angekommen suchten wir nach einem geeigneteren Stellplatz für die Nacht. Thilo hatte ganz am Anfang des langen Strandes geparkt. Dort war uns aber zu viel Trubel. Ein Blick in unsere App und wir fanden nach kurzer Suche mehrere in Frage kommende Parkplätze. Beim ersten, den wir anfuhren, verpassten wir die Einfahrt, der zweite war voller Wohnmobile, doch der dritte sollte dann unserer sein. Ganz am Ende des langen Strands, fast in erster Reihe mit Blick auf den Strand und das Meer, entschieden wir zu bleiben.

Ich inspizierte Thilos Einkäufe und er zeigte mir stolz den Fisch, den er gestern auf dem Fischmarkt gekauft hatte. Da fiel mir meine Zitrone ein, die noch im Rucksack war, ich hielt ihm meine Beute ebenfalls vor die Nase. Gemeinsam machten wir uns an die Vorbereitungen für unser Picknick am Strand. Thilo war für Grill, Feuer und den schönsten Platz am Strand zuständig. Ich würzte den Fisch, machte Tomatensalat, schnitt das frische Baguette auf und machte mich ans Einrichten unseres Plätzchens am Strand. Einige Leute staunten nicht schlecht, als sie sahen, was wir da alles auftischten. Inklusive einer Tischdecke, Weingläsern und einer Kerze hatte ich an alles gedacht. Ein Spanier, der auch mit seinem Wohnmobil bei uns stand, hielt seinen Daumen hoch und zeigte auf sein Bier. Er machte es sich etwas entfernt von uns am Wasser gemütlich.

Die Kohle unseres Lotus-Grills war schnell heiß und wir konnten den Fisch auflegen. Ich hatte einen Bärenhunger und bald war der ganze leckere Fisch aufgegessen. Wir blieben eine Weile am Strand, tranken Wein und schauten lange ein paar Surfern zu, die vergeblich auf die passende Welle warteten.

Als allerdings aus dem lauen Lüftchen, das uns die ganze Zeit um die Nase wehte, ein stärkerer Wind wurde, zogen wir uns in unseren Henry zurück. Dort wartete mein Pilgeralltag auf mich, denn ich musste die Route für morgen planen. Es gab wie immer mehrere Alternativen und sogar zwei komplett verschiedene Wege. Oh weh, der *Alternativ Camino*, der macht mich fertig. Den kürzeren, aber unattraktiveren Weg strich ich gedanklich gleich mal. Beim längeren, aber schöneren, viel an der Küste entlang, hatte ich die Möglichkeit, zusätzlich etwa zehn Kilometer anzuhängen, um die Insel in Santona, den Monte Buciero, zu umrunden. Das habe ich für mich definitiv auch gestrichen. Im Verlauf des Weges wollte ich aber einen alten Weg, der anscheinend nicht mehr begangen werden soll und daher nicht gut ausgeschildert ist, finden. Der soll gefährlich sein, da er steil die Küste hoch und wieder steil runterführen sollte, was für mich aber keine Herausforderung ist. Ab Noja gab es dann eine weitere Variante, aber das alles am Abend noch in meinen Kopf einzuprägen, war mir zu viel nach dem heutigen Tag. Ich wollte nur noch schlafen und nahm mir vor, morgen Stück für Stück zu planen.

Tag elf von Laredo über Noja nach Güemes, barfuß am Meer

Die erste Herausforderung des heutigen Tages sollte die Fahrt mit der Fähre sein. Ich konnte heute trödeln, da die erste Fähre erst um neun Uhr ablegte. Ich trank gemütlich im Womo meinen heißen Kaffee und ging nochmal die Route für heute durch. „Du Thilo, das ist aber heute echt kompliziert mit all den Varianten und verschiedenen Wegen und ich habe keine Lust wegen schlechter Wegmarkierungen wieder im Nirgendwo zu landen". Verzweifelt sah ich zu Thilo rüber, der noch eingekuschelt im Bett lag. „Jetzt mach dich nicht gleich am Morgen so verrückt, genieß den Tag und lass alles andere auf dich zukommen und wenn was ist, dann hol ich dich halt". Ich verzog meinen Mund, so wie ich ihn immer verzog, wenn ich tief in Gedanken war, um zu überlegen. „Jetzt mach keine so ne Schnute mein Schatz, du schaffst das, du bist doch meine Oberpilgerin, wenn nicht du, wer dann"! Thilos aufmunternde Worte ließen mich alsbald aufbrechen.

Ich startete in einen ruhigen, ganz außergewöhnlichen Morgen. Es war noch ein bisschen trüb, aber die Sonne brach langsam durch die Wolkendecke und es versprach ein herrlicher Tag zu werden. Das Licht der Sonne traf an diesem Morgen in einer besonderen Weise auf die Oberfläche des Meeres auf und tauchte dies in ein unglaubliches leuchtendes, mystisches blau.

Ganz allein ging ich am ruhigen Strand entlang, die ersten Kilometer des langen Strands von Laredo hatte ich mir ja ermogelt, da wir mit dem Womo ein gutes Stück am Strand nach vorne gefahren sind. So war ich dann bald einmal um die Bucht von Laredo herumgelaufen und sollte an die Anlegestelle der Fähre kommen. Mit zwei Euro war sie echt günstig, nur stand in meinem Reiseführer, dass die Fähre direkt am Strand anlegt, das konnte ich mir gar nicht vorstellen. Aber wo waren denn all die anderen Pilger, ich bin sicher nicht die Einzige, die mit der Fähre fährt? Liegen die noch alle in ihren Betten? Dann, am Hafenanleger angekommen, waren sie alle da, meine Pilger. Ich entdeckte Sabrina und Thomas, die mir von weitem zuwinkten und sich offensichtlich freuten mich zu sehen. Auch die Gruppe der vier lauten deutschen Männer stand beisammen, die ich bereits einige Male gesehen habe, und viele neue Gesichter.

Thomas und Sabrina kamen zu mir rüber und wir blieben in Grüppchen am vermeintlichen Anleger stehen. Eine spanische Frau, die auch kam, wies uns aber darauf hin, dass die Fähre nicht hier anlegt, sondern weiter drüben und sie wies mit ihrem Finger an eine Stelle im Sand. Also doch, es stimmt, die Fähre legt direkt am Sandstrand an. So trotteten wir alle zu der angewiesenen Stelle und bald kam die Fähre.

Es kamen immer wieder neue Pilger hinzu, auch bekannte Gesichter, die ich grüßte, auch Sabrina und Thomas kannten einige von ihnen. So klein war die Fähre eigentlich gar nicht, jedenfalls hatten wir alle Platz und tatsächlich steuerte sie direkt auf den Strand zu. Die kurze Fahrt rüber nach Santoña war sehr schön und ich konnte in einige glückliche Gesichter schauen. Die vier Männer erzählten uns, dass sie die Umrundung des Monte Buciero auf sich nehmen wollen. Okay: Hut ab, wir sahen den Berg vom Wasser aus und mein Entschluss stand beim Anblick definitiv fest, dies nicht zu tun. Vom Kapitän des Schiffs gab's ein schönes Ticket für die Überfahrt, das konnte ich mir anstatt eines Stempels in meinen Pilgerausweis kleben, sollte ich heute wieder einmal keinen bekommen.

Ohne dass wir groß darüber sprachen, gingen wir vom Anleger aus, der auf dieser Seite der Bucht sogar ein echter Anleger war, gemeinsam weiter. Ich wartete sogar mit Sabrina vor einem Shop, da Thomas sich Wasser kaufen musste, was ich sonst nie tat. Eigentlich wäre ich jetzt weitergelaufen und ich tippelte auch unruhig von einem Fuß auf den anderen, bis Thomas endlich wieder kam. Er hatte Jeffrey, einen Kanadier, im Schlepptau, der sich ein riesiges Stück Tortilla in den Mud schob, als Thomas mich mit ihm bekannt machte. So zogen wir also zu viert weiter. Eine Weile ging es an einem kleinen Sträßchen mit Blick auf das Meer auf einer Teerstraße entlang.

Ich musste aufmerksam bleiben, denn bald sollte der Weg, den ich an der Küste entlang nehmen wollte, von diesem hier abzweigen. Da ich ihn auf keinen Fall verpassen wollte, stellte ich die Gespräche mit den anderen ein und sagte ihnen, dass ich Ausschau nach dem anderen Weg halte und fragte, wie ihr Plan sei. Jeffrey wollte auf jeden Fall weiter der Straße folgen, laut seinem Buch, war dies der echte wahre Weg. Sein Buch sollte ihn aber noch einige Male in die Irre führen. Sabrina wollte auch gerne am Strand entlang, Thomas meinte dann, dass sie sich aber eigentlich gestern für den kürzeren Weg entschieden hätten und die beide fingen fast zu streiten an. „Moment ihr zwei, ihr habt beide recht, der Weg über den Strand ist der kürzere und nicht der an der Straße entlang, wie Jeff behauptet, aber er ist halt wegen des Auf- und Abstiegs über den Brusco anspruchsvoller". „Ach so", meinte Sabrina. Nun waren sie sich noch mehr uneins und Jeff drängte uns ständig dazu auf der Straße zu bleiben, zum Nachdruck hielt er uns die ganze Zeit sein Buch unter die Nase. Von dem ließ ich mich aber nicht beeindrucken, „also meine Entscheidung steht fest, ich nehme definitiv die Strandvariante, deswegen bin ich doch hier, um am Strand zu pilgern". Um dies deutlich zu machen und auch um weiter Diskussionen mit allen Beteiligten zu beenden, machte ich mich dran, den kleinen Trampelpfad in die Büsche nach rechts zu nehmen. „Ich komme mit dir, na komm schon Thomas".

Sabrina und Thomas waren direkt hinter mir und als ich mich umdrehte, war auch Jeff bei uns. Ich grinste vor mich hin und gleichzeitig wurde mir ganz flau. Jetzt folgen sie ausgerechnet mir, wenn sie wüssten, wen sie sich als Führerin ausgesucht haben, hoffentlich geht das gut. Doch ich brachte meine kleine Gruppe gut über den Berg. Wir hatten eine grandiose Aussicht auf den herrlichen Strand von Noja und als wir uns durch die zugewachsenen Büsche, auf schmalen Pfaden den Rest des Weges nach unten zum Strand durchgeschlagen hatten, kamen wir uns vor, wie eine Bande Schiffbrüchiger, die nach langer Suche endlich den rettenden Strand erreichten. Wir lachten uns glücklich an und machten gemeinsame Fotos von unserer Stranderoberung. Bis auf Sabrina zogen wir uns alle die Schuhe aus, endlich wieder barfuß am Strand entlangpilgern, wie lange habe ich darauf gewartet. Kichernd wie kleine Kinder liefen wir durch den Sand und das Wasser, plantschen darin rum, spritzten uns nass und hatten einfach eine tolle gemeinsame Zeit am Meer und Strand.

Der Strand war lang und zog sich, da Ebbe war, erschien er uns auch endlos breit. Sabrina wollte sich auch auf Drängen von Thomas ihre Wanderschuhe nicht ausziehen. Sie hatte sich gestern ein paar wunde Stellen gelaufen und die Füße getapte und wollte einfach nichts riskieren, da verstand ich sie natürlich total. Doch mein Verständnis hatte bald ein jähes Ende. Tief in unsere Unterhaltung versunken, trifteten wir immer mehr nach oben zur Straße ab. Thomas und Jeff liefen weit unter uns am Wasser entlang. Ein kleines Rinnsal kam vom Landesinneren über den Strand und wir liefen an ihm entlang, da Sabrina es nicht mit ihren Schuhen überqueren wollte. Es wurde aber immer breiter und tiefer und zog sich immer weiter vom Strand weg zur Straße hoch und diese machte einen Riesenbogen, bevor sie wieder nach Noja reinführte. Ich sagte immer wieder zu Sabrina, sie soll doch über das Bächlein springen, so breit sei es hier nun wirklich nicht, aber sie ignorierte dies und lief stur weiter, immer weiter weg vom Weg. Bald sah ich Thomas und Jeff nicht mehr. Nun hatte ich genug, es ist mein Weg und ich latsche sicher nicht jemandem blind hinterher und nehme einen Umweg in Kauf, nur weil dieser stur ist, da bin ich sturer. „Sabrina, bei aller Liebe, hier ist Schluss, ich geh jetzt hier durch die Furt und du kannst meinetwegen außen rum gehen oder du kommst mit mir". Ich sah ihr den inneren Kampf an, den sie ausfocht. Sie sah zur Straße hoch, die echt einen großen Bogen machte, und der Fluss wurde immer breiter. Auch suchten ihre Augen den Strand nach Thomas ab, sie entdeckte ihn. Schulterzuckend stand er da und winkte uns. „Na gut, gehen wir ein Stück zurück, da vorne war eine Stelle, da trau ich mir zu rüber zuspringen". Na also, geht doch.

Die Stelle war dann aber doch breiter als sie dachte und sie landete mit einem Fuß im Wasser und klagt gleich über eine nasse Socke. „Wir haben es fast geschafft, dann machen wir eine Kaffeepause, dann kannst du einfach trockene Socken anziehen und deine Schuhe trocknen in der Sonne sicher auch schnell", munterte Thomas sie auf. Wir gingen gemeinsam ins erste Café, danach wollten wir weiterziehen. Jeff bedankte sich sogar bei mir, dass er mit uns diesen super Weg gehen konnte, allein wäre er ihn nie gegangen.

Im Café machte ich mir Gedanken, wie ich ab nun laufen wollte, da es noch eine weitere Variante gab, dabei entdeckte ich, dass es eine interessante Herberge in dem

Ort gab, in dem ich mich mit Thilo verabredet hatte. Da sagte ich zu den anderen, „da hol ich mir heute wieder einen Stempel". „Das ist genau die Herberge, in die wir auch gehen wollen", stellte Sabrina fest und blickte Thomas erwartungsvoll an. „Naja, eigentlich", fing er an rumzudrucksen, „ich finde es so schön hier am Strand, da könnte ich nachher noch baden gehen und hier gibt's auch eine Herberge". Schon zog er den Kopf ein, er wusste, was nun folgte: Sabrina war sauer. „Wir haben aber klar ausgemacht, dass wir immer versuchen unsere gesetzten Ziele zu erreichen und nur wenn es gar nicht anders geht, vorher enden", warf Sabrina ein. „Ja schon, aber in Güemes gibt es gar nichts, nur die Herberge und auch kein Meer". Da hatte Thomas recht, auch ich spielte kurz mit dem Gedanken hier zu bleiben, schließlich hatten wir schon rund 15 Kilometer in den Beinen und fast nochmal so weit war es noch. „Dann könnten wir morgen die längere Etappe nach Santander nehmen, wir tauschen einfach". Thomas warf die ganze Planung der beiden kurzerhand durcheinander. „Na gut, dann bleibst du eben hier und ich lauf mit Susi weiter nach Güemes". Äh was, wie bitte, oh bitte, mach mich nicht zum Druckmittel, dachte ich. „Gut, dann ist das entschieden, ich bleib hier, dann kann ich ja noch ein Bier mit Jeff trinken". Jeff hatte schon sein zweites Bier, denn auch für ihn stand fest hier am Strand in Noja zu bleiben.

So besprach ich mit Sabrina die Route, die wir nehmen wollten, und wir zogen weiter. Es war merklich wärmer geworden in der Zeit, in der wir im Schatten im Café saßen, und schon nach kurzer Zeit stand uns der Schweiß auf der Stirn, „meinst du, deine Idee war gut, den Strand und Thomas zu verlassen"? „Soll er doch dort mit Jeff bleiben, ich bin lieber mit dir zusammen, so können wir in Ruhe quatschen und morgen sehe ich ihn ja spätestens in Santander wieder". Sabrina war da unbekümmert, schade fand ich nur, dass sie mich nicht fragte, ob ich es überhaupt gut fand, dass sie mit mir ging. Im Moment fühlte ich mich wohl, in der Zweisamkeit und die Gespräche mit ihr taten mir gut, aber wenn ich morgen wieder allein laufen will, was dann? Dass ich mir darüber aber eigentlich gar nicht hätte den Kopf zerbrechen müssen, wusste ich zu dem Zeitpunkt natürlich noch nicht.

Dass ich mir zu Beginn solche Sorgen wegen eines möglichen Verlaufens gemacht habe, war auch unbegründet. Ich machte mich super als Routenführerin, vorhin schon über den Berg und nun mit Sabrina auf der zweiten Hälfte des Wegs. Wieder hatte ich kein Frühstück am Morgen und mein Magen fing an fürchterlich zu knurren. Ich beschloss bald eine Rast zu machen und Sabrina musste mir helfen, Ausschau zu halten, nach einem schattigen Plätzchen. Bald war vor einem Bauernhof eine wacklige Bank unter einem großen Baum gefunden. Vorsichtig ließen wir uns auf der unstabil wirkende Bank nieder und versuchten ganz still zu sitzen, da wir Angst hatten sie würde sonst zusammenbrechen. Ich bot Sabrina von meinem Vesper an, aber sie aß lieber einen ihrer Müsliriegel. Davon hatte sie genug dabei und war froh um jeden, den sie isst, denn dann wird ihr Rucksack leichter. Sie hatte sich tatsächlich für jeden Tag ihrer Reise einen eingepackt, die sie tapfer mit sich rumtrug.

Der Weg war heute wieder außergewöhnlich schön, mit vielen Blicken aufs offene Meer. Bei den Blicken ins Hinterland war ich überrascht, dass es mich sehr an unseren Schwarzwald erinnerte. Mit all den Hügelchen und grünen Wiesen, nur die Kirchtürmer verrieten schon von weitem, dass wir uns in Spanien befanden. Obwohl wir viel redeten, hielten wir immer wieder inne und sogen die Eindrücke der Natur in uns auf.

Es wurde auf den letzten Kilometern unerträglich heiß, wir kamen zwar durch ein paar kleine Ortschaften, aber leider durch keinen schattenspendenden Wald und das Meer war wieder weit weg. Wir wünschten uns sehnlichst einen Pool zum reinspringen. Am Schluss zog sich der Weg endlos, auch ging es ständig leicht bergan. Wir sollten bald eine Kirche passieren und auf einem Hügel sollte die Herberge stehen. Mit Thilo war vereinbart, dass er irgendwo an der Herberge auf mich wartet und wir würden dann schauen, wo wir in dem Ort übernachten könnten. Auf den letzten Metern schaute ich mich nach einem geeigneten Platz um, aber das Dorf bestand eher aus einzeln, weit auseinander liegenden Häusern, da war es unmöglich zu parken. Endlich kamen wir an der Kirche vorbei, dort gab es allerdings keinen Parkplatz, also ungeeignet die Nacht zu verbringen. Jetzt musste bald die Herberge kommen.

Unterwegs trafen wir auf einen Italiener, er war eben am Umkehren und kam uns wieder entgegen, Sabrina kannte ihn und grüßte, „ciao Alfonso, schon ein paar Tage nicht gesehen, wie geht es dir?" „Ich glaube ich habe mich verlaufen, ich kehr nochmal um und schau nach der letzten Markierung". Ich musste etwas in mich rein grinsen, wieder einer der sich gerne verläuft, „aber nein, du bist auf dem richtigen Weg, eben erst haben wir noch einen Pfeil an der Mauer gesehen und wir wollen auch zur Herberge," sagte ich ihm und er folgte uns. Thilo schrieb mir eine Whats-App, dass er an der Herberge sei und versuche mir entgegenzulaufen, aber er ging prompt in die falsche Richtung. Nun, endlich haben wir die Herberge gesichtet und ganz außer Atem schleppten wir uns den letzten Hügel für heute hoch.

Ich war überrascht, was für eine schöne Herberge mich dort erwartete. Alles war gepflegt, sauber und ordentlich, sie sprach mich direkt an und ich fühlte mich von Anfang an geborgen. Von einem Hospitalero wurden wir mit einem Glas kalten Wasser und Keksen empfangen.

Der Ansturm, der eben eintrudelnden Pilgern war groß und wir sollten Platz nehmen, bis wir dran sind. Ich hörte bekannte Stimmen aus dem Inneren der Herberge, ach sieh an: Klaus und Klaus. Genau in dem Moment traten sie aus der Herberge und sahen mich mit Sabrina auf der Bank sitzen. „Na da is se ja“, meinte der jüngere Klaus freudestrahlend, der ältere, schweißgebadet, zwinkerte mir nur verstohlen zu. „Na, wo kommste denn her, ham dich ja schon ewig nimme gesehen, hat dich dein Mann letztens noch schön brav eingesammelt"? So wurden ein paar nette Worte ausgetauscht, mit den beiden hatte ich nun gar nicht mehr gerechnet. Wir kamen dran mit einchecken. Ich machte der Hospitalera klar, dass ich eigentlich nur einen Stempel will. Schade eigentlich, die Herberge ist ein Traum, sie strahlt was Beruhigendes auf mich aus, es war fast so, wie zuhause ankommen.

Ich überlegte mir, ob ich es wagen kann, zu fragen, ob wir einfach vor der Herberge stehen bleiben könnten. Ich habe den Henry schon entdeckt, er stand zwar etwas abschüssig, aber mit den Keilen müssten wir das gut ausgeglichen bekommen. In dem Moment kam Thilo um die Ecke, in Begleitung des Hofhundes, der ihn auf seinem Spaziergang begleitet hat. Stolz zeigte ich ihm meinen Stempel und erzählte ihm ganz aufgeregt, dass ich in Begleitung vieler toller Pilger bin und die Idee habe direkt hier an der Herberge zu parken. Thilo fragte den Hospitalero, der uns empfangen hat, im gebrochenen Englisch, ob dies möglich sei, wir dachten, er sei der Herbergsvater. Der meinte gleich, warum draußen bleiben, wir können in der Herberge übernachten. Wir klärten ihn auf, dass ja eigentlich nur ich pilgere und Thilo mich mit dem Womo begleitet. „Ja, aber du bist doch hergelaufen, oder?“ Fragte er mich. „Ja, ich schon“, „ja dann ist es doch kein Problem, ihr könnt beide hierbleiben, diese Herberge ist etwas Besonderes, wir verlangen kein Geld, jeder gibt das, was er will. Bei uns wird niemand abgewiesen, es gibt ein gemeinsames Abendessen und Frühstück, alles auf Spendenbasis. Vor dem Abendessen findet von Ernesto geführt ein Pilgertreffen statt, bei dem er von dem Konzept dieser Herberge erzählen wird." Wow, ich war baff, dass ich bleiben könnte, war mir klar, aber dass Thilo es durfte, überraschte mich schon sehr. Sabrina freute sich besonders, dass wir blieben. Sie teilte mir mit, dass sich Thomas doch auf den Weg gemacht hat, er hatte genug vom Strand und würde in einer guten Stunde da sein.

Klaus und Klaus bekamen auch mit, dass wir blieben und nutzten die Gunst der Stunde Thilo zu fragen, ob er sie kurz ins Dorf fahren könnte, um dort in der Bar ein paar Bier zu kaufen. Hier in der Herberge gab es keins und auch sonst in Güemes nirgends. Thilo konnte nicht nein sagen und fuhr mit einem Klaus runter ins Dorf.

Ich freundete mich derweil mit Oli an, der eben mitbekommen hatte, dass zwei mit dem Wohnmobil angereist waren und in der Herberge blieben. Moment mal, ich bin schließlich gelaufen. „Ah, VS-Kennzeichen, wo seid ihr her?" sprach er mich an, so kamen wir ins Gespräch. Oli kommt aus Waldshut-Tiengen, ist schon Rentner, hat zwei künstliche Knie und da seine Frau nicht gerne wandert, durfte er allein auf dem Jakobsweg pilgern. Er soll aber gegen Juli wieder zuhause sein, das alles erfuhr ich in der Zeit, in der Thilo mit Klaus im Dorf war. Mit einem glücklichen Klaus, der eine Tüte voll mit Bier erstanden hat, kehrte Thilo bald zurück.

Wir durften unseren Henry tatsächlich in der Herberge inmitten all der Pilgerunterkünfte parken und erhielten den Ehrenplatz neben Ernestos grünem, legendärem Range

Rover. Lustig war, dass sich Thilo im Herbergsbuch eintragen musste, und in dem Feld, in dem alle schreiben, zu Fuß oder mit dem Rad und das in alle Sprachen, stand neben Thilos Name: Car.

Natürlich schliefen wir trotzdem im Henry, da wir keinem der Pilger das Bett für die Nacht nehmen wollten. Ich nutzte aber die Dusche, um mal wieder endlich anständig zu duschen und die Haare zu waschen, herrlich. Nachdem wir die Waschmaschine entdeckt hatten, erledigten wir nach gut einer Woche auf der Straße unseren Großwaschtag. An der großzügigen Wäscheleine im Garten konnte ich unsere Wäsche zum Trocknen aufhängen. So, ab nun hieß es, das Herbergsleben und die Gemeinschaft der Mitpilger in vollen Zügen genießen.

Thilo kam sich zwar anfangs etwas verloren vor, aber alle verstanden sich super mit ihm und unsere Idee auf diese Weise gemeinsam unterwegs zu sein fanden alle super, so hatten wir schnell ein Gesprächsthema. Als Thomas dann kurz danach einwackelte, ja er wackelt wirklich ein bisschen beim Laufen, stellte ich ihm Thilo vor, die zwei verstanden sich von Anfang an bestens.

Wir hatten eine schöne Zeit im Herbergsgarten, saßen in der Sonne und unsere Gruppe wurde immer größer, gespannt lauschten wir alle den Erzählungen der anderen. Sogar Ernesto kam kurz zu uns und wir machten in paar Erinnerungsfotos mit ihm. Ernestos Herberge ist etwas Einmaliges, kein Wunder, dass ich mich von Anfang an hier so wohl gefühlt habe.

Ich ging ein paar Runden barfuß durchs Gras, schaute einer Frau zu, die meditierte, da fiel mir ein, dass ich eigentlich täglich Yoga machen wollte, aber ich war zu kaputt und mein linkes Bein machte noch immer nicht das, was es tun sollte. Es ging zwar mit dem Laufen, aber richtig strecken oder dehnen war nur unter Schmerzen möglich. Klaus und Klaus saßen etwas abseits im Schatten auf einer Bank, prosteten mir mit ihrem Bier zu, sie sahen glücklich und zufrieden aus, wie all die anderen Pilger hier. Ein Mädel im Sommerkleidchen kam mir entgegen, geschminkt und schön zurecht gemacht, ich dachte es sei eine Hospitalera, erst beim zweiten Hinsehen erkannte ich die Dänin, ich weiß nicht, ob sie mich erkannt hat, aber sie ließ sich nichts anmerken von unserem Verlauf-Desaster in den Hügeln um Bilbao.

Bald gab es Abendessen, Nudelsuppe, Paella und zum Nachtisch Äpfel. Dazu gab es Wein und Wasser, die beiden Kläuse hätten sich also keine Gedanken wegen dem Bier machen müssen. An die Tische im Essensraum wurden wir von den Hospitaleros hingesetzt, so kam wieder eine ganz andere Konstellation zusammen und wir lernten neue Leute kennen, darunter Joey aus Holland, und eine sehr nette Lehrerin aus Koblenz. Traurig erzählte sie mir, dass sie nur sehr kurze Etappen mit maximal zwölf Kilometern läuft. Vor drei Jahren ist sie den Jakobsweg noch in 30 Kilometer Etappen gelaufen, kann das aber jetzt nicht mehr, wegen einer Fußerkrankung. Während des Essens wollte ich sie nicht danach fragen und später traf ich sie leider nicht mehr, gerne hätte ich mehr von ihr erfahren und sie kennengelernt.

Bevor uns Ernesto zum gemeinsamen Pilgertreffen rief, konnten wir ein paar letzte Sonnenstrahlen im Garten und die Ruhe genießen, die die Herberge trotz der vielen anwesenden Pilger ausstrahlte. Das Pilgertreffen, das jeden Abend stattfindet, zog sich in die Länge, aber es war sehr interessant, was Ernesto alles erzählte. Es ging über die Erstehung seiner Herberge, die bereits seine Eltern führten und über seine vielen Reisen. Das alles hier zu schreiben, würde den Rahmen sprengen, denn Ernesto war schon überall auf der Welt. All die Pilger saßen andächtig um ihn herum und lauschten gebannt seinen spannenden, aufregenden Erzählungen, sie riefen nach Abenteuer und Freiheit. Die ganze Herberge war ein Museum seines gesamten Lebens.

In dieser Nacht schliefen in der Herberge um die 50 Pilger aus 16 Nationen, zwei davon ganz selig umso eine schöne Umgebung in ihrem Wohnmobil.

Tag zwölf von Güemes nach Santander, im Pilgergänsemarsch zur Küste

Nur rund 15 Kilometer sollten es heute nach Santander sein und das letzte Stück war wieder eine Überfahrt mit der Fähre. Ich hatte gar nicht auf dem Schirm, dass mich heute nur so eine kurze Etappe erwartete. Da wollte ich die kurze Etappe und das frühe Eintreffen in Santander nutzen, um mit Thilo die Stadt zu erkundigen. Gestern Abend verabredete ich mich mit Sabrina und Thomas, um gemeinsam zu laufen. Eigentlich sind die beiden immer sehr früh unterwegs aber wegen der kurzen Etappe waren wir uns einig, nicht ganz so früh loszumarschieren. Meine erste richtige Verabredung zum gemeinsamen Pilgern auf diesem Jakobsweg. Ich war ganz aufgeregt und glücklich, ja ich wollte allein pilgern, aber ab und zu in so toller Gesellschaft ist eben auch sehr schön.

Nach dem Frühstück, ich aß ausnahmsweise heute eine Kleinigkeit, und einem sehr guten Kaffee ging es für uns los. Thilo blieb mit ein paar Pilgern, die es noch weniger eilig hatten, am Frühstückstisch sitzen. Wir anderen zogen in einer langen Kolonie los. Viele bunte Rucksäcke reihten sich im Gänsemarsch, aufgereiht wie eine Perlenkette die Straße entlang. Leider ging es anfangs ein gutes Stück auf einer Teerstraße, aber die Belohnung fürs Durchhalten, sollte später wieder ein Strandabschnitt sein. Die Dänin irrte zwischen den Pilgern umher und schnorrte Zigaretten.

Thilo erzählte mir am Abend, dass er erneut zum Retter eines Pilgers wurde. Als er nach seinem gemütlichen Frühstück mit den letzten Pilgern die Herberge verließ, kam im nach etwa drei Kilometern der Holländer Joey entgegen, mit dem wir uns gestern so gut unterhalten haben. Er hatte seinen E-Book- Reader in der Herberge vergessen und musste zurück. Thilo, der Gute, fuhr ihn zur Herberge zurück, wartete dort, bis er ihn gefunden hatte und brachte Joey dorthin zurück, wo er das Fehlen bemerkt hatte.

Zu der Zeit liefen wir an der wunderschönen Steilküste entlang, mit atemberaubendem Blick hinab in die Brandung des Atlantiks. Heute gab es wieder eine Alternative an der Straße entlang oder einen längeren Küstenpfad. Keine Frage, wofür wir uns entschieden, nachdem es gestern so wunderschön am Meer war. Die Pilgerschar hatte sich längst gelichtet, nur vereinzelnd sah man jemanden in der Ferne vor sich oder hinter sich. Wir waren drauf und dran auch Thomas zu verlieren. Immer wieder drehte ich mich nach ihm um und wartete mit Sabrina auf ihn. Am Morgen war es erst sehr sonnig, jetzt zog es aber immer mehr zu und eine merkwürdige Wetterstimmung legte sich auf die Bucht. Irgendwie übertrug sich die Stimmung auch auf Sabrina, sie nahm immer weniger Rücksicht auf Thomas, der immer weiter zurückfiel.

Ich musste kurz in die Büsche, eine Gelegenheit für ihn zu uns aufzuschließen, aber schon war er wieder hinter Gestrüpp verschwunden. Ich fand es schade, dass Sabrina keinerlei Rücksicht auf ihn nahm, schließlich war sie ja mit ihm unterwegs und nicht mit mir. Ich hatte fast ein schlechtes Gewissen und nahm mir vor, bei nächster Gelegenheit die beiden wieder für sich zu lassen.

An der Abzweigung hinab zum Strand wollte ich nochmal auf Thomas warten, aber Sabrina winkte ab, „er wird den Pfeil schon sehen und uns hinterherkommen", meinte sie. Schulterzuckend lief ich weiter, ist nicht mein Partner, keine Ahnung, was zwischen den beiden passiert war. Thomas übersah leider diesen Pfeil und folgte ab da der

Straße nach Somo. Wir hingegen liefen an dem wunderschönen Strand entlang, zum Glück wieder bei Ebbe, denn bei starkem Hochwasser sei der Strand nicht begehbar, hieß es in meinem Buch. Der Strand war voll von Surfern, eine Surfschule reihte sich hier an die nächste. Auch dieser Strand war wieder kilometerlang und gespickt mit grotesken Felsen, die man bei Flut gar nicht sehen konnte.

Heute lief auch ich in Schuhen über den Sand. Ich hatte mir gestern, obwohl ich das Laufen gewohnt bin und ich auch meine Füße lange an der Sonne trocknen ließ, eine winzige Blase gelaufen. Da ich nicht riskieren wollte, dass sie sich vergrößert oder vom Sand aufgerieben wird, ließ ich meine Schuhe an. Ich unterhielt mich sehr gut mit Sabrina und traute mich auch endlich sie zu fragen, was sie mit Thomas verband. „Wir haben uns in bei einem Tanzkurs kennengelernt und tanzen seitdem zusammen lateinamerikanische Tänze, wir sind kein Liebespaar". So, dann war das auch geklärt.

Als wir in Somo angekommen waren, warteten wir am Ende des Strandes auf Thomas, wir hatten die Absicht einen Kaffee zu trinken. Thomas, der Kaffeesüchtige sicher auch und wir hofften auf sein baldiges Eintreffen. Er kam schwer angeschlagen angelaufen. Obwohl er heute in leichten Turnschuhen lief und mir heute Morgen sagte, dass er sich in diesen ganz wunderbar fühle und viel besser laufe, kam er nun doch sehr eirig die Straße runter und auch sein Gesicht sprach Bände. Oh weh, schlechte Stimmung liegt in der Luft. Die beiden zickten sich an, versöhnten sich zum Glück genauso schnell wieder und wir gingen in das kleine Strandcafé. Eindeutig ziehe ich morgen wieder allein los. Am besten, ich versuche heute in Santander ihnen das zu vermitteln.

Nach einem starken Kaffee ging es durch den kleinen Hafenort zum Fähranleger und siehe da, da waren wieder all die Pilger, die heute Morgen mit uns losgelaufen sind. Auch die langsameren Pilger saßen schon da, Klaus und Klaus erzählten uns ohne Umschweife, dass sie an der Straße entlanggelaufen sind, in Begleitung von Oli, der auf der kürzeren Etappe sein Knie etwas schonen wollte und sie aber trotzdem die erste Fähre um Haaresbreite verpasst haben. „Nicht mal um Haaresbreite", meinte Oli, „eigentlich was sie ja noch da, aber die ließen uns nicht mehr drauf und das, obwohl die Fähre fast leer war." Das war mittlerweile fast eine halbe Stunde her und eigentlich müsste die nächste gleich kommen. Wir mussten aber eine weitere halbe Stunde warten, bis die nächste Fähre kam und die war bis auf den letzten Platz voll, da auch drei Schulklassen mit ihr fuhren.

Tuckernd legte die Fähre ab und brachte uns rüber nach Santander. Wir genossen die Fahrt über die Bucht und ließen uns den frischen Fahrtwind um die Nasen wehen. An Bord versuchte ich auszumachen, wie und wo Thomas und Sabrina die nächste Nacht verbringen wollten, das gleiche fragten sie mich. Die beiden hatten eine günstige Pension nahe der Kathedrale gefunden und ich habe einen Parkplatz oberhalb von Santander, also praktisch auf der gegenüberliegenden Seite ausgemacht. Da habe ich auch Thilo hin geordert. Wenn er alles gefunden hat und zeitlich gut dabei ist, müsste er eigentlich schon am Fähranleger auf mich warten. Ich fand es gut, dass wir so weit voneinander entfernt waren, so fiel es mir dann einfacher morgen wieder allein zu pilgern.

Thilo wartete tatsächlich am Hafen, ich sah ihn vom Boot aus in einer Bar sitzen, wir begrüßten uns, als hätten wir uns seit Ewigkeiten nicht gesehen und auch die anderen grüßten ihn herzlichst. Ein gemeinsames Getränk in der Bar wollten wir mit den beiden trinken und uns dann verabschieden, um ihnen wieder mehr Zeit allein zu lassen. Der Plan ging aber nicht auf, wir verstanden uns einfach zu gut. Als wir im Anschluss gemeinsam zur Kathedrale gingen, um einen Stempel zu bekommen, die natürlich geschlossen war, war es Thomas, der mich direkt fragte, ob wir uns für morgen verabreden wollen, um gemeinsam zu laufen.

Irgendwie hatten die beiden einen Narren an mir gefressen, weiß Gott, warum. So soll es denn sein, ich wollte gar nicht ablehnen und meinte, ich würde morgen zur Kathedrale runterkommen und von dort aus könnten wir ja gemeinsam los, bat sie aber um einen nicht allzu frühen Zeitpunkt. Mit Sabrina tauschte ich zur Sicherheit Telefonnummern aus und dann trennten sich unsere Wege.

Es war merkwürdig heute nur 15 Kilometer gelaufen zu sein. Aber so hatte ich zumindest genug Reserven, mit Thilo die Stadt zu erkunden. Mittlerweile ist auch die Sonne wieder rausgekommen und da es Mittagszeit war und wir später womöglich wieder nichts zu essen bekommen würden, wollten wir als erstes ein Restaurant suchen.

Wir entdeckten eine kleine Markthalle in der Altstadt. Dort war ein Restaurant, das uns zusagte. Die Tische waren schön eingedeckt, mit Stoffservietten und Kerzen und die Kellner bedienten uns in weißen Hemden. Das gönnen wir uns heute, wenn wir schon mal in Santander sind. Das Essen war nur halb so gut, wie es der erste Eindruck versprach. Aber wir wurden satt und konnten nun die Stadt besichtigen. Naja, was soll ich sagen, entweder, wir landeten in der völlig falschen Ecke der Stadt oder wir hatten heute nicht den Blick dafür. Uns beiden sagte die Stadt gar nicht zu und das eigentliche Highlight, die Bank von Santander, wurde gerade restauriert und versteckte sich hinter einem riesigen Banner.

„Du, ich brauch' noch Brot für morgen, vielleicht finden wir ja wenigstens eine Bäckerei und dann lass uns einfach versuchen an den Strand zu gehen, das Wetter ist so gut geworden. Ist der Strand sehr weit weg vom Wohnmobil?" Wollte ich von Thilo wissen. „Ich hab vorhin mal geschaut, also zurück zum Womo brauchen wir von hier aus etwa 20 Minuten und zum Strand dann nochmal 15." „Perfekt, dann leg ich mich im Womo ein paar Minuten zur Entspannung hin und dann lass uns an Strand gehen, okay?" Thilo wusste, dass er mir mit dem gemeinsamen Gang zum Strand die größte Freude machen konnte. Auch wenn er keine allzu große Lust darauf hatte, begleitete er mich gerne. Wir fanden tatsächlich einen Bäcker, der uns zu unserer großen Überraschung richtig gutes Brot verkaufte.

Über viele steile Treppen ging es hoch zum Stellplatz, den Thilo ohne Probleme gefunden hatte. Kostenlos und sogar mit Wasser Ver- und Entsorgung und trotz der Stadt und der Nähe zum Stadion ruhig. Unsere spanischen Nachbarn waren nett, aber außer ein paar höflicher Floskeln im gebrochenen Spanisch war die Konversation eher mau.

Die Ruhe der Siesta nutze ich heute für eine Rast im Wohnmobil, legte meine Füße hoch und konnte endlich die fehlende Tage in meinem Tagebuch ergänzen. Dann war ich bereit für den Strand, ausgeruht mit Bikini uns Flip-Flop ausgerüstet gings ab zum Strand. Nicht etwa, dass mich dieser Strand enttäuschte, aber im Vergleich zu den Stränden, die ich in den letzten Tagen abgelaufen bin, war der Strand von Santander winzig. Dafür waren die Wellen gigantisch, ich ließ mich ins kühle Nass gleiten und von den Wellen tragen. Pilgerleben, ach du schönes Pilgerleben.

Sabrina meldete sich am Abend, ihre Pensionswirtin hat sie darauf hingewiesen, dass der Weg aus Santander heraus sehr öde sei, wie fast alle Wege aus einer Stadt raus oder hinein. Zudem gebe es vor Mogro eine schwierige Passage, bei der man unter Gefahr auf einem Teil der Zuggleisen laufen müsse, das alles wollten sie sich nicht antun. Sie entschieden, mit dem Zug eine Etappe von 18 Kilometern zu überspringen, um dann den Rest bis nach Santillana del Mar zu laufen. Dazu wollten sie früher als geplant starten, so wurde mir die Entscheidung mich schweren Herzens von ihnen zu trennen abgenommen.

Mein Plan war ebenfalls nach Santillana del Mar zu laufen, das wären aber stolze 37 Kilometer, nach der kurzen Etappe von heute traute ich mir dies zwar für morgen zu, drehte und wendete meinen Pilgerführer, den ich mit zum Strand nahm, trotzdem immer wieder. „Thilo ich versteh das nicht, irgendwie muss ich morgen auch entweder ein Stück mit dem Zug fahren, oder tatsächlich irgendwo über die Gleise laufen, es ist hier ganz komisch beschrieben", sagte ich zu Thilo und las ihm die Stelle vor. „Also über Gleise laufen lass ich dich sicher nicht, da fahr ich dich morgen lieber ein Stück aus der Stadt raus". So fiel auch bei mir die Entscheidung aus Santander rauszufahren und dann aber nicht in Santillana del Mar bleiben, sondern noch ein Stück weiter nach Orena zu gehen.

Für den Rest des Tages zogen wir uns zurück an den Stellplatz, genug für heute entschied ich, einfach mal chillen, nach den aufregenden Tagen zuvor.

Tag dreizehn Von Santander / Mogro nach Orena

Wie es der Zufall wollte, startete auch ich 18 Kilometer nach Santander in Mogro, genau wie Sabrina und Thomas, was ich zu dem Zeitpunkt aber noch nicht realisiert hatte. Thilo fuhr mich aus der Stadt raus, dabei fuhren wir die Straße entlang, an der der Jakobsweg entlanglief. Schrecklich, das hätte mich erwartet, wenn ich gelaufen wäre. Der Tagesbeginn war somit viel entspannter. Ziel für heute war das 23 Kilometer entfernte Orena, mit der Aussicht den Abend heute direkt an einer Steilküste zu verbringen.

Nach dem Ort ging es wieder über einige grüne Hügel mit Weitsicht auf das entfernte Meer. Große Viehweiden, auf denen sich Schafe, Ziegen, Pferde oder Esel tummelten, wurden zum Hingucker für mich. Esel sah ich fast täglich und wenn nicht, hörte ich sie. Mindesten ein „Iiiiaaah" eines Esels hörte ich durch die Schluchten der Hügel hallen. Eine Weile schlängelte sich der Weg durch ein schönes Tal, ein Traum für einen Pilger, so zu laufen.

Ein bisschen bedauerte ich, nicht mit Sabrina und Thomas unterwegs zu sein, ich hatte die beiden in den paar Tagen sehr lieb gewonnen, aber ihnen tat es bestimmt gut, wieder für sich zu sein. Ein junger Bauer auf seinem Traktor kam mir entgegen, nickte mir freundlich zu und ich winkte ihm. Es macht mir Freude, Leute, die mich so freundlich und offenherzig grüßen, ebenfalls zu grüßen. Es erfüllte mich auch ein bisschen mit Stolz, ihre Anerkennung zu spüren, die sie mir als Pilgerin entgegenbringen.

Der Weg fiel nun leicht bergab und ich ging durch ein Schwemmland auf einer ewig langen Schotterpiste. Die Alternative wäre durch die aneinandergereihten Vororte von Santander zu gehen und das, bei hochstehender Sonne, sicher nicht die beste Alternative, aber auch diese Variante hier, bot keinen wirklich schönen Anblick. Zwar hatte ich zu meiner Rechten ein wenig Natur im Schwemmland, aber auf der linken Seite reihte sich eine Fabrikhalle an die nächste und auch die Abwasserrohre der Chemiefabrik von Solvay liefen hier oberirdisch kilometerlang neben dem Weg an mir vorbei. Sie ließen auch nichts Gutes erahnen, was die eigentliche Fabrik anbelangte. Ein Jogger kam mir mehrmals entgegen, er lief hier den Weg hoch und runter: naja, wenn es Spaß macht.

Schließlich gelangte ich in den Ort Barreda, in der die hässliche Chemiefabrik ansässig war. Eine gefühlte Ewigkeit brauchte ich, bis ich sie einmal umrundet hatte und am endgültig letzten Gebäude der Firma vorbeigelaufen war. Dort fand ich zum Glück gleich einen kleinen schattigen Park. Es war Essenszeit, viel Hunger hatte ich nicht, eher Durst, aber ich freute mich auf das Gute in Santander erstandene Brot, dick mit Chorizo belegt und ich biss hungrig rein. Neben dem Park war ein Garten, mit einer dicken Mauer vom Park getrennt, aber über die Mauer hingen die Zweige eines Mirabellenbaums. Frische, reife Mirabellen hingen an ihm; das war genau das, was ich jetzt brauchte. Verstohlen schaute ich mich um, gut niemand da, ich pflückte mir eine Handvoll Mirabellen und aß sie gleich alle auf.

Dann ging es weiter durch die brütende Mittagshitze, meine Wasserflasche steckte ich gar nicht mehr in den Rucksack. Obwohl ich es mittlerweile gut beherrschte, sie aus der Seitentasche des Rucksacks herauszunehmen und wieder reinzustecken, ohne ihn dabei vom Rücken zu nehmen. Dafür musste ich mir zwar Arm und Handgelenk verbiegen, aber es funktionierte. Auch mein Halstuch legte ich mir um den Kopf und fixierte es unter meinem Käppi, so dass es mir Schatten für meine Schultern spendete.

Endlich hatte ich es geschafft und das Industriegebiet Santanders lag hinter mir. Pilger sah ich noch immer keine, aber einige Radfahrer waren unterwegs, einige deutlich als Radpilger erkennbar, weil ihre Räder mit der Jakobsmuschel bestückt waren.

Kurz vor Santillana del Mar brauchte ich erneut eine Pause. Eine wacklige Bank in der prallen Sonne sollte es sein. Mein Ziel war zwar am Horizont erkennbar, aber ich musste mich unbedingt setzten. Warum nur war ich heute so müde und kraftlos. War es nur die Hitze oder die Tatsache, dass ich seit fast zwei Wochen täglich unterwegs bin oder will mir mein Körper wieder irgendetwas mitteilen. Mein linkes Bein spielte heute endlich mal mit, war nicht so steif und krampfig, wie zuletzt und dank der Tabletten spürte ich kaum Schmerzen. Nur, das mit den Tabletten kann nicht ewig so weiter gehen. Vielleicht probiere ich es morgen zum ersten Mal ganz ohne, möglich, dass ich mich dann weniger schlapp fühle.

Ich stärkte mich mit Nüssen und Trockenfrüchten, atmete ein paar Mal tief durch und siehe da, zwei Pilger kamen um die Kurve. Ich winkte ihnen zu, da ich mir gerade eine Handvoll Nüsse in den Mund gesteckt habe. Es waren zwei Spanier, die auch in Güemes übernachtet haben, sie grüßten mich freundlich zurück und da meine Pause beendet war, folgte ich ihnen in einem kleinen Abstand.

Santillana lag direkt unter uns in einem kleinen lieblichen Tal. Im letzten Hof vor dem Ort machte ein Bauernhof Werbung für seinen Käse. Kurzerhand entschloss ich mich Käse für heute Abend zu kaufen. Wenn es tatsächlich mit unseren Übernachtungsplatz an der Küste klappt, wäre es schön, für den späteren Abend noch Käse und Wein am Meer genießen zu können. Die Tür zum Hofladen war allerdings geschlossen, aber ich hörte Stimmen aus dem Stall, ich ging zur offenen Stalltüre und rief ein „Hola" rein. Der Bauer kam gleich zu mir und in meinem schlechten Spanisch fragte ich ihn nach dem Käse. Er führte mich in den kleinen Hofladen, dort gab es nur eine Sorte Käse und ich erwarb ein großes Stück. Auf Nachfrage, ob es ein reiner Kuhmilchkäse sei, antwortete der Bauer mit „si."

Glücklich mit dem Käse im Rucksack ging ich die letzten Meter in den Ort und hielt Ausschau nach der Kirche, dort wollte sich Thilo mit mir treffen.

An der Kirche angekommen war allerdings weit und breit kein Thilo zu sehen. Ich verließ den Kirchplatz und schlenderte durch die touristisch überlaufene Straße des romantischen Orts und siehe da. In der ersten Bar, an der ich vorbeikam, saßen Thilo, Oli, Sabrina und Thomas an einem kleinen Tisch draußen in der Sonne und tranken kühles Bier. „Ich wollte dir gerade entgegenlaufen und zur Kirche hochkommen, aber da habe ich hier alle sitzen sehen und konnte natürlich nicht vorbeilaufen, vor allem nicht, als ich so nett von ihnen begrüßt wurde", erklärte mir Thilo. Just wurde ich genauso freudig, mit herzlichen Umarmungen von allen begrüßt, wie er es kurz zuvor auch erlebt hatte. Die Pilgerfamilie ist wieder beisammen. „Sag mal, hast du Klaus und Klaus gesehen?" Wollte Oli von mir wissen. Leider konnte ich dies nur verneinen, „werden sie denn vermisst?" Fragte ich mitfühlend. Offensichtlich hatte sich die Gruppe getrennt, weil die beiden an der Straße den kürzesten Wege nehmen wollten und sie müssten schon längst angekommen sein. „Naja, vielleicht sind sie ja direkt ins Hotel, was sie sich für heute zusammen wollten", erwiderte Oli achselzuckend. Er ging dennoch nach einigen Minuten noch einmal die kleine Dorfstraße hoch, um ihnen ein Stück entgegenzulaufen, erfolglos, denn sie waren nirgends.

Später erfuhren wir, dass sie schon längst in ihrem Hotel an der Bar waren und gemütlich ihr Bier tranken. Da sie an der Straße entlangliefen, sind sie gar nicht an uns vorbeigekommen. Ich setzte mich ebenfalls zu den anderen an den kleinen Tisch und trank zur Belohnung des Tages wieder eine eiskalte Fanta. Die anderen orderten gerade ihr zweites Bier. „Ihr geht heute in dem Fall nicht mehr weiter?", tauschte ich mich mit Thomas aus, „nein wir haben genug, es waren zwar heute nur rund 24 Kilometer aber bei der Hitze reicht das. Ich bin in den leichten Turnschuhen gelaufen, aber auch die passen nicht zu 100 Prozent, morgen probiere ich es vielleicht mal mit meinen Zehenschuhen." Thomas sah ein wenig verzweifelt drein und Sabrina lästerte, „er hat echt alles dabei, 15 Kilo schleppt er hier mit sich rum und das meiste davon hat er noch nicht einmal benutzt." Was! So genau hatte ich mir seinen Rucksack gar nicht angeschaut, nur dass er prall voll war, aber 15 Kilo, das war mal ne Hausnummer. „Thomas das ist viel zu viel, da machst du dir ja deine Knöchel und alles kaputt! Hast du nie daran gedacht einen Teil davon nach Hause zu schicken?" „Na, doch am Anfang schon, aber den Rest des Weges schaff ich´s jetzt auch noch, außerdem war ich heute sehr schnell unterwegs, diesmal ging nämlich ich voraus und Sabrina kam mir fast nicht hinterher." Oh Mann, wenn er sich da mal nicht übernimmt, Thomas selbst war auch kein Hänfling, mit einigen Kilos zu viel Gewicht und dann noch der Rucksack, aber das muss er wissen.

Nach der schönen Pause mit meinen Pilgerfreunden wollte ich wieder weiterziehen. So war der Plan, den ich am Morgen gefasst hatte. Alle versuchten mich zu überreden zu bleiben, denn das Städtchen war sehr idyllisch und romantisch. Beim Anblick der schön restaurierten Häusern und den Kopfsteinpflastern ging mir ebenfalls das Herz auf, aber mir war es zu überlaufen von Touristen und ich wollte mit Thilo an diese schöne Steilbucht, Darauf freute ich mich schon so sehr. Außerdem wollte ich nach dem ganzen Großstadtchaos von heute und der nicht so schönen Tour durch die Außenbezirke, wieder Natur um mich herum und genau das versprachen die restlichen etwa vier Kilometer nach Orena. So verabschiedeten wir uns in der Hoffnung uns am nächsten Tag vielleicht wieder zufällig über den Weg zu laufen. Auf die Idee sich zu verabreden, kam heute keiner und für mich war das so auch in Ordnung.

Thilo ging mit mir durch das Zentrum des Orts, das eigentlich aus nur einer Straße bestand, in der sich ein Touri-Shop an den nächsten reihte. In einem entdeckte ich im Schaufenster Dekoschilder aus Blech, einige hatten mit dem Jakobsweg zu tun und gefielen mir sehr. „Soll ich dir eins kaufen?" Wollte Thilo wissen, „nein, brauchst du nicht, die sind doch viel zu teuer, außerdem weiß ich gar nicht, wo ich das hinhängen soll", gab ich ihm zur Antwort.

Als ich ihn später in Orena am Womo traf hatte er eins der Schilder für mich gekauft und es auf den Beifahrersitz gelegt. Ich steckte es an eine der Seitenscheiben hinter das Fliegengitter, so war unser Henry von nun an gut sichtbar als Jakobswegcamper erkennbar. Ich verließ Thilo in Santillana, er wollte ein paar Dinge fürs Abendessen einkaufen und dann wollten wir uns am Brunnen in Orena treffen.

Die Zeit, bis ich aus dem Zentrum Santillana raus war, gehörte wieder ganz mir. Das Örtchen war so schön anzusehen. Ich fotografierte fast jedes Häuschen, mit den wunderschön dekorierten Gärten und Blumen vor den Häusern, hatte es aber bald passiert und war in der Natur.

Ich kam an dem Campingplatz vorbei, von dem Oli erzählt hatte, dort wollte er die heutige Nacht verbringen. Der Campingplatz hatte sogar einen Pool. Da konnte Oli sich glücklich schätzen. Fast wäre ich am Campingplatz falsch abgebogen, sah aber gerade noch rechtzeitig einen anderen Pilger die Straße hochlaufen und folgte ihm, ah ein Pfeil, gut ich bin richtig. Dann verließ ich endgültig die letzten Häuser der kleinen Stadt und erneut lag ein wunderschönes Tal vor mir, es ging geschwungen leicht hügelig auf und ab, durch einen kleinen Weiler, an ein paar Bauernhäusern vorbei, durch ein kleines Waldstück, das etwas Schatten spendete, denn um die Spätmittagszeit wurde es wieder drückend heiß. Ich trank und trank und hatte mal wieder Angst, dass mein Wasser nicht reichen könnte, aber ich müsste ja jetzt auch bald am Ziel sein und unser Treffpunkt war ja direkt an einem Brunnen.

Da kamen die ersten Häuser von Orena in Sicht und meine letzte, kurze und schöne Restetappe war beendet. Am Brunnen stillte ich meinen Durst und wartete auf Thilo, der eigentlich schon längst da sein sollte. Ich warf einen Blick auf meine Wander-app und klar, der Ort hatte zwei Brunnen. Thilo war sicher am anderen, ein kurzer Anruf bestätigte dies und so lief ich ihm entgegen in Richtung Straße, wo er mich dann aufgabelte. Gemeinsam fuhren wir etwa drei Kilometer an die Küste, die nicht direkt am Jakobsweg lag. Dieses Stück muss ich also morgen zurückgehen, aber gut ich habe mir ja einige Kilometer ermogelt, da durfte ich ja auch mal etwas mehr gehen.

An der Küste blieben uns dann eine Weile vor Staunen die Münder offenstehen, was für ein Anblick. Dort war ein kleiner Parkplatz, eine Pferdeweide mit zwei Stuten und einem Fohlen. Die Wiese zum Meer im satten saftigen, wogenden Grün, vor uns das Meer mit den Klippen, hinter uns eine kleine Bergkette, die Anfänge der Picos de Europa. Es war ein Traum, wir ließen erst mal alles da liegen und stehen, als wir ankamen, und gingen die paar Meter an die Klippen vor. Wow, das Meer im tiefsten Blau tief unter uns und die Wellen knallten mit voller Wucht an die Klippen. Neben uns war ein tiefer Spalt und jedes Mal, wenn nach einer gewissen Anzahl von Wellen eine besonders groß war und dort hinein brach, gab es ein Raunen und Rauschen. Das hörte sich an, als säße dort ein fauchender Drache drin, der seinen Unmut laut deutlich macht. Außer uns war ein Pärchen da, die auf einem der zwei Picknickbänken saßen. Aber wir hatten die Hoffnung, dass sie bald gingen und wir hier die Nacht allein waren. Später kam noch ein Auto mit zwei älteren Pärchen, die unseren Henry ganz genau ansahen. Sie kamen auf uns zu und sagten uns in Spanisch, so wie wir es verstanden, dass sie uns gestern in Santander schon gesehen hätten, unser Wohnmobil sei ihnen dort schon aufgefallen. Ist ja witzig, da ist man hier irgendwie am Ende der Welt und trifft wildfremde Leute gleich zweimal.

Gegen später waren wir tatsächlich allein an diesem traumhaften Platz und ich kochte uns das Essen. Heute gab es Pasta mit Chorizo und dazu kühlen Weißwein. Wir setzten uns dazu auf die Picknickbänke. Nur wir, die Pferde und das Meer, es war herrlich. Solange wir konnten, blieben wir an diesem Abend draußen und genossen die Ruhe und ich konnte wahnsinnig viel Kraft und Energie für den nächsten Tag tanken. Für einen kleinen Spaziergang, um den Sonnenuntergang zu beobachten, gingen wir ein einen kleinen Trampelpfad an der Küste entlang. Ein wunderbarer Tag ging mit den letzten Sonnenstrahlen dem Ende entgegen.

Dann hieß es für mich wieder einen Blick in meinen Reiseführer zu werfen. Zum Glück sollte der Weg morgen gut zu gehen sein, zwar mit einigen Auf- und Abstiegen, aber mäßig. Ich musste nur bei einer kleine Variante schauen, dass ich nicht den Inlandweg erwische. Ich will wieder den Küstenpfad einschlagen und mit meiner neuen, besseren Wander-App, die ich mir mit Hilfe von Oli runter geladen habe, müsste dies kein Problem sein. So schlief ich völlig entspannt ein, mit viel Vorfreude auf den nächsten Tag.

Tag vierzehn Von Orena nach La Cerruca

Tatsächlich versuchte ich es heute mal ganz ohne den Schmerztabletten und hoffte, dass es gut geht. Obwohl ich innerlich schon fast weinte, diesen Platz verlassen zu müssen, rief so langsam der Weg nach mir. Wir hatten eine entspannte, wunderschöne und ruhige Nacht hier draußen an den Klippen. Thilo wollte noch eine Weile bleiben um den Morgen für sich genießen. Ich verpflasterte mir zwei Zehen, da ich kleine Blasen bekam, nichts Gravierendes, was es wert wäre, ausführlich darüber zu berichten, doch auch ich sollte, trotz meines leichten Rucksacks und der guten, bequemen, leichten Schuhe, nicht ganz verschont bleiben.

Thilo konnte sich glücklich schätzen und in seinem Bett räkeln, während ich mich früher als sonst auf den Weg machte. Die Luft war klar und herrlich frisch. Es war leicht trüb und feucht, sah aber aus, als würde es wieder ein schöner Tag werden und ich sollte recht behalten. Nicht an einem einzigen Tag meines ganzen Caminos schaute ich in eine Wetter-App und ließ mich dadurch verunsichern. Jeden Morgen nahm ich den Tag so wie er war und war einfach nur glücklich überhaupt hier zu sein. Pilgern zu können, auf nette Leute zu stoßen und dass auch Thilo voll auf seine Kosten kam und seinen Urlaub in vollen Zügen genoss.

Die ersten gut zwei Kilometer musste ich das kleine Stück zurück in Richtung Orena, dort würde ich wieder auf den Jakobsweg stoßen. Gerade an der Kirche Parroquial de San Pedro angekommen, die weit sichtbar auf einem Hügel thronte, sah ich in der Ferne zwei Pilger durch den frühen Nebel auf mich zukommen. Ich erkannte sie sofort, es waren Sabrina und Thomas, sie hatten mich noch nicht erkannt. Ich winkte ihnen, aber sie waren so sehr in ein Gespräch vertieft, dass sie mich gar nicht sahen. So bog ich in ihre Straße ein und ging langsam vor ihnen her, bis sie zu mir aufschlossen und mich endlich entdeckten.

„Hey Susi, guten Morgen, grüß dich, ach du warst das, warum kamst du denn von dort hergelaufen?" Wollte Sabrina wissen und deutete in die Richtung, aus der ich kam. „Na, wir haben doch etwas abseits an der Küste übernachtet, es war wunderschön dort, wir waren die ganze Nacht allein, Thilo liegt jetzt noch im Bett." „Der hat es gut, während wir hier im feuchten Nebel rumlaufen, aber laut Wetterbericht soll es gegen Mittag besser werden." Thomas hielt sich mit seinem Handy immer auf dem aktuellen Stand, und es beruhigte mich, zu wissen, dass meine Regenjacke in der Tiefe meines Rucksacks bleiben durfte. Wir blieben nicht lange allein. Die beiden passten sich schnell meinem Schritt an, da sahen wir vor uns drei weitere Pilger. Voller Freude lachten wir uns an, das könnten Oli, Klaus und Klaus sein. Bald holten wir sie ein und die Überraschung war groß, es handelte sich tatsächlich um die drei und die deutsch-österreichische Gruppe war wieder vereint.

Wir folgten nun zu sechst den gelben Pfeilen und nahmen aufeinander acht, damit niemand verloren ging. In Gesprächsfetzen der anderen, konnte ich heraushören, dass sich Klaus und Klaus zusammen mit Oli die Inlandsvariante nehmen wollten, Sabrina und Thomas waren sich nicht sicher. Thomas blieb immer wieder mit schmerzverzerrtem Gesicht stehen, eine Blase quälte ihn besonders. Aber auf unser Drängen seine Füße neu zu verpflastern meinte er nur „ich habe sie heute Morgen perfekt verpflastert und das bleibt genauso". Sabrina machte in meine Richtung so eine Schnute, wie ich sie immer mache und ich musste lachen, „was gibt's da zu lachen?" Wir taten so, als meinte er nicht uns.

Nach einer Weile hatten wir einen sagenhaften Blick zur Küste. Der Dunst des Morgens hatte sich verzogen und wir schwitzten schon jetzt in der Morgensonne. Im Örtchen Cobereces sollte es eine Bar geben, die schon geöffnet sei. Thomas brauchte dringend einen Kaffee, ich hätte dagegen auch nichts einzuwenden, einer der Kläuse bevorzugte zum Frühstück seinen Kräutertee, nur Sabrina war wunschlos glücklich, „also ich könnt ewig so weiter gehen" sagte sie ganz träumerisch. Die erste Bar war leider geschlossen. Eine Dorfbewohnerin fragten wir, wann die nächste Bar kommt, sie meinte, dass alle Bars hier im Ort um die Zeit geschlossen seien, aber weiter unten an der Kreuzung gebe es einen Kiosk, der habe auch Kaffee.

Das Dilemma war nur, dass sich an der beeindruckenden, aus roten Backsteinen bestehenden Kirche der Weg gabelte, und meine Pilgerfreunde waren sich mittlerweile alle einig den Inlandsweg zu gehen, da dies die kürzere Variante war. Nur ich wollte den Weg an der Küste nehmen. Die Diskussionen gingen los, wer, wann, wo und mit wem welchen Weg einschlug, die Einzige, die wusste, was sie wollte, war ich. Die beiden Kläuse wollten den etwas kürzeren Weg nur aus dem Grund gehen, da er im Landesinneren mehr Schatten versprach. Thomas, der eigentlich auch ins Land ziehen wollte, zweifelte, weil er ja einen Kaffee wollte. Der Kiosk lag aber am Küstenweg und zurückgehen auf den anderen Weg war keine Alternative für ihn. Da ich wusste, was ich wollte, begann ich mich mit Sonnencrem einzucremen und meine Zehen neu zu verpflastern. Keine Ahnung warum, aber langsam fingen zwei meiner Zehennägel an sich zu verfärben und das, obwohl ich weder Druckstellen hatte, noch rieb irgendwas an meinen Füßen. Thomas nutzte die Chance der Pause und kümmerte sich ebenfalls um seine Füße. Seine Pflaster waren verrutscht und teilweise klebte die Klebestelle auf den Blasen. Dachte ich´s mir doch, aber er wollte ja nicht hören. Er machte alles neu und zur Fixierung brachte er noch zusätzlich Leukoplast an. Endlich es konnte es weitergehen.

Meine Pilgerfreunde haben sich einstimmig entschieden, mir auf den Küstenpfad zu folgen. So wurde ich wieder zur Führerin eines kleinen Pilgertrupps und hoffte, dass ich das Vertrauen, das die Gruppe in mich legte, nicht enttäuschen würde. Am Ortsende fanden wir den Kiosk, der alles bot, was sich das Pilgerherz wünschte. Es gab sogar Mehl, also kaufte ich ein Kilo Mehl, das ich für den Rest des Tages mit mir rumschleppte. Ich habe gestern Thilo den Mund wässrig geredet, dass ich heute Lust darauf habe, Pfannenkuchen zu machen und dazu brauchte ich eben noch Mehl. So hatte ich ein Leid mit meinen Pilgerfreunde gemeinsam, auch ich schleppte von nun an unnötiges Gewicht mit mir rum, zum Glück nur für diesen Tag, denn das eine Kilo zusätzlich machte sich bemerkbar. Für alle anderen gab es Kaffee oder Tee und wir hatten eine gemeinsame schöne Rast. Weiter ging es quer über einen kleinen Strand und dann durch ein Naturschutzgebiet entlang des Meeres.

Als die Straße später steil bergauf verlief, wurde ich vom Älteren Klaus böse angeschaut, aber ich dachte nur, he eure Entscheidung, Küstenweg! Keiner hat euch dazu gezwungen. Bald sah man auch wieder das Meer, wir kamen durch ein kleines Eukalyptuswäldchen, das Schatten für Klaus spendete. Im nächsten kleinen Ort, oben auf einem Hügel, hatte sogar eine Kirche geöffnet, in der es Stempel für uns gab. Wir machten dort eine kurze Rast, auch um auf die anderen zu warten, denn ich bin stramm mit Oli und Sabrina vorrausgelaufen. Klaus und Klaus und auch Thomas waren weit hinter uns.

Erst nachdem wir unsere Rast beendet hatten, kamen die beiden Kläuse ächzend den kleinen Hügel hoch. „Ist

Thomas nicht bei euch?" wollte Sabrina wissen. Der jüngere Klaus, der wie immer einen Schritt vor dem älteren war, drehte sich um und antwortete, „also eben war er noch hinter uns, weit weg kann er nicht sein", meinte Klaus. Sabrina dann zu uns gewandt, „sollen wir trotzdem weitergehen, wenn er da ist, wird er sicher auch seine Pause machen wollen?" Sabrina war sich unsicher. In dem Moment kam Thomas den Berg hochgelaufen, wie wenn nichts wäre, zog er an uns vorbei und ließ uns mit den Worten stehen, „wie Pause, wer braucht hier eine Pause, los ihr müden Pilger, weiter geht's." Ohje, dachte ich nur, wie lange das wohl gut geht. Mit der wieder vereinten Gruppe ging es weiter.

Auf einer kleinen Weide, bunt gemischt mit Tieren, stand ein kleiner brauner Esel mit langen Fellohren und er schaute mich unendlich süß an. Ich blieb stehen und lockte ihn an den Zaun. Er ließ sich nicht lange bitten und kuschelte richtig mit mir, ich wollte gar nicht mehr weg, einfach hier beim Esel bleiben. Es war Liebe auf den ersten Blick, mein Herz sagte mir: bleib hier, verlasse das Eselchen nie wieder, du wirst es immer lieben, wir haben doch eine Anhängerkupplung am Henry, ich könnte ihn mitnehmen. Aber mein Verstand ließ mich den anderen hinterherlaufen, die schnellen Schrittes weitergezogen sind. Nur um Thomas machte ich mir Sorgen, er schwankte nach wie vor beim Laufen und es ging auch nicht lange, da drängte er nach einer Pause. Wir machten an einem Pilgerdenkmal Rast, wir anderen erfrischten uns mit kühlem Wasser und Thomas leckte seine Wunden.

Als es weiter ging, hinkte er merklich hinter uns her und der Abstand nach vorne wurde immer größer. Als wir wieder eine ganze Weile unterwegs waren und sein Fehlen bemerkten, machte uns Klaus darauf aufmerksam, dass er sich weiter hinten kurz hingesetzt hatte, um nochmal seine Pflaster neu zu machen. Sabrina rief ihn an, er meinte er brauche etwas länger und wir sollten einfach weiter gehen. In dem Moment entdeckte der ältere Klaus ein Kilometerschild an der Straße für unser Zielort Comllilas, das einige Kilometer weniger angab als der Pilgerweg. Die beiden wollten an der Straße weiter gehen, das teilten wir Thomas mit, so könne er sich an der Kreuzung entscheiden, ob er weiter uns folgte oder Klaus und Klaus. Sie würden noch ein paar Minuten auf ihn warten, aber am Telefon meinte er, er bleibe auf dem Pilgerweg. So verkleinerte sich meine Pilgergruppe also wieder.

Es ging weiter durch einige Weiler und an schönen Häusern vorbei, dann kamen wir bei schönstem Sonnenschein in Comillas an. Thilo war schon da und auch die beiden Kläuse, die sich ja ein paar Kilometer gespart hatten. Die drei saßen in einem Café und ließen es sich gut gehen. Thomas war ebenfalls wieder bei uns, kurz nach seiner Rast, hatte er bald zu uns aufgeholt. Da wir voller Sorge um ihn auch immer wieder anhielten und um natürlich auch diese wunderschöne Natur in Küstennähe zu genießen. Wir hatten eine schöne gemeinsame Zeit im Garten der Bar. Dann machte ich mich wieder auf, ich wollte noch ein paar Kilometer weiter als die anderen, da ich mit Thilo wieder an eine Küste zum Übernachten wollte, dafür musste ich aber wieder durch die brütende Mittagshitze laufen.

Mit Thilo erledigte ich im Supermarkt ein paar Einkäufe und ich drückte ihm das Mehl in die Hand, das muss ich nun echt nicht mehr mit mir rumschleppen. Thilo hatte den Henry am Straßenrand direkt auf dem Jakobsweg geparkt, so gingen wir ein paar Meter gemeinsam. Ich war ganz happy wegen der paar Meter, bis ich ihn dann leider verlassen musste.

Ab jetzt war ich wieder allein, nicht so ganz, denn eine Pilgergruppe war vor mir, Schritt für Schritt holte ich zu ihnen auf. Sie sahen lustig aus, wegen der Hitze hatten alle einen kleinen, bunten Sonnenschirm auf ihren Hüten befestigt. Sie waren wohl in einer geführten Pilgerreise unterwegs, denn sie hatten nur Minirucksäcke und am Ortsende fuhr ein Reisebus an ihnen vorbei, hupte und alle winkten. Bald hatte ich sie eingeholt und sah ab da keine Pilger mehr. Als ich mich am Ende der Stadt umdrehte, sah ich auf dem Hügel die riesige Universität von Comillas.

Kurz darauf überquerte ich den Nationalpark über eine lange Brücke. Ab da schaute ich nicht mehr in mein Buch, sondern verließ mich voll auf meine Wander-App, die wollte, dass ich ab nun querfeldein gehe. Anfangs sah alles sehr vertrauenswürdig aus, aber der Weg wurde immer matschiger und schlammiger, ich war mitten in diesem Nationalpark und sah auch keine Pfeile mehr. Die Linie der App war aber eindeutig und zeigte mir den Weg zum Playa de Oyambre, also folgte ich dem Weg weiter. Ein bisschen verwundert war ich dennoch, warum sind nie Pilger an meiner Seite, wenn ich sie brauche? Heute Morgen hat alles so gut funktioniert und kaum bin ich allein, geht wieder alles schief.

Ich wollte nicht umkehren, mir war heiß und ich wollte einfach nur noch so schnell wie möglich an diesen Traumstellplatz, den wir gefunden haben. Mitten in diesem Nirgendwo, durch das ich lief, saß ein asiatisch aussehender Mann im Sand mit einem kleinen Sonnenschirm auf seinem Handtuch und sonnte sich. Hier, mitten im nichts, die Umgebung war nicht schön und es gab hier kein Meer, nur Sand und es stank nach altem Fisch, was zum Kuckuck tut er da? Das gleiche hat er bestimmt auch über mich gedacht, schließlich pilgerte ich ja auch hier rum.

Aber das schlimmste kam erst noch, ein kleiner Bach durchquerte diese große Sandbucht. Er war nicht sehr tief, hatte aber eine starke Strömung und war sicher zwei Meter breit, vermutlich setzt so langsam die Flut ein und dann ist dieses Gebiet wieder komplett unter Wasser. Ich könnte den Bach durchqueren, keine Frage, denn jetzt kehre ich sicher nicht mehr um. Zwei junge Damen die Oben ohne in einer kleinen versteckten Bucht lagen, sahen mich ganz erschrocken an, als ich plötzlich aufkreuzte, sicher rechneten sie hier an diesem einsamen Platz mit niemandem. Schnell zogen sie sich ihre Oberteile an, aber ich hatte gar keine Zeit, mich um sie zu kümmern. Der Bach, dessen Strömung stärker war, als ich zuerst dachte und auch in der Mitte verdammt tief war, stellte sich als ernstes Problem dar. Ich war schon gut zur Hälfte durch, stand aber auf wackeligen Steinen, die über und über mit scharfen Muscheln und rutschigen Algen überwachsen waren, somit scharfkantig und glitschig. Außerdem tummelten sich überall kleine Krebse auf den Steinen und im Wasser rum. Oh Mann, auf was habe ich mich da eingelassen, wie komme ich da nur wieder heil raus. Die beiden Damen schauten immer wieder zu mir rüber, was sie da wohl macht, fragten sie sich sicher. Nun das wusste ich selbst nicht. Ich wollte nur trockenen Fußes und ohne aufgeschlitzte Schuhe über den Bach.

Irgendwie begannen die wenigen größeren Steine unter mir immer mehr an, zu wackeln, ich kam weder vor noch zurück, hatte Mühe das Gleichgewicht zu halten und das Wasser drohte mir über meine Schuhe zu schwappen. Spontan dachte ich ans Bouldern, eine Sportart, die ich früher so gerne gemacht habe, und ließ mich auf alle viere herunter. So versuchte ich mich mit den Händen an den Steinen festzuhalten, während ich vorsichtig einen Fuß nach dem anderen auf einen der Steine, die ich zuerst mit der Hand auf seine Festigkeit getestet hatte, setzte, um so, wie eine Spinne über den Bach zu kraxeln. Dabei schlitze ich mir an den scharfen Muscheln zwei Finger auf. Als ich endlich sicher die andere Seite erreicht hatte, die beiden Damen mich immer noch beobachteten, fragte ich sie, als sei nichts gewesen, „das ist doch der Weg zum Golfplatz?" Den sah ich nämlich nun, da ich endlich auch meinen Blick heben konnte und mit offenen Mündern antworteten die beiden nur „si". Ein Liedchen pfeifend lief ich an ihnen vorbei, doch innerlich kam ich mir vor wie eine Irre, nur schnell weg hier.

Leider humpelte ich leicht die Anhöhe hoch, da mein Bein wieder zu schmerzen anfing, so ein Mist, auch das noch. Bald sah ich den Campingplatz, von dem ich wusste, dass dort der Jakobsweg entlangläuft. Thilo schrieb mir eine Whats-App, er habe den Platz schon erreicht und sei gespannt, wie er mir gefallen würde Die letzten etwa sieben Kilometer, die ich fast hinter mich gebracht hatte, gingen dem Ende entgegen.

Ein letztes Mal ging es lange und stetig durch eine schier unerträgliche Hitze bergauf. Ich kam an einer schönen Pilgerherberge vorbei, der Außenbereich wimmelte von Pilgern, da waren sie also alle wieder: sowas. Die letzte Teerstraße für heute und dann zweigte ein unebener steiniger Pfad zur Küste runter, dahin ist Thilo mit dem Henry gefahren. So kam ich am späten Nachmittag nach guten 28 Kilometern an unserem megaschönen Übernachtungsplatz an. Ein paar andere Wohnmobile und Camper standen auch da, aber damit haben wir heute gerechnet. Die meisten von ihnen waren Surfer und tummelten sich zu der Zeit im Wasser.

Ich machte mich gleich in unserer Bordküche nützlich, denn mein Hunger war groß. Thilo kümmerte sich um das Drumherum, Stühle und Tisch aufbauen, Markise raus, Männersachen eben. Mittlerweile haben wir uns gut aufeinander eingespielt und es funktionierte sehr gut, dass ich pilgere und er mich begleitet Ich freute mich sehr auf unsere leckeren Pfannenkuchen, die wir auch in kürzester Zeit verputzt hatten.

Lange konnten wir die Idylle aber nicht genießen. Ich schrieb nach unserem Essen die wichtigsten Ereignisse des Tages in mein Tagebuch, dann zog ein starker Wind auf und von den Picos de Europa her wurde es schon ganz dunkel. Der Wind wurde recht schnell immer stärker und die Surfer kamen alle vom Strand hoch. Das wird wohl heute nichts mehr mit meinem Sprung ins Wasser; ob wir langsam die Markise einfahren sollten? Kaum hatte ich die Gedanken ausgedacht, brachte eine große Böe unsere Markise fast zum Abheben. Thilo und ich hatten Mühe sie festzuhalten. Thilo begann sofort mit kurbeln und ich musste sie unterstützend halten, was bei dem Wind kaum noch möglich war. Mit letzter Kraft schafften wir es, da setzte auch schon der Regen ein. Wir flüchteten in unser Womo und dann prasselte der Regen auf unseren Henry.

Ich hoffte, dass jetzt keine Pilger mehr unterwegs waren. Thilo und ich öffneten eine Flasche Wein und wir ließen den späten Nachmittag ausklingen. Immer wieder sah ich raus, ob das Wetter nochmal besser werden würde, schließlich legte ich mich müde und erschöpft, nach einem Glas Wein in mein Bettchen und döste sofort weg.

Irgendwann hörte ich Stimmen, der Sturm hatte sich verzogen, es regnete nicht mehr, ich hatte alles verschlafen, sogar die Sonne zeigte sich nochmal kurz.

Thilo stand mit unseren Nachbarn vor dem Womo und hielt ein Schwätzchen, ich gesellte mich dazu. Es war ein junges Pärchen die mit ihrem Freund zum Surfen angereist waren. Das Mädchen hatte das Surfbrett ihres Freundes an den Kopf bekommen und hielt sich ein Kühlakku an die Schläfe. Da wir ebenfalls Kühlakkus in unserem Gefrierfach hatten, boten wir ihr an, sie in regelmäßigen Abständen zu tauschen und ihre wieder einzufrosten. Die drei waren mit einem VW-Bus unterwegs und hatten nur eine Kühlbox an Bord. Sie waren dankbar für die Hilfsbereitschaft. Thilo wollte von ihnen wissen, ob sie wüssten, wann der Bauer zum Kassieren des Stellplatzes kam, denn heute sollte uns der Stellplatz zehn Euro kosten, aber das war echt okay, so hatten wir die Gewissheit, dass wir legal standen und uns niemand spät am Abend noch wegjagte. „Wir waren gestern schon da, da kam er so kurz nach 20 Uhr." Ich stöhnte, so spät, das waren noch über zwei Stunden und ich war noch immer müde oder schon wieder.

„Im Zweifel stecken wir den Zehner einfach an die Windschutzscheibe, das wird schon, leg du dich einfach nachher wieder hin, meine müde Pilgerin." Thilo war wieder äußerst aufmerksam. Aber noch war ich ja wach, „ich will mit dir gemeinsam auf den Bauer warten und bleib mit dir wach", antwortete ich und gähnte herzhaft. „Ja, ja, genau". Thilo lächelte nur.

Wir nutzen die reine Luft nach dem Regen, setzen uns vors Wohnmobil und schauten auf das Meer hinaus, die Picos waren leider hinter dicken Wolken verschwunden. Thilo wurde sehr sentimental, „ich finde es echt schön, hier in Spanien, mit dir, diese Art Urlaub zu machen entspannt mich mega. Du pilgerst am Morgen los, ich habe Zeit für mich, kann mich treiben lassen, kümmere mich um ein paar Kleinigkeiten, gehe einkaufen oder setze mich in eine Bar zum Frühstücken, kann die Seele baumeln lassen. Ich genieße das Entschleunigen und wenn wir uns am Nachmittag wieder sehen, kommst du glücklich und ausgeglichen von deiner Etappe zurück und ich bin ausgeruht und freue mich auf die gemeinsame Zeit mit dir. Also von mir aus können wir diese Art von Urlaub öfters machen, ich denke es tut uns beiden gut." Ich war ganz baff über sein Worte, genau das habe ich mir gewünscht, aber dass ihm der Urlaub so guttat, ich dachte er langweilt sich sicher zu Tode. „Schön, dass du es auch so siehst, mir geht es auch gut dabei. Mein Bein wird täglich etwas besser und eigentlich jetzt, wo ich so drüber nachdenke, grübele ich gar nicht mehr über meine MS, ich kann echt alles super genießen hier und jetzt, wo ich weiß, dass es dir dabei so gut geht, erst recht." Die Strapazen des heutigen Tages waren schon wieder vergessen. Glücklich über Thilos Worte schlief ich in dieser Nacht ein, ich schaffte es natürlich nicht mehr auf den Bauern zu warten, Thilo übernahm das, als ich schon tief und fest schlummerte.

Tag fünfzehn von La Cerruca nach Colombres, plus vier Kilometer mit Henry nach La Franca

Der Sturm von gestern hatte sich endgültig verzogen. Bei Sonnenschein startete ich meine heutige Etappe schon in Shorts mit einem gigantischen Blick auf die Picos de Europa. Ich musste nicht einmal den holprigen Weg von gestern zur Straße zurückgehen, sondern konnte direkt auf einem schmalen Pfad zum Strand hinunter. Dann am langen Strand entlang bis nach San Vicente de la Barquera. Sabrina schrieb mir vor 30 Minuten eine WhatsApp, dass sie kurz zuvor von der Straße aus unseren Henry entdeckt haben. Vielleicht kann ich sie bald einholen.

Doch am Strand angekommen vertrödelte ich sehr viel Zeit, als ich den frühen Surfern im Wasser zusah. Es beeindruckte mich, wie sie die Wellen reiten. Die Wellen erschienen mir sehr hoch, ich würde es mir nie zutrauen, bei so einem Wellengang ins Meer zu gehen. Später musste ich vom Strand zur Straße wechseln, da ein Bach ins Meer mündete.

Die Straße schlängelte sich leicht bergan, von Strandabschnitt zu Strandabschnitt. Überall reihte sich ein Wohnmobil oder Camper der Surfer ans andere. Nach etwa einer Stunde erreichte ich San Vicente und hatte die Möglichkeit in den Ort hineinzugehen oder ihn zu umgehen. Ich entschied mich für letzteres, nichts zog mich in den Ort. Einen Blick auf die beeindruckende auf einem Hügel thronende Kirche Santa Maria de los Angeles hatte ich auch vom Ortsrand.

Strammen Schrittes zog ich durch die wunderschöne hügelige Landschaft. Meine Blicke schweiften zwischen der Küste und den Picos, die sich heute von ihrer schönsten Seite zeigten, hin und her. Ich hoffte Sabrina und Thomas noch einzuholen. Dabei war ich längst vor ihnen, was ich zu dem Zeitpunkt aber nicht wusste. Auch sonst sah ich heute leider keine bekannten Gesichter. Eine Gruppe spanischer Pilgerinnen überholte ich auf meinem Weg, aber sonst war da niemand.

Ich hatte wieder eine herrliche Ruhe um mich und nahm den Weg und alles, was er mir heute schenkte, in mich auf. Als ich eine Autobahnbrücke überquerte, auf der zwei Motorradpolizisten standen, grüßten sie mich freundlich mit einem freundlichen „Buen Camino" und fragten, wie es mir geht. Wo passiert einem das in Deutschland, Polizisten, die einem nach dem Befinden fragen?

An einer Weide machte ich bei einem Pferd eine kleine Rast. ich verstaute meine Wanderstöcke, trank große Schlucke aus meiner Wasserflasche, denn es war schon wieder sehr heiß. Heute war einer der wärmsten Tage auf meiner gesamten Pilgerreise. Die letzten Meter ging es hinauf auf einen Hügel. Dort lag friedlich ein kleiner Friedhof mit einer Kapelle. Mitten auf dem Weg stand ein Auto, daraus winkte mir ein Mann mit einer Fanta in der Hand zu, und fragte, ob ich ihm was zu trinken abkaufe. In großem Bogen ging ich um das Auto herum und schüttelte verneinend den Kopf. Sitzt der etwa den ganzen Tag dort oben und verkauft Getränke, fragte ich mich.

Ich trank heute viel und mein Wasser ging bald zu Ende. Eigentlich hatte ich genug eingepackt, aber bei der Hitze und dem vielen Auf und Ab braucht man viel mehr als man denkt. Irgendwann wünschte ich mir, als es wieder steil bergauf ging, einen Brunnen. Ich bekam ein viel besseres Geschenk. Kaum hatte ich meinen Wunsch ausgedacht, begann am Ende des Hügels ein kleines Dorf und am ersten Haus stand ein Getränkeautomat in einer Scheune. Fast hätte ich ihn übersehen, aber irgendwas ließ mich herumschauen und ich entdeckte ihn durch die offene Scheunentüre. Das kann doch jetzt nicht wahr sein, oder? Ich zog mir für einen Euro eine eiskalte Fanta. Ich war happy über mein kleines Glück, das so etwas kleines einem solch große Freude bereiten kann.

Ich empfand den heutigen Tag als rundum gelungenen Pilgertag. Dazu hallten noch die Worte von Thilo in mir, die er gestern Abend sagte. Das Leben meint es gut mit mir, ich war selig und glücklich, froh hier zu sein, auf meinem Camino.

Mit Thilo hatte ich heute Morgen vereinbart, dass ich mich im Laufe des Tages melden würde, wenn ich wüsste, wie weit ich es schaffen würde. Denn das Tagesziel ließ ich am Morgen offen. Derweil war ich in Unquera angekommen. Ein schattiger Weg entlang der Bahngleise führte mich das letzte Stück des Weges in den Ort. Von Sabrina erfuhr ich per Whats-App, dass sie noch gar nicht hier waren. Sicher habe ich sie überholt, als sie in San Vicente in einem Café Pause machten und ich die Stadt umlief. Sie waren noch etwa fünf Kilometer vor Unquera in Gesellschaft von Oli und Klaus und Klaus. Sie wollten dann in der Jugendherberge in Unquera bleiben. Ich machte mir auf einer Mauer zur Brücke nach Asturien meine Gedanken dazu.

Ich würde es ein paar Kilometer weiter, bis nach Colombres schaffen, es war noch früh am Tag, hier wollte ich nicht bleiben. Zudem reizte es mich, gleich die Brücke von Kantabrien nach Asturien zu überqueren. Aber erstmal musste ich etwas essen. Denn außer einer Handvoll Mirabellen, die ich mir von einem Baum stibitzt habe, war mein Magen leer. An das wenige und einfache

Essen hatte ich mich längst gewöhnt, aber nach Wasser verlangte mein Körper ständig. Zum Glück stand direkt an der Brücke ein Brunnen mit frischem Wasser. Thilo schrieb ich eine Nachricht, dass ich mich mit ihm in Colombres treffen will.

Er war gerade dabei unser Wohnmobil wieder auf Vordermann zu bringen, gebrauchtes Wasser zu entleeren und wieder frisches aufzufüllen. Nach meiner Stärkung ging ich weiter durch die Hitze und natürlich ging es wieder bergauf.

Colombres war bald erreicht, gleich am Ortseingang befand sich die Herberge. Das Besondere an Colombres sind seine Häuser. Viele Spanier zog es wegen der Armut im 19. Jahrhundert nach Lateinamerika. Als sie reich durch den Handel als Tabak- oder Textilhändler zurückkehrten, finanzierten sie in den Wiederaufbau des Städtchens. Sie bauten Schulen und Krankenhäuser in dem Stil Lateinamerikas. Viele bunte Häuser prägen das Bild Colombres und auch in den nächsten Tagen sollte ich in weiteren Örtchen einige dieser Prachtbauten sehen. Eines davon war die Herberge, nach gut 25 Kilometern in den Beinen lief ich dort schweißüberströmt ein, um mir einen Stempel zu holen.

Die Herberge war riesig und menschenleer. Ich rief ein lautes „hola" in die Küche, aus der ich Stimmen hörte. Es kam eine Frau heraus und meinte gleich, dass die Herberge schon voll sei. Zwar war ich von ihren Worten überrascht, weil niemand zu sehen war, fragte aber freundlich, ob ich trotzdem einen Stempel bekomme. Sie ging den Stempel holen und ich nutze die Gelegenheit mich im Vorraum umzusehen. Nichts deutete auf einen einzigen Pilger hin, kein einziges Paar Schuhe, kein Rucksack standen hier und ich hörte auch nichts. Ich bekam meinen Stempel und verließ die Herberge. Im riesigen Garten der Herberge gab es auch nichts, das auf Pilger hindeutete und diese Herberge soll voll sein? Alle Fenster der Herberge waren geöffnet, an keinem hing Wäsche zum Trocknen, auch nicht an den Wäscheleinen im Garten, und nirgends lag irgendwas, was an Pilger erinnerte.

Nur gut, dass ich nicht auf die Herberge angewiesen war. Meine Vermutung war nämlich, dass Reisegruppen oder Schülergruppen diese Herberge für eine späte Anreise, womöglich nicht einmal zu Fuß blockiert hatten. Wie gesagt, es war nur eine Vermutung, trotzdem schlug mir dieses Verhalten aufs Gemüt. Ich hatte mitbekommen, dass viele Herbergen hier am Camino del Norte mittlerweile geschlossen haben. Einige bestimmt für immer, da es die Leute nicht über die Coronazeit geschafft haben und die wenigen, die geöffnet haben, auf den ohnehin schon recht langen Etappen, wurden blockiert. Was passiert mit den ahnungslosen Pilgern, die hier nach vielen Kilometern erschöpft, in der Hoffnung auf ein Bett, ankommen? Bald schon sollte ich es wissen.

Ich gelangte zur schönen Dorfkirche und wollte gerade Thilo anrufen, um ihm mitzuteilen, dass ich mich lieber hier mit ihm treffen wollte, da fuhr er auch schon an mir vorbei, sah mich aber nicht und fuhr weiter. Also ging ich ihm hinterher zu dem Parkplatz, an dem wir uns treffen wollten.

Der Plan heute war, schauen, ob es uns in dem Ort gefällt, etwas essen und wenn es uns nicht gefällt, wieder an eine Küste fahren. Denn Colombres lag nicht direkt am Meer. Erst mal musste ich aber dringend in den Schatten, ich glühte förmlich. Der Parkplatz bot zum Glück einen schattigen Bereich mit Bank, auf der ließ ich mich nieder. Thilo brachte mir was zum Trinken und setzte sich neben mich. „Und was machen wir jetzt?" wollte ich von ihm wissen. „Schauen wir mal, was der Tag noch bringt, du hast bestimmt Hunger". Stimmt, es war gerade mal ein Uhr und ich hatte einen Bärenhunger. Um diese Zeit haben wir sogar eine gute Chance was warmes zu Essen zu bekommen. Erst mal kühlte ich mich aber am Brunnen ab, das kalte Wasser tat unendlich gut. Sofort fühlte ich mich wieder fit, die Strapazen des Vormittags und die Hitze waren so gut wie verflogen.

Wir machten uns auf den Weg durch den interessanten Ort, bewunderten einige der Bauwerke und kehrten dann bei einem Mexikaner ein. Dort war es sehr voll und wir hatten Glück, dass wir draußen den letzten freien Tisch bekamen. Gerade setzten wir uns und gaben die Bestellung auf, da entdeckte ich ein bekanntes Gesicht im Türrahmen des Lokals. Es war Jeffrey der Kanadier, mit einem Bier in der Hand und er sah genauso kaputt und verschwitzt aus wie ich eben noch. „He Jeff, grüß dich". Er brauchte einen kurzen Moment, bis er mich irgendwo zuordnen konnte, dann erzählte er uns in seiner saloppen Ausdrucksweise seine Sorgen.

Er war seit über 30 Kilometern unterwegs und eben an der Herberge abgewiesen worden und wisse nicht, was er tun sollte. Die nächste Herberge sei etwa acht Kilometer weg und er sei am Ende seiner Kraft. Ach, also ist die Herberge nun doch voll, es war eine gute Stunde her, als ich dort war. „Nein, da war niemand und trotzdem wurde ich abgewiesen". Also hat Jeff dort das Gleiche erlebt wie ich und verstand es auch nicht. Er sah verzweifelt aus. Wir boten ihm an, sich erst mal zu uns an den Tisch zu setzten, dann könnten wir gemeinsam überlegen, was wir tun können. Er nahm das Angebot an und bestellte gleich das nächste Bier.

Oh je, das kann ja heiter werden, wenn der so viel trinkt und das bei der Hitze. Wir verglichen unsere

Wanderführer. In seinem stand tatsächlich, dass die nächste Herberge erst in acht Kilometern kommt. Bei meinem sollte es an einem Campingplatz eine geben, der war immerhin nur vier Kilometer entfernt. Die Bedienung, die seine Sorgen mitbekommen hatte, bot ihm an, in einer Pension hier im Ort anzurufen. Ihr Angebot nahm er aber nicht an, auch nicht, als wir ihm anboten ihn hinzufahren. Er war ein wenig überfordert, starrte nur in sein Buch und fluchte. Ob es die Hitze war, die ihn so aggressiv machte oder des Bier, jedenfalls ließ er nichts mehr an sich ran und stellte auf stur. Mehrere Leute boten ihm Hilfe an, aber er redete alles schlecht und schimpfte über den Camino.

Langsam wurde er mir zur Last und unser Essen verdarb er uns zudem. Schließlich nahm er das Angebot der Bedienung an und rief in der Pension an. Alles verstanden wir nicht, aber er machte wohl ein Zimmer klar. Er verabschiedete sich von uns. Thilo bot ihm schließlich an, sollte es Probleme geben, könne er zu uns ans Wohnmobil kommen. Wir könnten ihn zur Küste mitnehmen und er könnte in unserer Hängematte schlafen. Eine verrückte Idee, aber so war er zumindest bei hilfsbereiten Pilgern für eine Nacht aufgehoben.

Als wir mit unserem Essen fertig waren, gingen wir wieder in Richtung Wohnmobil. „Also, dann fahren wir jetzt zur Küste und hoffen, dass wir dort einen schönen Parkplatz finden, und dann will ich nur noch ins Meer springen". „Ja, genauso machen wir das, ich denke wir finden was", meinte Thilo.

Kurz darauf waren wir auf dem Weg und fuhren aus dem Ort, da sahen wir Jeff an der Nationalstraße entlanglaufen. Was macht der da, er sollte längst in der Pension sein! Wir hielten an, um zu erfahren was vorgefallen war. Wir verstanden nicht ganz, was Jeff uns in seiner Aufregung mitteilte. Irgendwie leitete ihn sein Routenplaner aus dem Ort raus und über die Nationalstraße, was aber nicht sein konnte. Wir standen in der prallen Sonne und diskutierten mit ihm. In der Hoffnung ihm irgendwie helfen zu können, nahm ich sein Buch in die Hand. Dort fand ich tatsächlich eine Herberge, die er übersehen hatte. Die war nur ein Kilometer entfernt. „Komm, steig ein, ich fahr dich hin", bot ihm Thilo an.

Jeff sprang über seine Pilgerehre und ließ sich von uns fahren. An der Herberge angekommen, ein kleines süßes Häuschen, war da aber niemand. Das darf nicht wahr sein! „Und nun? Sollen wir dich an den Campingplatz fahren?" Jeff überlegte eine Weile, starrte wieder in sein Buch, dort stand der Campingplatz aber nicht drin und er glaubte ja nur seinem Buch. Das hat er aber nun davon. „Jeff, in meinem Buch ist an dem Campingplatz aber eine Unterkunft für Pilger", sagte ich zu ihm und hielt ihm die Seite unter die Nase. Schließlich willigte er ein und ließ sich nochmal ein paar Kilometer von uns fahren.

Die Enttäuschung folgte prompt, der Campingplatz war geschlossen, wegen Umbauarbeiten und das mitten im Sommer! Ich konnte es kaum glauben. Jeff redete mit einem Mann, der sagte ihm, etwa einen Kilometer weiter gebe es noch einen Campingplatz. Also fuhren wir ihn auch dort hin. Jeff verschwand in der Anmeldung, wir wollten nur kurz auf ihn warten, uns vergewissern, dass er gut untergebracht ist und dann endlich an unsere Küste fahren. „Hier ist es auch schön, der Campingplatz liegt direkt am Meer, wir können doch hierbleiben. Du kannst schwimmen gehen und wenn es nichts zum Übernachten ist, können wir immer noch zur Küste fahren. Die Straße bindet direkt an Jakobsweg an, du könntest morgen von hier starten". „Ja schon, aber dann mogle ich ja schon wieder um fünf Kilometer". „Na, dann fahr ich dich morgen früh halt wieder nach Colombres".

Eigentlich wollten wir nur in die Anmeldung rein, um Jeff Bescheid zu geben, dass wir auch nicht mehr weiterwollten. Da sahen wir seinem Gesicht an, dass er keine guten Neuigkeiten hatte. „Die würden mich hier aufnehmen, aber die haben keine Pilgerunterkünfte und ich bräuchte ein Zelt", ratlos stand er da. Die Frau an der Rezeption war sehr nett und rief alle Herbergen in der Umgebung an. Doch entweder waren sie geschlossen oder voll. Ich hatte keine Geduld mehr und Thilo war auch anzusehen, dass er am Rande seiner Hilfsbereitschaft angekommen war. Endlich hatte die nette Rezeptionistin Erfolg und ein freies Bett für Jeff ergattert. In zehn Kilometern Entfernung, Jeff sah uns wieder an. „Also gut wir fahren dich dahin, aber nur wenn wirklich sicher ist, dass du dortbleiben kannst", bot ihm Thilo ein letztes Mal an und die Rezeptionistin versicherte uns, dass sie dort auf Jeff warten würden. Jeff strahlte. Wenigstens er ist glücklich!

Auf dem Weg zur Herberge fuhren wir an der Straße entlang, an der auch der Jakobsweg entlangführte. Zehn Kilometer soll ich morgen hier kerzengerade an der Straße entlang pilgern? Ein Graus, dachte ich mir. Ein paar Pilger sahen wir am Straßenrand laufen und Jeff freute sich, dass ihm das morgen erspart blieb. Wir fuhren auch an einem Wohnmobilstellplatz vorbei, im Hintergrund war das Meer zu sehen. Der Platz war etwas abseits der Straße und sah ruhig aus. Wir entschieden uns, sobald wir Jeff an seine Herberge gebracht haben, hierher zurückzukommen, um dort zu bleiben. Mittlerweile war ich viel zu erschöpft und auch etwas genervt von Jeffs Verhalten.

Wir wurden an der Herberge von einem anderen Pilger begrüßt, der sich wunderte, dass Jeff mit einem Wohnmobil anreiste. Was ja zu Recht verpönt war unter Pilgern. Aus der Ferne meinte ich sogar Pierre aus Paris in dem Pilger zu erkennen, den hatte ich ja schon Ewigkeiten nicht mehr gesehen. Jeff bedankte sich aufrichtig und erleichtert bei uns, dass wir ihm zu seinem Bett verholfen haben. Aber dann wollten wir endlich weiter, wir halfen ihm gerne, aber waren nun froh wieder für uns zu sein.

Wir versuchten unser Glück an dem Stellplatz und tatsächlich haben wir im hinteren ruhigeren Bereich einen Platz bekommen. Kostenlos war er auch. Perfekt, jetzt will ich nur noch ans Meer. Um zu der kleinen Bucht zu kommen, mussten wir aber leider einen guten Kilometer außen herumlaufen. Als wir endlich am Meer ankamen, kam, zum einem langsam die Flut und zum anderen hinter uns eine dicke, schwarze Wolkenfront. Es windete so stark, dass ich auf die Handtücher sitzen musste, während Thilo ins Meer sprang. Als er wieder herauskam und ich an der Reihe war, hatte ich keine Lust mehr. Die Flut war recht stark, vor ein paar Tagen noch haben Rettungsschwimmer aufgepasst, dass keiner ins Wasser ging und hier hingen nicht einmal Fahnen. Mir war auch zu kalt, Thilo scherze mit mir, „das gab es ja noch nie, ich im Meer und du gehst nicht rein, ja glaub ich´s denn!" Doch es wurde immer ungemütlicher, manche Mütter ließen unbeaufsichtigt ihre Kinder mit Schwimmflügeln ins Wasser. Das muss man, glaube ich, nicht verstehen. Wir verzogen uns, da der Wind immer stärker wurde, gingen wieder auf den Parkplatz zurück und kaum waren wir dort, setzte der Regen ein.

Ich mag den Regen hier an der Küste Nordspaniens. Er ist sehr pilgerfreundlich, meistens regnet es spät abends, vielleicht am Morgen noch einmal und dann ist wieder Sonnenschein. Bei einer Flasche Wein und Käse machten wir es uns im Henry gemütlich. Wir redeten über unsere unterschiedlichen Erlebnisse des Tages. Bald darauf schlief ich bei Regenprasseln auf dem Autodach entspannt ein.

Tag sechzehn von La Franca nach Llanes, alle wieder da

Wie sollte es auch anders sein, ich startete am Morgen wieder in das lachende Gesicht der frühen Sonne. Der frühe Dunst des Morges kräuselten sich in dichten Wolken die Klippen hoch, an der ich entlanglief. Gestern Abend habe ich noch einmal in meinen Pilgerführer geschaut. Es hat mir keine Ruhe gelassen, dass es, wie Jeff meinte, anscheinend nur diesen endlosen und langweiligen Straßenweg geben sollte und siehe da, mein Buch zeigte mir immer wieder Schlenker zur Küste hin. Dort lauf ich lang und sonst nirgends, auch wenn die Etappe dann etwas länger wird, heute sollten es sowieso nur rund 18 Kilometer sein.

Um an die Küste zu gelangen, müsste ich einige Male über einen unbeschrankten Bahnübergang. Als Thilo das mitbekam, machte er sich Sorgen deswegen. Ich drückte ihm einen dicken Schmatz auf und meinte, dass ich alte Pilgerin das schon gemeistert bekomme. Er schmunzelte nur und ließ mich ziehen.

Der Küstenpfad war ein kleines und schönes Abenteuer, genau das richtige für einen so wunderbaren Morgen. Die Vögel zwitscherten, ich hörte sogar einen Kuckuck aus dem Wald auf der anderen Seite der Straße. Die Sonne erstrahlte und tauchte das Meer, die Weiden und die Felsen der Küste in ein leuchtendes Wunderwerk. So viele Fotos wie an diesem Morgen hatte ich bis jetzt nicht gemacht. Ich wusste gar nicht mehr, auf was ich meine Handykamera alles halten soll. Sonne, Meer, die Picos hinter mir, die Felsen, die Gatter, über die ich mehrfach steigen musste, um von Weide zu Weide zu gelangen. Selbst die Kühe mit ihren Kälbern, die sich mit mir den Weg teilten, all das hielt ich in Bildern fest. Zudem wollte ich zu den Pilgern vor mir, die ich von weitem sah, Abstand halten, so hatte ich dieses Erlebnis nämlich für mich allein.

Mein schneller Schritt ließ mich aber bald zu ihnen aufschließen. Ich erkannte in ihnen die Deutschen wieder, die sich wie immer lautstark unterhielten. Somit war die Ruhe abrupt beendet. Ein kurzes Stück Weges begleitete ich sie, aber als sie anfingen mich auszufragen, warum ich einen so kleinen Rucksack habe und ihnen meine Antwort sichtlich missfiel, schaute ich, dass mein Abstand zu ihnen wieder größer wurde. So ließ ich sie schnell hinter mir.

Dabei verpasste ich aber leider einen der Pfade zum Küstenweg. So ein Mist aber auch, erst ärgerte ich mich. Dann aber, in einiger Entfernung vor mir auf der Straße, sah ich bekannte Rucksäcke. Glück im Unglück, denn ich erkannte Sabrina, Thomas, Oli und sogar Klaus und Klaus. Es ist also niemand verloren gegangen. Schnell setzte ich alles daran zu ihnen aufzuschließen. Wir alle freuten uns sehr, waren wir doch schon ein paar Tage getrennt voneinander.

Klaus der Ältere war heute gesundheitlich sehr angeschlagen, die andern haben sich entschieden, bei ihm zu bleiben und in seinem Tempo zu laufen. Da ich heute nur eine kurze Etappe gehen wollte und wir das gleiche Ziel hatten, entschied ich mich, mit ihnen zu laufen. Es fiel mir aber schwer, in dem langsamen Trott zu laufen und am Ende brauchte ich für die Etappe genauso lange wie tags zuvor mit acht Kilometern mehr.

Zu meiner Freude bekam ich aber alle dazu überredet, den nächsten Küstenabschnitt mit mir zu gehen. „Aber nur, wenn wir vorher eine Bar finden, in der ich einen Kaffee bekomme", lenkte Thomas ein, ich lachte, „aber klar, so machen wir das." Die dritte Bar, die wir anliefen, hatte dann endlich geöffnet. Gerade noch Glück gehabt, denn danach teilte sich der Weg und schwenkte zur Küste ein.

Warum ich unbedingt diesen Küstenweg nehmen wollte, war außer der viel schöneren und grüneren Wegführung durch die Natur, die Chance an einer gewissen Stelle die *Bufones de Arenillas* zu sehen. Die beste Chance die Fontänen zu sehen, die wie Geysire zwischen den Steinen emporschießen, war bei Flut und hohem Wellengang. Flut hatten wir, aber als wir an den Fontänen ankamen, hatten wir Pech und konnten dieses Naturschauspiel leider nicht sehen. Wohl reichte die Kraft der Wellen heute nicht aus. Thomas und ich wagten uns sehr nahe an die Löcher der Felsen heran und konnten wenigstens das *Grummeln* hören, als die Wellen in einem der vielen unterirdischen Höhlen brachen, ein kleiner Trost.

Thomas hatte heute wieder neue Schuhe an, er lief in Zehenschuhen, wieder ein neues Paar, nicht eingelaufene Schuhe. Der Mann strapazierte seine Füße bis aufs Letzte, aber er lachte mich glücklich an, sagte er laufe gut darin und er fühlte sich sichtlich wohl. Was ihn wohl mehr Schmerzen bereitete, fragte ich mich: seine Füße, denen er alle paar Tage neue ungewohnte Schuhe zumutete oder sein Rücken, den er mit seinem schwer beladenen Rucksack aufs Äußerste belastete.

In einem kleinen Dörfchen, die es heute zuhauf gab, kehrten wir erneut auf eine Kaffeepause ein. Heute wurde ich durch meine Gruppe zwar zwangsentschleunigt, kostete aber all die Vorzüge in Gemeinschaft der andern zu pilgern in vollen Zügen aus. Unterwegs nahmen wir alle Rücksicht auf Klaus den Älteren, der heute schwer atmete und zur Abwechslung anstatt Bier viel Tee trank. Der Ärmste, 68 Jahre alt ist Klaus, wie ich an diesem Tag erfuhr, Respekt. Sabrina erzählte mir, dass sie gestern Abend das Telefongespräch, das Klaus mit seiner Tochter geführt hatte, mitgehört hat. Er sehe auf den Bildern so dünn aus und er solle doch bitte genug essen, meinte seine Tochter zu ihm. Die Tochter machte sich solche Sorgen um ihren Papa. Auch mit dem jüngeren Klaus habe ich mich heute sehr lange unterhalten, es ging, natürlich um den Jakobsweg. Er war mit Klaus schon in zwei Anläufen auf dem französischen Weg, der Via de la Plata und auf dem Camino Portugiese gewesen. Hut ab und das in ihrem Alter. Klaus hatte im Grunde die gleichen Erfahrungen auf dem französischen Weg gemacht wie ich. Obwohl sie einige Jahre später dort unterwegs waren. Ja, er ist überlaufener, aber auch dort kann man Ruhe finden, wenn man sie sucht.

In den vielen kleinen Dörfern, die wir heute durchliefen, bewunderten wir immer wieder die Bauweise, der aus Amerika zurückgekehrten Indios. Unser Pilgerweg bescherte uns reichlich Blicke aufs offene Meer und auf die wunderschöne Steilküste. Ein letzter Vorort von Llanes ließ uns alle nochmal innehalten. Dort war alles perfekt, die Häuschen, alle mit Gärten die voll waren mit Blumen, oder vielen Obstbäumen. Alles war liebevoll von den Dorfbewohnern angelegt und dekoriert. Am liebsten wären wir alle dortgeblieben, aber der Rest der Gruppe hatten ihre Zimmer reserviert und auf mich wartete Thilo.

Wir verließen diesen schönen Ort und am Schluss ging's sogar bergab. Wir gingen durch eine Allee von blauen Hortensien, die waren groß und dufteten wunderbar. Das Farbenspiel wurde nur von strahlend weißen Callas unterbrochen. Dazu der blaue Himmel über uns. Klaus der Ältere strahlte über beide Ohren, was für ein Finale für ihn, nicht ächzend den letzten Berg nehmen zu müssen und dann völlig außer Puste am Ziel anzukommen. Wir schlenderten gemütlich in Llanes ein und merkten gar nicht, dass Thilo auf der Brücke saß und unseren gemeinsamen Einzug sogar filmte.

Es reichte gerade noch, uns voneinander zu verabschieden, da jeder erst einmal seine Unterkunft aufsuchen wollte, da öffnete sich der Himmel und ein Platzregen kam über uns. Thilo und ich flüchteten so lange in ein kleines Café. Dort wurden wir von einer netten älteren Dame, sicher die Chefin, mit sehr viel Aufmerksamkeit, aber auch süßem Kuchen und Kaffee verwöhnt.

Thilo hatte den Henry in einer Parkbucht am Ende der Altstadt geparkt und meinte, ich wäre mit seiner Wahl sicher nicht zufrieden. Als wir aber nach einer kleinen Runde durch die Altstadt dort ankamen, war ich glücklich mit seiner Wahl und wir beschlossen, die Nacht dort zu bleiben. Es würde uns schon keiner davonjagen und ich hatte heute keine Lust, weiter als nötig von hier wegzufahren.

Nach einer schnellen wärmenden und erholsamen Dusche machten wir uns erneut auf in die Stadt. Essen war jetzt angesagt, vorhin waren wir an so vielen Restaurants vorbeigekommen. Noch immer hatte ich mich nicht daran gewöhnt, dass es in Spanien, wenn mein Magen knurrt, Siesta ist. „Mensch, Thilo das ist doch eine Touristadt, die könnten hier so viel verdienen, wieso verkaufen die uns nichts?" stöhnte ich, nachdem uns das dritte Restaurant abgewiesen hatte.

Überall saßen die Leute nach dem Regen wieder vor den Lokalen. Allerdings alle am Trinken und mit kleinen Tapas. Im vierten Lokal schickte uns der Kellner ins Lokal nebenan. Die würden uns, was zu essen machen, versprach er uns, der Koch sei sein Freund. Er brachte uns sogar ins Lokal nebenan und erklärte der Bedienung unsere Lage. Uns wurde ein Tisch zugewiesen, der mit einer Papiertischdecke schnell eingedeckt wurde und dann bekamen wir die spanische Speisekarte. Zur Auswahl waren mehrere Tagesmenüs, zum selbst zusammenstellen. Wir hatten noch nicht einmal die ersten beiden Vorspeisen übersetzt, da kam schon die Bedienung und wollte ungeduldig die Bestellung aufnehmen. „Wir brauchen noch bitte einen Moment", bat ich, aber sie meinte der Koch wolle gleich Feierabend machen und sie müsse jetzt die Bestellung aufnehmen. „Ja aber..., okay, was können sie uns empfehlen, gerne was mit Fisch", gab ich nach, „Fisch ist aus, wir können Kotelett mit Pommes Frites machen". „Na, dann halt Kotelett", lenkten wir ein. Was wir bekamen, war alles andere als Kotelette und die Pommes frites konnten wir an einer Hand abzählen. Wenigstens bekamen wir eine ganze Flasche Wein dazu, das Beste am Essen.

Aber die blieb nach unserem schnellen Essen, kaum daraus getrunken, am Tisch zurück.

„Du, Thilo lass uns zu dem Metzger gehen, den du heute gesehen hast und echtes Fleisch kaufen, dann koch ich morgen wieder für uns", schlug ich Thilo vor, „klar das machen wir, der ist hier direkt um die Ecke". Das Fleisch im Womokühlschrank gut verstaut machten wir uns zu einem Spaziergang zum Hafen auf. Die Sonne schien wieder und ich döste etwas auf der Hafenmole. Die wärmenden Sonnenstrahlen auf meiner Haut und die Zweisamkeit mit Thilo, war alles, was ich für heute brauchte. Wir blieben eine ganze Weile dort sitzen, beobachteten das Treiben um uns herum und das Spiel der Wellen, bevor wir uns nochmals auf in die Altstadt aufmachten.

Der weitere Abend wurde unverhofft schön. Thilo wollte erneut zum Metzger. Da er vorhin dem Schinken, direkt von der Keule geschnitten, noch widerstehen konnte, jetzt aber Gelüste darauf hatte. Vor der Metzgerei liefen uns Sabrina und Thomas in die Arme, wir freuten uns sehr, sie getroffen zu haben. Wir hielten ein Pläuschen und keiner wollte sich so recht wieder trennen. Thomas schlug vor, auf einen Absacker in eine Bar zu gehen. „Gute Idee, wartet hier kurz auf mich, ich hol nur schnell den Schinken". Fix war Thilo im Laden verschwunden. Ganz konnte ich seinen Gesichtsausdruck nicht deuten, als er wieder herauskam, aber irgendwas war passiert. Später erzählte er mir, dass ihn die 100 Gramm Schinken, frisch von der Keule geschnitten, 15 Euro gekostet haben. Aber man muss sagen, ich durfte eine Scheibe probieren, er hat schon besonders gut geschmeckt.

Wir gingen um eine Ecke, fast stießen wir mit Klaus und Klaus zusammen, die stolz eine Tüte mit Bier in die Höhe hielten. Ihr Abend war also auch gerettet, der ältere Klaus strahlte über beide Ohren. Angekommen in der nächsten Bar setzten wir uns draußen unter die Pergola gerade noch rechtzeitig, bevor der Himmel wieder seine Pforten öffnete. Alle außer mir tranken Bier, ich bestellte mir einen Cola Cao, die landestypische heiße Schokolade. Auf die habe ich mich schon meine ganze Pilgerreise gefreut, heute war der perfekte Tag dafür. Kaum saßen wir, kamen zwei nasse, uns bekannte Pilger angelaufen. Sie hielten nach einem trockenen Platz Ausschau. Ich winkte sie kurzerhand zu uns. Es waren Selin, eine junge Deutsche und Alex aus London. Alex kannte ich vom Sehen, Selin war mir fremd, aber Sabrina kannte sie und wir stellten einander vor. Um Alex nicht auszugrenzen, mussten wir von nun an unsere Gespräche auf Englisch führen.

Zu Alex als Person, um ein Bild von ihm zu haben, er pilgert ausschließlich in kurzen weiten Baumwollshorts. Die er aber auch sonst immer trägt, die sind so kurz, dass wir uns schon gefragt haben, warum er sich nicht seine Schenkel wund lief. Alex war groß, gut gebaut, nicht unbedingt übergewichtig, aber er hatte breite Schenkel. Umso erstaunter war ich, als wir im Laufe unserer Gespräche von unseren Berufen redeten und er sagte er ist Doktor.

Thilo meinte am Abend, als wir uns allein über ihn unterhielten, dass er vielleicht zwar einen Doktortitel hat, aber kein Mediziner ist. Sabrina bestätigte mir aber am nächsten Tag, dass er tatsächlich Mediziner in einer Praxis in London sei.

Wir hatten jedenfalls einen schönen Abend und jede Menge Spaß, lachten sehr viel und saßen länger als wir vorgehabt haben. Thilo und ich nutzen eine Regenpause, um trockenen Fußes zum Wohnmobil zu kommen. Sabrina und Thomas meldeten sich für morgen früh bei Thilo zum Kaffee an, sie wollte sich einen Tag Auszeit gönnen. Sie haben sich für den Mittag ein Busticket gekauft. Da ich von den anderen keine Telefonnummern hatte, war mir klar, dass ich den nächsten Tag allein unterwegs war.

Thilo meinte, als wir eingekuschelt in unserem Bett lagen, wie entspannt er ist und alles genießt. Jeden Tag, das Leben sei so einfach hier, daran könne er sich gewöhnen, einfach den Tag wie einen Fluss fließen lassen, ohne zu wissen, wohin und was er dir gibt. Beim Einschlafen sinnierte ich ebenfalls vor mich hin. Heute hatte ich alle jene Vorzüge eines wahren Pilgers. Ich pilgerte in der Gemeinschaft wunderbarer Menschen, jeder auf seine Art etwas Besonderes und fest in mein Herz eingeschlossen. Die raue Landschaft ist atemberaubend schön, meine Fußprobleme halten sich in Grenzen. Ich kann die Ruhe genießen und die Kraft des Weges in mich einsaugen. Abends sitze ich mit meinem Mann und mit lieben Pilgern zusammen. Wir plaudern über Gott und die Welt, bis uns die Müdigkeit eines anstrengenden, schönen Tages in die Betten zieht, um dort glücklich einzuschlummern.

Tag siebzehn von Llanes nach Cuerres

In dieser Nacht habe ich sehr schlecht geschlafen. Der Regen prasselte die ganze Nacht auf unser Dach und im Morgengrauen startete das Gekreische der Möwen, das ununterbrochen über unserem Wohnmobil hin und her ging. Um sechs Uhr gab ich meinen Schlaf müde auf.

Wegen des angemeldeten Besuchs habe ich im Womo ein bisschen Ordnung gemacht. Währenddessen trank ich meinen frisch gemahlenen Kaffee und richtete mir meinen Reiseproviant her. Dann wollte ich schnell los, wenn ich schon so früh wach bin, will ich auch den Sonnenaufgang sehen. Unser Wohnmobil parkte nur wenige 100 Meter vom Jakobsweg. Gleich zu Anfang nahm ich sogar einen kleinen Umweg in Kauf, um über den Paseo de San Padro zu gehen.

Was sich mir dort an Sonnenaufgang bot, war fast nicht zu überbieten. Wow, wie schön, das helle rosafarbene Licht der Sonnenstrahlen tauchte den kleinen Bergrücken in ein Paradies von Farben. Ich saugte die frische klare Luft, nach dem Regen von gestern, auf. Das satte Grün der Wiese und die hellen Steine einer Ruine. Dazu tief unter mir das kraftvolle blaue Meer mit der weißen Brandung, die gegen die Felsen rauschte. Keine Menschenseele war hier. Das ganze Naturschauspiel ist nur für mich. Vergnügt hüpfte ich wie ein junges Fohlen zwischen den Felsen umher und konnte mich gar nicht sattsehen. All die wunderschöne Natur, entweder schliefen die anderen Pilger noch, oder sie liefen unten an der Straße entlang, mein Gott, was denen hier entgeht.

Das Highlight an diesem frühen Morgen war ein Fotograf, der einen Falken auf einem Felsen im Meer beobachtete. Der Fotograf war zum Glück ein ganzes Stück von mir entfernt auf einem anderen Küstenstreifen und hat mein Tänzchen sicher nicht mitbekommen. Ganz aufgeregt winkte er mich zu sich an sein Fernglas heran. Erklärte mir etwas auf Spanisch und dann ließ er mich durch sein Objektiv schauen. Ich sah den Falken deutlich auf dem Felsen im Meer sitzen, er schaute direkt zu mir rüber. Ich war beeindruckt, ich bedankte mich bei dem Herrn für dieses Erlebnis und zog weiter.

Ein kleines Stück musste ich auch an der Straße entlanglaufen, bevor der Weg wieder zur Küste einbog. Von Weitem sah ich einen mir bekannten orangefarbenen Rucksack, oh nein, Jeff, bitte nicht. Nicht so früh am Morgen, ich wollte mir diesen wunderschönen Tag nicht verderben. Ich versuchte zu trödeln und schlurfte so vor mich hin.

Als ich aber den nächsten Hügel hochlief, stand oben hinter der Kuppe Jeff, er blätterte in seinem Buch und suchte nach dem richtigen Weg. „Hier geht es lang, wenn du den Küstenpfad laufen willst und einen guten Morgen dir", sagte ich zu ihm, eiligst folgte er mir, „ja genau den habe ich auch gesucht". Ich wusste, dass er ab jetzt kein einziges Mal mehr in sein Buch schauen würde, sondern sich komplett auf mich verlassen würde.

Aber ich ließ mir die Laune nicht verderben. Im Gegenteil, es lief echt gut zwischen uns. Trotz meiner nicht so guten Englischkenntnisse unterhielten wir uns den ganzen Tag sehr gut. Schwiegen gemeinsam, wenn es gut war, auch mal zu schweigen. Er erzählte mir, dass er für heute ein Bett in einer Herberge reserviert hat. Gut, der Mann lernt dazu, mehrmals fragte ich nach und er bestätigte es mir immer wieder. Ja, er habe reserviert, und zwar ein paar Kilometer vor dem Ort, welcher mein Etappenziel war. So konnte ich die Zeit mit ihm auch genießen, da ich wusste, sie war von kurzer Dauer. Der Küstenabschnitt heute war der schönste von allen, die ich bisher gesehen habe.

Die langen Sandstrände von San Sebastian, Laredo oder Noja waren schon ein Traum, aber das heute übertraf alles. Auf dem Küstenabschnitt teilten sich Kühe, mit Eseln oder Pferden die saftigen Weiden. Im Meer waren viele unterschiedlich große vorgelagerte Inseln, sie sahen aus wie der James Bond Felsen im Süden Thailand. Vor uns lagen die Gipfel der *Sierra de la Cueva Negra.*

Ein paar Mal kamen wir vom Meer weg und bogen in kleine Asphaltstraßen ein, meistens wenn es durch einen der vielen kleinen Ortschaften ging. Heute hielt ich Ausschau nach einer Bar, da dies Thomas nicht übernehmen konnte. Thomas und Sabrina hatten sich längst bei Thilo im Wohnmobil einquartiert und ließen sich von ihm Frühstück servieren. Ich selbst schaute heute in die Röhre, denn alle Bars waren geschlossen. In einem kleinen Ort legten wir eine Vesperpause ein, wenn schon keinen Kaffee, dann wenigsten etwas essen. Dafür setzten wir uns an den kleinen Dorfplatz, Alex, der Mediziner, war auch da, aber allein ohne Selin. Sie sei heute mit einem anderen Mädchen unterwegs und würde nur eine kleine Etappe machen, aber er wollte heute Strecke machen. Also haben sich ihre Wege heute Morgen getrennt.

Später stellten Jeff und ich fest, wie ruhig und idyllisch es war. Auf den Straßen war kaum Verkehr und auch sonst war kaum einer unterwegs. Wir passierten eine schöne Kirche, die an ein Wasserschloss erinnert, denn sie war ringsum von Wasser umgeben und spiegelte sich in dem kleinen See. Hier waren ein paar Ausflügler unterwegs, dann waren wir wieder unter uns. Wir passierten eine Steinmauer, die ewig lang war. Jeder der Steine war bunt bemalt, manche von ihnen mit kleinen Geschichten, Sprüchen oder Gebeten.

In dem kleinen Örtchen kurz vor Pineres, in dem Jeff sein Bett reserviert hatte, war endlich eine offene Bar und auf wen traf ich dort, Oli, Klaus und Klaus. Ich freute mich die drei zu sehen, sie wollten auch in Pineres bleiben. Sie rieten Jeff, als sie erfuhren, dass auch er dort hin wollte sich mit Lebensmitteln einzudecken, denn dort oben gibt es keinen Laden. Klaus machte sich Sorgen, da heute Sonntag ist, auch hier im Ort nichts zu bekommen. Aber wir konnten ihn beruhigen, „du, ich denke, der Laden hat bestimmt auf, die wissen doch, dass hier Pilger vorbeiziehen, die sich mit Lebensmitteln eindecken müssen". Ich trank meinen wohlverdienten Kaffee und machte mich mit Jeff auf den Weiterweg.

Am Ende des Ortes gab es tatsächlich einen kleinen geöffneten Laden. Jeff kaufte sich zwei Dosen Bier, eine davon trank er gleich, die andere auf dem Weg, zum Essen kaufte er sich nichts. Da nahm dann das Drama des Tages langsam seinen Lauf. Etwa zwei Kilometer liefen wir gemeinsam. Ein kleines Hügelchen ging es hoch, weiter über eine große Weide und dann standen wir direkt vor Jeffs Herberge. Auf dem Hügel standen nur die Herberge und eine Kirche mit Blick über die große Weide und die Bergkette gegenüber.

Die Herberge würde aber erst in zwei Stunden öffnen. Jeff zögerte kurz und entschied sich dann dazu mit mir runter nach Cuerres zu laufen. Es sei ihm zu blöd, bei der Hitze hier zwei Stunden rumzusitzen. „Aber du hast doch hier dein sicheres Bett, willst du jetzt echt vier Kilometer mit mir weiterlaufen? Und dann, in zwei Stunden wieder hoch, oder wie stellst du dir das vor?" „Ich lauf jetzt halt mal mit dir mit, vielleicht gibt es in Cuerres ja auch eine Herberge". Oh Mann, dachte ich, hat der den gar nichts gelernt, warum gibt er hier sein sicheres Bett auf?

So liefen wir den Berg auf der anderen Seite wieder hinunter, es ging durch ein kleines Wäldchen, etwas matschig vom gestrigen Regen, aber trotzdem gut zu laufen. Wir unterhielten uns nur noch dürftig. Kaum waren wir in Cuerres angekommen, kehrte Jeff in die erste Bar ein und kam mit einem großen Bier wieder heraus. Er teilte mir mit, dass er eben vom Wirt in den Herbergen im Ort hat anrufen lassen, die eine sei geschlossen und die andere ist bereits voll. Er machte ein beleidigtes Gesicht und fragte mich, was er nun machen soll. Begleitet wurde seine Frage von einem Fluchen über den Camino.

Langsam fragte ich mich, ob er mich angelogen hat und gar kein Bett in der Herberge in Pineres reserviert hat. Warum sonst hat er sich keine Lebensmittel gekauft. Ich habe in der Zwischenzeit mit Thilo geschrieben, die beiden Österreicher waren noch immer bei ihm. Sie haben ihren Bus, absichtlich verpasst und er würde sie gleich nach Ribadesella fahren. „Soll ich die zwei zuerst abliefern und dich danach abholen, oder gleich auf dem Hinweg"? „Gleich Thilo, bitte gleich, befrei mich aus dieser schrecklichen Lage", schrieb ich ihm.

Mein eigentliches Ziel war ein Ort weiter, aber Jeff überredete mich hier zu bleiben und ich holte mir in der Bar eine kalte Fanta, die stürzte ich schnell runter. Ich wollte nur noch weg, wollte aber Jeff nicht allein lassen. Ich wollte wenigstens so lang bei ihm bleiben, bis er ein sicheres Bett hat. Ich riet ihm die paar Kilometer nach Pineres zurückzulaufen, aber er hielt an der Idee fest, dass Thilo ihn zu einer anderen Herberge fährt. Er war sehr sauer und seine anfangs so gute Laune schlug nun komplett um. Aber das konnte er vergessen, nicht schon wieder soll Thilo sein privates Taxi spielen. Nur weil er stur und mittlerweile auch betrunken ist. Dies teilte ich ihm auch mit, unser Auto hat nur vier Sitzplätze und ist somit voll, das machte ihn dann richtig sauer.

Nach einer gefühlten Ewigkeit, die wir in der prallen Sonne vor der Bar ausgeharrt hatten, kam endlich Thilo angefahren. Sabrina steckte den Kopf zum Fenster raus und begrüßte uns freudig. Ich rief Thilo zu er soll die Seitentüre öffnen, zu Sabrina, sie soll vorne sitzen bleiben, verabschiede mich kurz von Jeff, wünschte ihm alles Gute und sprang ins Womo. „Thilo fahr los". Schade, dass unser Tag so endete und Jeff nun so über den Jakobsweg schimpfte.

Wir fuhren zusammen nach Ribadesella an die Pension von Sabrina und Thomas. Wir beschlossen auf ein Getränk über die Brücke rüber in die Altstadt zu laufen, weil wir uns noch nicht voneinander verabschieden wollten. Es war heiß in der Stadt, die Pflastersteine gaben ihre Hitze an uns ab. Wir setzten uns in die erstbeste Bar. Wir bekamen zu unseren Getränken kleine Tapas gereicht und dann kam mal wieder ein Platzregen. Wir quetschten uns unter die Markise, um nicht nass zu werden. Sabrina borgte mir ihre Sweatjacke, da ich verschwitzt, wie ich war, anfing zu frieren.

Schließlich machten wir uns Gedanken über die weitere Abendgestaltung. Sabrina und Thomas wollten im Ort bleiben, aber ich wollte mit Thilo an die Küste. „Ich habe vorhin, als ich auf euch gewartet habe, ein bisschen geschaut und zwei mögliche Parkplätze an der Küste gefunden, etwas oberhalb des Ortes, wo du mich vorhin abgeholt hast", sagte ich zu Thilo. Wir beschlossen unser Glück zu probieren. Wir begleiteten die beiden zurück zur Pension und fuhren allein zum Meer.

Erst der zweite Platz, den wir anfuhren, war perfekt. Der Regen hatte längst aufgehört, aber Nebelschwaden zogen auf. Die Umgebung sah aus, als wären wir nicht in Spanien, sondern in den Highlands, hinter uns wieder die

Bergkette und die Wiesen waren saftig grün. Ein perfekter Ausklang des Tages, der alles Schlechte vergessen ließ.

Ich briet die Schweinesteaks, die wir gestern in der Metzgerei gekauft hatten, in der Bordküche. Sie schmeckten vorzüglich, dazu gab es den fast schon traditionellen Tomatensalat aus frischen saftigen Tomaten, Pasta und Wein. Nach dem Essen überkam mich eine bleierne Müdigkeit, wie ich sie so noch nie erlebt hatte. Ich sagte zu Thilo, dass ich mich kurz hinlegen muss und schlief sofort ein.

Drei Stunden später weckte er mich zum Sonnenuntergang. Was, drei Stunden, ich habe drei Stunden geschlafen. Was war das, Camino - Fieber, oder ein Anfall von Fatigue? Aber mir ging es doch so gut die letzten Tage, ich nahm auch keine Tabletten mehr, die mich hätten so schwächen können. Zudem fühlte ich mich gut erholt, trotz des vielen Laufens und ich war glücklich. Völlig gerädert stand ich auf und verließ das Wohnmobil, um nochmal frische Luft zu tanken. Thilo begleitete mich an der steilen Klippen entlang, denn ich war total wackelig auf den Beinen. Wir setzten uns an die Klippen, hörten der starken Brandung zu, den Möwen, dem Wind, aber ansonsten herrschte absolute Ruhe, eine einzigartige Stimmung. Wir redeten nicht viel, sondern genossen unsere Zweisamkeit an diesem fast mystischem Ort. Der Himmel klarte gerade so viel auf, dass wir einen schönen Sonnenuntergag hatten, nur für uns, hier an der Küste Spaniens. Ich war völlig fertig und kraftlos, legte mich zum Schlafen wieder ins Wohnmobil ich machte mir nicht einmal mehr die Mühe meine Etappe für den morgigen Tag anzusehen. Wird schon schiefgehen, dachte ich noch, bevor ich einschlief.

Tag achtzehn von der Küste bei La Espina nach Colunga, ein Tag im Regen

Der Regen prasselte schon am frühen Morgen auf unser Dach und weckte mich lange vor dem Wecker. Heute gab es die Frage nicht, Regenjacke mitnehmen oder nicht. Leider musste ich sie heute gleich anziehen und welche Schuhe? Lieber in den leichten Trail Schuhen laufen, die aber bald nass sein werden oder die wasserdichten Wanderschuhe? Ich entschied mich für letzteres, der Sicherheit halber, nahm die anderen Schuhe aber blöderweise nicht mit. Ich tapte mir meine etwas wund gewordenen Zehen, keine Blasen, aber durch das tägliche, lange Gehen ein wenig strapaziert. Ich dachte, das würde genügen und in den Wanderschuhen laufe ich ja eigentlich echt gut. Thilo verstand zwar nicht, warum ich mich bei dem Wetter unbedingt auf den Weg machen wollte, ließ mich aber wie immer ziehen, hinaus in einen trüben Tag. Ich verstaute all meine Sachen in meiner wasserdichten Regenjacke, die mir bis jetzt im Regen immer treu war, nur um die Beine herum hatte ich keinen Regenschutz.

Etwa einen Kilometer blieb ich auf der Küstenstraße, dann bog der Weg in den Jakobsweg ein. Dort hatte ich eine schreckliche Begegnung mit einem riesigen Hund. Ich kam an einem schönen großen Anwesen vorbei. Auf der großen Wiese am Grundstück weideten ein paar Schafe, die fand ich zuckersüß und wollte sie, weil auch die regnerische Stimmung so gut passte, fotografieren. Kaum hatte ich mein Handy aus der Jackentasche gefriemelt, kam ein Hund auf mich zugeschossen. Er fing am Haus an zu rennen, die Wiese etwa so lang wie zwei Tennisfelder, er war in gefühlt drei Sätzen bei mir. Der Hund war riesig, er sah aus wie ein Kangal, ein tiefes wütendes Knurren drang aus seiner Kehle. Der Zaun, der die Wiese umgab, war nur etwa hüfthoch. *Der wird da drüber springen, der Zaun hält den doch nicht auf, oh mein Gott*. Mir rutschte das Herz in die Hose. Ich war starr, bewegte mich nicht, als der Hund wütend angerannt kam, zum Glück aber nicht über den Zaun sprang. Da wusste ich, dass er mir nichts tun konnte. Zügig, aber ohne zu rennen und den Hund ja nicht anschauen lief ich weiter die Straße am Zaun entlang. Der Hund neben mir auf der anderen Seite des Zaunes begleitete mich bellend bis an dessen Ende. Puh, was ein Glück, ich bin heil aus der Sache rausgekommen.

Bald erreichte ich Ribadesella. Am Ortseingang überholte ich die drei lauten Deutschen, grüßte sie im Vorbeilaufen und sah sie zum Glück den ganzen Tag nicht mehr. Ribadesella kannte ich von gestern bei Sonnenschein und Flut. Heute Morgen bei Ebbe und Regen bot sich mir ein ganz anderes Bild. Zumindest dort, wo ich die Brücke überquerte, einige Bootswracks lagen gut erkennbar unter der Meeresoberfläche, dort war gestern der Wasserstand viel höher.

Dann querte ich den Strand mit den Hotels. Die Frühstücksbereiche der Hotels waren mit großen Fenstern zum Rausschauen, aber eben auch zum Reinschauen dem Meer und dem Strand zugewandt. Auf meinem Weg lief ich an den Menschen vorbei, die an ihrem reichhaltigen Frühstückstisch saßen. Aber das Meer mit seinen Wellen lenkte mich ab. Die Zeit verging wie im Flug, als ich am Meer entlang ging und dem Schauspiel von Riesenwellen zugesehen habe.

Kurz vor dem kleinen Örtchen Vega erhielt ich von Thilo eine WhatsApp, in der er fragte, ob er mir die anderen Schuhe bringen sollte, ich antwortete mit „nein", bereute es aber Minuten später. Plötzlich begannen meine Füße zu schmerzen. Warum nur, fragte ich mich, in den Schuhen laufe ich sonst gut. Heute drückten sie aber überall, meine Zehen waren ganz eingequetscht.

Am schönen kleinen Strand von Vega, in einer kleinen Bucht, ging es durch hüfthohes Gras. Plötzlich kam ein Schäferhund auf mich zu gerannt. Das war die zweite Horrorbegegnung mit Hund heute. Ich hörte sein Herrchen etwas auf Spanisch rufen, aber ob er seinem Hund etwas zurief oder zu mir etwas in der Art sagte wie „der will nur spielen" oder „Achtung, das ist ein pilgerfressendes Monster", verstand ich nicht. Der Hund sprang ein paar Mal vor mir auf und ab und um mich herum und dann packte er tatsächlich meinen Unterarm. Sein Herrchen war mittlerweile auch bei mir, gestikulierte wild und sagte wieder irgendetwas. Es war nichts, was den Hund davon abhielt meinen Arm loszulassen und auch nichts, was mich beruhigte. Der Hundekiefer um meinen Arm war zwar nicht fest, aber hallo! Mein Arm ist im Maul eines Schäferhundes. Ich wurde richtig steif und ich hatte schreckliche Angst. Endlich ließ er los, sofort drehte ich dem Hund meinen Rücken zu und zog die Arme instinktiv an meinen Körper. Der Mann redete immer noch, mit wem auch immer, „du Idiot, nimm endlich den Hund an die Leine, verdammt", gut, dass auch er mich nicht verstand. Der Hund schwänzelt immer noch um mich rum, endlich nimmt er ihn am Halsband etwas von mir weg. Er stammelte irgendwas und ging dann mit seinem Hund weg. Ich brauchte ein paar Minuten, bis ich wieder ruhiger atmete, drehte mich ein paarmal um, bis ich die beiden nicht mehr sehen konnte. Dann ließ ich mich erleichtert auf einen Stein sacken.

Nun spürte ich die Schmerzen in meinen Zehen wieder. Alles um mich herum war nass, aber ich versuchte so gut es ging meine Zehen besser zu tapen. Irgendetwas musste ich tun, damit es nicht so schrecklich drückt. Schade, dass Thilo schon weg ist. Ein spanischer Pilger lief an mir vorbei und fragte, ob ich okay sei, ich winkte ihm kurz und nickte ihm lächelnd zu.

Kurz darauf, an einer Anhöhe, zog ich an ihm vorbei. Der Weg war heute im Grunde sehr schön, es ging kaum über Teerwege. Meistens führte er direkt am Meer entlang, manchmal durch kleine Eukalyptuswälder und über Sandpfade mit schönen Blicken in die vielen kleinen Buchten. Aber eben alles bei Regen, der wollte heute kein Ende nehmen. Ich bekam langsam Hunger, aber ich fand keinen Unterstand. Sabrina schrieb mir mal, wo ich mich rumtreibe; die beiden waren weit vor mir. Thomas hielt Ausschau nach einer Bar, aber alle waren geschlossen. Sie fehlten mir, die zwei, ich sehnte mich nach netter Gesellschaft. Ich war traurig darüber, heute allein zu laufen. Der nette Spanier war der einzige, dem ich immer wieder begegnete, wir tauschten ein paar nette Worte, wenn sich unsere Wege kreuzten.

Mein Hunger wurde größer und endlich sollte ich Glück haben. In der weiten, langen Umgebung, in der es nichts außer Weiden und Meer gab, kam eine kleine Talsohle. Durch sie floss ein Bach, eine kleine Brücke führte darüber und ein großer Baum stand dort. Der könnte vielleicht ein bisschen den Regen abhalten. Ich setzte mich darunter, um endlich zu vespern. Als ich mich wieder um meine Zehen kümmerte, die noch immer keine Ruhe gaben, kam der nette Spanier wieder vorbei. Er fragte nochmal, ob ich okay sei. Ich antwortete ihm mit einem Daumen hoch, zwar sah ich ihm an, dass er es mir nicht ganz abnahm, aber er konnte ja nichts tun.

Bald beendete ich meine Pause und stapfte weiter durch den Regen. Heute war ein komischer Tag, ich weiß nicht, ob es nur an dem Regen lag, aber ich hatte plötzlich keine Lust mehr auf das alles. *Hallo?* Was habe ich plötzlich für Gedanken, aber tatsächlich, heute fragte ich mich zum ersten Mal, was ich mir da antat und was das für einen Sinn macht. Als noch ein Kilometerschild kam, das mir neun Kilometer bis zum Ziel anzeigte, verging mir die Freude ganz. Jetzt können mich nur noch nette Leute, die Sonne oder ein heißer Kaffee retten und was passierte?

Erst zeigte sich kurz die Sonne, und zwar genau dort, wo ich auf einem weichen Wiesenpfad über ein flaches Küstenplateau lief. Über mir auf einer Weide grasten ein paar Kühe, neben mir das Meer, die Brandung klatscht hoch gegen die Felsen und die Sonne lächelt auf mich runter. Vor mir lag ein großer Sandstrand und ein schönes Holzschild mit der Jakobsmuschel war in den Sandboden eingeschlagen: Das bringt mir die kurz verloren gegangene Freude am Pilgern zurück.

Angekommen an der Playa de la Espasa kehrte ich in der ersten Strandbar ein. Die Bedienung fragte, ob ich einen kleinen oder großen Kaffee will. Das ist das erste Mal, dass mir ein großer Kaffee angeboten wird, „Grande", sage ich. Der Spanier war auch in der Bar. Ich erbitte mir einen Stempel von der Bedienung und dabei schaue ich in meinen Pilgerführer. Der Spanier fragte mich, wie weit es noch bis nach Sebrayu ist, seinem Etappenziel, so weit will er noch laufen. Er ist ganz begeistert von meinem Rother Pilgerführer, wir unterhalten uns noch in einem Mix aus Spanisch und Englisch. Als mein Kaffee kam, setzte ich mich raus auf die Terrasse, er pilgert weiter und ich sah ihn ab dort leider nicht mehr. Meine drei Wünsche wurden erfüllt, das kann doch kein Zufall mehr sein, ich bekam kurzen Sonnenschein, nette Pilgergesellschaft und einen heißen Kaffee. Noch immer war ich müde und hatte keine wirkliche Lust, bei dem Regen weiterzugehen. Der Kaffee tat mir aber gut und gab mir einen Ruck, ich zog mir den Reißverschluss meiner Jacke fest zu, schulterte meinen Rucksack und trat in den Regen raus.

Zwar führte mich mein Weg weiterhin über schöne Pfade, aber bei dem Regen heute war alles nass. Das hohe Gras ließ meine Hosenbeine klatschnass werden, es war ungemütlich und kalt. Sabrina schrieb mir ein paar Mal, wo sie sich befanden, aber sie waren viel zu weit vorne, um aufholen zu können. Ich schrieb ihr, dass ich gerade eine Pause mit Kaffee gemacht habe. Thomas war sauer, denn als sie eine gute halbe Stunde vor mir an der Bar vorbeiliefen, war sie noch zu. So musste der arme heute wieder ohne Kaffee weiterziehen, da lobe ich mir doch das spätere Aufstehen.

Zum Glück vergingen die letzten Kilometer sehr schnell und ich kam bald in Colunga an. Auf der Suche nach Thilo lief ich erst mal an der Bar vorbei, in der er saß, und kam zur Kirche. Ich erhoffte mir einen Stempel, geöffnet war sie zwar, aber nein, leider keinen Stempel. Dann lief ich weiter in die entgegengesetzte Richtung. Meinen Fehler merkte ich bald und kehrte wieder um.

Thilo saß gemeinsam mit Sabrina und Thomas in der Bar. Dort war es schön warm und trocken. Sie lächelten mich an, noch mehr nette Leute, der blöde Tag war im Nu vergessen. Kraftlos ließ ich mich auf einen Stuhl fallen und öffnete endlich meine Schuhe, damit der Schmerz nachließ. Auch der Regen hatte aufgehört. Der graue, nasse und endlos öde scheinende Tag war vergessen. Nun hatten wir alle Hunger und machten uns auf die Suche nach einem offenen Restaurant. Ein Restaurant im Ort hatte durchgehend auf. Sabrina und Thomas wollten in ihre Pension zum Duschen und ich sehnte mich ebenfalls danach. Wir verabredeten uns also für später.

Auf dem Weg zum Womo kaufte ich in einer Bäckerei ein Brot für die nächsten Tage, nur noch drei Tage, es geht dem Ende entgegen. Jetzt war ich wieder traurig, dass alles schon so bald vorbei ist. Und noch immer treffe ich täglich auf Sabrina und Thomas und freue mich sie zu sehen.

Als wir zur vereinbarten Zeit vor dem Restaurant standen, das angeblich durchgehend geöffnet hatte, machten wir alle lange Gesichter. Es war kein Restaurant, sondern eine Sideria, die nicht einmal Tapas anbot. Also musste Google mal wieder ran. Wir fanden ein gutes Restaurant, zwar erst im nächsten Ort, dafür direkt am Strand in San Telmo, zur Sicherheit riefen wir dort an. Am Telefon sagte man uns, dass sie eigentlich bald schließen würden, aber wenn wir direkt kommen würden, dann erwarten sie uns gerne. Das ließen wir uns nicht zweimal sagen.

Thomas in seinen Zehenschuhen, Sabrina und ich im Pilgeroutfit und Thilo machten sich auf ins Restaurant. Der Eindruck von den Bildern der Homepage hat uns nicht getäuscht, es handelte sich um ein sehr gutes, gehobenes Restaurant. Wir kamen uns in unseren Pilgerklamotten völlig fehl am Platz vor.

Wir wurden freundlich aufgenommen und die beiden Servicekräfte waren sehr bemüht um uns, mit dem Übersetzten der Speisekarte und bei der Weinempfehlung. Unsere beiden Männer bestellten für sich zusammen eine Meeresfrüchteplatte, mit allem, was man sich wünschen kann: Garnelen, Krebse, Muscheln und Langusten. Die beiden schmatzen und kleckerten und verputzen, mit viel Lachen und Freude bis auf den letzten Rest die riesige Platte. Sabrina begnügte sich mit einem Fischeintopf und ich bekam den besten Seeteufel gereicht, den ich je gegessen habe, das Fischfleisch war saftig und gut gewürzt. Zum Finale gönnten wir uns ein Dessert und von den Kellnern bekamen wir eine Runde Schnaps.

Mit vollen Bäuchen überlegten wir, was wir mit dem angefangenen Tag noch machen sollten. Es war zwar früher Abend, aber obwohl ich gestern so viel geschlafen hatte, war ich schon wieder müde. Sabrina und Thomas wollten in ihre Pension und so fuhren wir sie die paar Kilometer zurück nach Colunga.

Thilo sagte mir dann, dass ihm der Parkplatz vor dem Restaurant eigentlich mehr zusagte als der, den wir in unserer App entdeckt haben. Damit hatte er recht, zudem lag er direkt am Meer. Wir fuhren also wieder zurück nach San Telmo und parkten mit Blick auf das Meer. Wir machten am Strand einen kleinen Spaziergang. Dann verkrümelte ich mich ins Womo, um mein Tagebuch zu schreiben und um zu schlafen.

Gegen 20 Uhr begleitete ich Thilo dann doch nochmal nach draußen. Da sich mittlerweile die späte Abendsonne blicken ließ, kamen nach und nach die Surfer zurück an den Strand. Wir beobachteten sie eine ganze Weile, die See war rau und die Wellen sehr hoch. Wir blieben, bis mir wieder fast die Augen zufielen. Thilo hatte Erbarmen mit mir, begleitete mich zurück zum Womo und schnell schlief ich ein.

Tag neunzehn von Colunga bis Peon, der letzte Pass

Zum Glück konnte ich heute Morgen in einen regenfreien Tag starten. Thilo fuhr mich recht früh nach Colunga. Dort begann meine Etappe, die länger wurde als geplant. Die Landschaft heute erinnert mich immer an den Schwarzwald und ich sehe viele Apfelbäume und Zitronenbäume. Klar, Zitronenbäume gibt es im Schwarzwald zwar nicht, aber genug Apfelbäume. Diese Zitronenbäume! Ich habe noch nie so große Zitronen gesehen, sie sind beinahe so groß wie Honigmelonen und sehen so saftig aus.

Das Wetter weiß noch nicht genau, ob es sich für Regen oder Sonne entscheiden soll, der Himmel ist bedeckt, aber es bleibt trocken. Die sanfte, hügelige Region pilgert sich heute sehr angenehm, es geht sanft auf und ab auf kleinen Sträßchen. In der Ferne hatte ich einen offenen Blick zu der Sierra del Sueve mit dem höchsten Gipfel auf 1159 Metern. Auf dem sitzt der Sage nach der Gewittergott Neberu und macht schlechtes Wetter. Er war also für den Regen von gestern verantwortlich, heute aber ist er milde gestimmt.

Ich komme durch viele kleine Dörfer und werde von allen Menschen, die mir begegnen, sehr freundlich begrüßt. Da ist zum Beispiel eine Frau, die eben ihre Betten zum Lüften aus dem Fenster hängt. Sie ruft mir ein „Buen Camino“ zu und winkt, ich winke ihr freundlich zurück. Dann der alte kleine Bauer, der war der Beste von allen.

Ich lief an seiner Hofeinfahrt vorbei, als er mich entdeckte, und er kam die Einfahrt des kleinen Hofes auf mich zugelaufen. Er winkte mir schon von weitem zu und redete mit mir, obwohl ich ihn noch gar nicht richtig hören konnte. Ich bleibe stehen und warte auf ihn. Als er mich erreicht hat, redet er munter weiter, er hört gar nicht auf, ich verstehe fast keines seiner Worte. Der Bauer, ganz klein und dürr, kaum noch einen Zahn im Mund, aber er lacht mich breit lächelnd, freundlich und offenherzig an. Er deutet mit seiner Hand immer wieder die Straße entlang, ich nicke die ganze Zeit und sage lächelnd, „valle, valle". Er will mich nicht gehen lassen, ich glaube, er hat mich gesegnet und ich glaube auch, er wollte mich sofort heiraten. Langsam ging ich weiter und ließ ihn weiterreden, am Ende der Straße drehte ich mich nochmal zu ihm um. Er steht da und winkt mir, ich winke ihm zurück, herrlich.

Durch die gestrige Erfahrung mit den Schuhen und meiner eingezwängten Zehe habe ich heute wieder Ersatzschuhe und auch Ersatzsocken dabei. Doch die Sonne zeigt sich immer mehr und ich brauche nicht zu wechseln. Auch fühlen sich meine Füße in den breiteren Laufschuhen heute sichtlich wohl und der Schmerz ist weitestgehend zurückgegangen. Die Schmerzen in meiner Hüfte sind ebenfalls kaum zu merken. Morgens ist alles immer ein bisschen steif und ungelenkig, aber während des Laufes wird's wieder flüssiger und geschmeidiger.

Thomas und Sabrina sind heute Morgen wieder sehr früh aufgebrochen. Sabrina hat mir gleich am Morgen geschrieben, dass ich sie sicher einholen würde, da Thomas heute sehr schlecht zu Fuß sei und sie langsam gingen. Ich traf sie aber leider erst in ihrem Zielort in Villaviciosa.

Wie wohl die Einheimischen hier reagieren, wenn Massen an Pilgern täglich vorbei strömen? Im Moment ist es hier noch ruhig, aber im Sommer? Viele der Jakobswege zwischen den kleinen Ortschaften sind Verbindungswege, auf denen auch die Anwohner unterwegs sind, seien es Autos oder Traktoren. Den meisten weiche ich aus und laufe auf dem Grasstreifen. Die meisten von ihnen fahren auch in einem Bogen an mir vorbei, aber wenn hier mehr und mehr Pilger unterwegs sind, ist das sicher nicht immer einfach, für beide Seiten.

Über einen matschigen kleinen Anstieg erreiche ich Sebrayu, bis hier hin ist der nette Spanier von gestern noch gelaufen. Die Herberge sieht neu, sauber und ordentlich aus, leider ist sie geschlossen. Ich hoffe für den Spanier, dass sie gestern geöffnet war. Später machte ich an einem schönen Fleckchen, nach einem kurzen Anstieg, eine verdiente Pause. Gegenüber war eine Pferdekoppel mit lauter Ponyfohlen, die sahen lustig aus und kommen alle wie in einer Parade an den Zaun gelaufen. Jedes einzelne wollte gestreichelt und geknuddelt werden. Dem kam ich gerne nach und vertrödelte viel Zeit bei den kleinen zotteligen Fohlen.

Die Sonne steht jetzt hoch am Himmel und es wird wieder schön warm, bald darauf komme ich in Villaviciosa an. Auf Anhieb finde ich dort die Herberge und ein Wunder: Sie ist geöffnet und ich bekomme von dem etwas verwunderten Hospitalero einen Stempel. In einer Bar in der Nähe finde ich Sabrina und Thomas, die eben auch angekommen sind und Kaffee trinken. Sofort genehmige ich mir auch einen. Ich erwische Thilo per WhatsApp, der eben zufällig auch in diesem Ort Rast macht, da er ein paar Einkäufe machen wollte. Nach kurzer Zeit ist er bei uns in die Bar. Eben hat er Jeff in die Herberge hineingehen sehen, in der ich gerade auch war, wir haben uns um Minuten verpasst. Ist das nicht manchmal irre, diese Zufälle? Ich bin froh ihn nicht angetroffen zu haben, ich hatte keine Lust auf ihn und seine schlechte Laune. Sabrina und Thomas waren mir immer einige Schritte voraus und Jeff wohl einige hinter mir und trotzdem hat man das Gefühl, man ist völlig allein.

Villaviciosa ist ein schöner Ort mit einer kleinen Altstadt. Sabrina und Thomas beenden heute hier ihren Jakobsweg. Thomas hat einfach zu starke Fußschmerzen und kann kaum mehr gehen. Sie bleiben die Nacht hier und fahren morgen mit dem Bus nach Gijón. Schade, nun ist es amtlich, mit den beiden werde ich wohl keine Etappe mehr laufen. Traurig schaue ich Sabrina an, vielleicht, so hoffe ich, macht sie sich noch einmal mit mir gemeinsam auf den Weg. Aber nein, auch für sie ist der Weg hier zu Ende, macht sie mir behutsam deutlich.

Thomas will von mir wissen, ob ich mich tatsächlich noch auf den weiten und steilen Weg nach Peon machen will. Dass noch ein Berg kommt, wusste ich, aber weit, wieso weit? Wir verglichen unsere Pilgerführer und Wander-Apps und tatsächlich, ich habe mich ganz schön verrechnet. Anstatt der gedachten acht Kilometer sind es noch etwa 13 Kilometer nach Peon. Aber dazwischen, und das war das Problem, gab es keine Alternativen, weil ja da dieser Berg war. Also endet mein Weg entweder hier und ich muss morgen mehr als 30 Kilometer bis nach Gijón laufen, oder ich gehe heute zusätzlich diese 13 und habe morgen nach Gijón nur lockere 13 Kilometer. Hm, ich haderte sehr mit mir, hierbleiben oder weitergehen. Das Örtchen war sehr schön, aber ich war noch so fit, heute lief es gut und ich wollte noch nicht aufhören zu laufen. Gerade habe ich wieder Spaß am Pilgern gefunden. Das Wetter war ebenfalls zu gut, um aufzuhören, ich wollte einfach weiter. Soll da halt ein Berg sein, den pack ich jetzt auch noch. Die beiden waren mir zu sehr in Aufhörstimmung, da gehöre ich noch nicht hin. Thilo meinte zwar auch, ob ich mir das gut überlegt habe, aber ja, ich habe. Ich laufe heute noch weiter. Herzlich verabschiedeten wir uns wieder, wer weiß, ob wir uns nochmals sehen.

Dann schulterte ich meinen Rucksack und ging durch das kleine Städtchen. In einer Schule, an der ich vorbeikam, war wohl gerade Musikunterricht, denn ich hörte die Kinder in schiefen Tönen lauthals zum offenen Schulfenster singen. Schnell war ich aus dem Ort und kam wieder raus aufs Land und die Sonne brannte auf mich herab.

Bald darauf kam Casquita, ein kleiner Ort, in dem man die Möglichkeit hatte, nach Oviedo auf den Camino Primitivo zu wechseln und dort war auch eine kleine Kapelle, sie war offen und bot einen schönen Stempel für Pilger. Ich schrieb auch ein paar Zeilen in das Pilgerbuch.

Was ich an dem Tag, als ich mit Jeff unterwegs war, zum ersten Mal bewusst wahrnahm, war, dass ich viel aufmerksamer geworden bin und meine Augen alles nach den heiß ersehnten gelben Pfeilen abscannten. Ich nahm Laternen, Ampeln, Straßenschilder genau ins Visier, genauso wie Häuserwände, Mauern, Brückenpfeiler, in Augenhöhe, auf dem Boden oder in Kniehöhe. Alles suchten meine Blicke nach Pfeilen, Muscheln oder sonstigen Wegweisern ab, die wenigsten blieben unentdeckt. Auf Bänken, an Bushaltestellen und Gartenzäunen fand ich ebenfalls meine geliebten Pfeile. Ich brauchte kaum mein Buch, meist blieb es lange in meinem Rucksack.

Auch heute blieb mir kaum eine Markierung verborgen. Nur eines verstand ich nicht und das kam hier zuhauf vor, der ständige Wechsel der Straßenseiten. Um ja keine Markierung zu übersehen, folgte ich brav den Pfeilen, die mich erst auf die eine Straßenseite führten, um dann wieder unmittelbar auf die andere Straßenseite zu wechseln. Da hatte sich wohl jemand einen Spaß erlaubt. Weil aber kaum Verkehr auf den meisten Straßen herrschte, war mir das egal. Nachdem ich meine beiden Pilgerfreunde und Thilo verlassen hatte, traf ich auf keine anderen Pilger. Den zweiten Teil meiner Etappe war ich wieder allein mit mir, doch, die netten Bauarbeiter habe ich getroffen, aber dazu später.

Irgendwo zwischen ein paar Hügeln hörte ich in der Ferne einen Esel rufen und als ich durch einen Weiler ging, sah ich eine kleine Katzenfamilie mit lauter roten Katzenbabys. Die hatten leider Angst vor mir und huschten gleich davon, aber Mamakatze ließ sich gerne von mir kraulen. Der Weg schlängelte sich wieder hügelauf und hügelab dahin und ich fragte mich, wovor Thomas so einen Bammel hatte, so schlimm war der Aufstieg nun echt nicht.

Dann kam er, der Berg, und tatsächlich, der hatte es ganz schön in sich. Auf einem recht kurzen Stück ging es sehr steil in Serpentinen hoch. Berge machen einem Schwarzwaldmädel wie mir sonst nichts, aber der, puh. Sabrina hatte mir in der Bar noch einen ihrer vielen Müsliriegeln geschenkt. Sie brauche sie nicht mehr, aber ich hatte ihn jetzt bitter nötig. Ich mache eigentlich nie an einem Berg Rast, bevor ich nicht oben war, aber heute musste ich. Ich ließ mich mitten auf dem Trampelpfad nieder, verschlang gierig den Müsliriegel und stürzte mein Wasser in mich hinein. Gestärkt durch Sabrinas Riegel ging es den Rest des steilen Berges hoch.

Angekommen auf dem Alto del la Cruz ging ich über eine Teerstraße wieder langsam hinab ins Tal. Thilo sagte mir später, dass er auch über diesen Pass gefahren ist. Ich hatte Lust auf Musik und heiterte mich zur Abwechslung via Smartphone mit Musik von Rammstein auf. Erstens war ich hier allein und zweitens konnte ich mich auf der sich nach unten windender Straße nicht verlaufen. Ich sang fleißig mit Till um die Wette. Ein Rennradfahrer schoss bergabwärts an mir vorbei, aber sonst begegnete mir niemand.

Links neben mir war, hinter der Leitplanke, eine Art erhöhter Gehweg, dort dachte ich, bin ich sicherer als auf der schmalen Straße, sollte doch mal ein Auto an mir vorbeifahren. Gerade hatte ich auf diesen Gehweg gewechselt, da kam mir ein Baustellenauto entgegen. Die Männer darin winkten mir ganz aufgeregt zu und ich winkte zur Begrüßung zurück. Dann hielten sie an und versuchten mir irgendwas zu erklären. Das sei der falsche Weg und ich dürfe hier nicht laufen, verstand ich nur. Zwei von ihnen stiegen dann aus, ich hatte ein bisschen Panik, die wollen mir doch nicht etwa was tun? Aber nein, sie waren einfach nur freundlich. Einer versuchte mir nun mit Händen und Gesten zu erklären, dass in wenigen Metern dieser Gehweg zu Ende sei und dort ein riesiges offenes Loch war. Sie machten sich Sorgen, dass ich dort hineinfallen könnte. Ich konnte zwar bis dorthin auf dieser Seite der Leitplanke auf dem Weg weitergehen um vor dem Loch über die Leitplanke zurück auf die Straße steigen, aber nein. Zu ihrer Beruhigung musste ich sofort wieder um die obere Leitplanke herum zurück auf die Straße wechseln. Erst dann gaben sich die Männer zufrieden, stiegen in ihr Auto ein und wünschten mir einen guten Weg.

Laut vor mich hin pfeifend ging ich weiter, ich musste mich irgendwie ablenken. Es waren noch gut zwei Kilometer nach Peon runter und so langsam wurde es zäh und ich wollte nur noch ankommen. Endlich tat sich vor mir der Blick ins Tal auf und ich sah die ersten Häuser von Peon und bald darauf die Kirche, an der ich mich im Zweifelsfall, sollten wir uns im Ort nicht finden, mit Thilo treffen wollte. Da sah ich ihn auch schon mit dem Wohnmobil die Straße unter mir vorbeifahren, mich und mein Winken sah er aber nicht. Er hielt an einem Restaurant an und dort traf ich auch auf ihn. Auf der gegenüberliegenden Seite des Restaurants, das auch gleichzeitig die Herberge war, gab es einen großen Parkplatz umringt von schattigen Bäumen und am Ende einen kleinen Bach: der perfekte Übernachtungsplatz. Ein Schild wies darauf hin, dass nur Gäste des Restaurants dort parken dürfen.

Wir nahmen in dem Restaurant Getränke ein und fragten den Juniorchef, ob wir für eine Nacht auf dem Parkplatz bleiben durften, was kein Problem war. Auch machte sich ein Herr, der an der Bar saß, mit uns bekannt. Er war Deutscher, der vor vielen Jahren der Liebe wegen hierher ausgewandert war. Die Küche des Restaurants war noch geschlossen. Thilo hatte vorgesorgt und uns wieder Schweinesteaks gekauft, die waren in der Pfanne schnell gebraten, dazu gab es Pfannengemüse und Pasta.

Später köpften wir eine Flasche Wein und wollten es uns gerade nochmal draußen mit Käse und Crackern bequem machen, da setzte der Regen wieder ein und wir flüchteten ins Womo. Ein paar Mal schaute ich durchs Fenster hinüber zum Restaurant. Kein einziger Pilger kam, um dort zu übernachten, sind wohl tatsächlich alle in Villaviciosa geblieben, ist ja auch im Vergleich zu hier das schönere Örtchen. Thilo erzählte mir von seinem aufregenden Tag in Colunga. Dort hat man 150 Millionen Jahre alte versteinerte Dinosaurier-Fußabdrücke am Strand gefunden, die hat er sich angeschaut. In Gedanken an die mir noch verbleibenden letzten beiden Pilgertage schlief ich ein.

Tag zwanzig von Peon bis nach Gijón, mein Santiago de Compostela

Das Wetter war vom allabendlichen Regen noch ein bisschen trüb, aber es klarte langsam auf. Am meisten freute ich mich bei meiner kurzen Etappe heute auf ein Bad im Meer. Doch erst einmal musste ich wieder einen Berg hoch, den Alto de Curbiellu. Das war dann aber wirklich der letzte Berg meines Jakobsweges, danach geht es nur noch bergab. Der Aufstieg war zum Glück nicht so steil wie der von gestern, dafür aber vom Regen aufgeweicht und matschig.

Die Bewohner des kleinen Weilers auf dem Bergkamm hatten sich sehr viel Mühe gemacht und die kleine Bergkuppe mit viel Liebe für uns Pilger gestaltet. Es gab einen kleinen, bis ins Detail nachgebauten Kornspeicher und einen Altar unter einem Dächlein, in dem ein Pilgerbuch lag. Ich hinterließ einige Zeilen mit aufmunternden Worten für die Pilger nach mir, die es bis nach Santiago schaffen wollten.

Immer wieder öffnete sich mir der Blick ins Grüne und ins hügelige Umland, auf Wälder, Wiesen, kleine Dörfer, Viehweiden mit allerlei Getier, das mich auf meinem Weg neugierig beäugte und wenn es wollte von mir seine Streicheleinheiten bekam. Auf meinem ganzen Weg in den letzten Tagen bin ich an vielen, teils stark verfallenen Kirchen vorbeigekommen. Deren Anblick hat mich teilweise beeindruckt, aber auch erschreckt und traurig gestimmt. Diese großen, einst prachtvollen Gebäude, die in jahrzehntelangen Bauphasen errichtet wurden unter viel

Schweiß, Geduld, Rückschlägen, Angst und Euphorie, ließen die jetzigen Bewohner der Dörfer hier im ganzen Norden Spaniens in sich zusammenfallen. Die Bilder habe ich noch immer im Kopf.

Weiter ging es bergab durch einen Eukalyptuswald, im nächsten Weiler öffnete sich mir der erste Blick auf Gijón und das Meer. Die Sonne hatte mittlerweile die letzten Wolken vertrieben und lächelte auf mich herab. Es war herrlich, locker und beschwingt ging ich meines Weges. Da kam mir auf gerader Straße plötzlich ein kleiner struppiger Hund entgegen. Niemand war bei ihm, er trabte ruhig auf mich zu. Vorsichtig drückte ich mich an den entgegengesetzten Straßenrand. Aber der Hund interessierte sich gar nicht für mich, er blickte nur mit seinen dunklen Kulleraugen zu mir auf, hielt kurz inne und trabte an mir vorbei auf seinem Weg, *wer weiß wohin*.

Zum Thema Hunde, nun schreibe ich doch ein paar Zeilen darüber.

Grundsätzlich habe ich keine Angst vor Hunden, sofern Herrchen oder Frauchen diese im Griff haben, die Hunde an der Leine sind oder wenn nicht, zumindest beim ersten Ruf ihres Besitzers folgen, dann ist auch alles gut. Meine Erfahrung mit Hunden sehen aber so aus: die wenigsten Hundebesitzer führen ihren Hund, der eben nicht folgt, an der Leine. Zum Teil sind das kleine Hunde, manchmal auch große. Meistens bin ich allein unterwegs, sei es beim Joggen, beim Spazieren gehen oder beim Pilgern, zu Hause oder hier in Spanien, so wie jetzt. Ich laufe, der Hund kommt mir entgegen, Herrchen oder Frauchen sind nicht zu sehen, da sie noch weit weg hinter der nächsten Kurve oder im Wald hinter Bäumen sind. Ich rufe dann meistens laut, „hallo Hund“, nicht zum Hund, sondern in die Ferne zu den Besitzern, die mich oft nicht hören oder gerne einfach nicht hören wollen. Denn ihr Hund tut ja nichts, der will ja nur spielen. Es ist mir nicht erst einmal, sondern schon einige Dutzend Male passiert, dass dieser schlecht erzogene Hund an mir hochspringt. Es geht hier nicht um den lieben Charakter des Hundes, den er womöglich hat, sondern es geht hier um mich und ich habe einfach Angst, wenn kein Herrchen in Sicht ist, oder dieses mich einfach ignoriert. Warum, muss das denn sein, macht es den Hundebesitzern Spaß, anderen Leuten einen Schrecken einzujagen, was ist es? Erklärt es mir oder nehmt bitte eure Hunde an die Leine.

Wenn mir ein Hundebesitzer entgegenkommt oder ich ihn überhole, sein Hund an der Leine ist und mir der Hund gefällt, weil er drollig aussieht oder besonders groß ist, dann spreche ich die Leute auch an, weil ich wissen möchte, welche Rasse das ist und streichele sie auf Nachfrage, wenn ich darf, weil ich eben Hunde sehr gerne mag. Ich mag es nur nicht, wenn sie nicht folgen, nicht auf die Zurufe von Herrchen oder Frauchen hören, ich nicht weiß, wie sie reagieren und ich habe es nicht gerne, wenn mein Unterarm zwischen den scharfen, unberechenbaren Zähnen eines Hundes steckt oder beide Vorderpfoten irgendwo in Höhe meines Brustkorbs sind und ich dem Hund in die Augen schauen kann. Ganz egal wie groß der Hund ist, oder ob er nur mit mir spielen will. Bitte, nehmt ein bisschen Rücksicht, nehmt eure Hunde an die Leine. Ich kann mich vielleicht wehren, aber ein kleines Kind, das womöglich genau wie ich vor Angst falsch reagiert, kann das nicht. Macht euch darüber bitte mal Gedanken. Denn seit meiner Kindheit trage ich an meinem linken Ellenbogen eine große Narbe vom Nachbarhund an mir. Der Hund lief verbotenerweise frei herum, seine Besitzer hatten die Leinenpflicht für ihn bekommen, da er schon auffällig war, er fiel mich an, als ich am Hof der Nachbarn spielend vorbeirannte. Der Schäferhund-Mischling zerrte mich am Arm zu Boden, riss mir meinen Ellenbogen auf. Er verbiss sich in meinem Rücken und ich möchte mir nicht ausmalen, was passiert wäre, wenn nicht eine andere Nachbarin zu mir geeilt wäre, um den Hund von mir weg zu zerren.

Nach dem Gang durch den so ruhigen Eukalyptuswald, dessen Stille und frische Luft ich noch einmal tief in mich aufsog, kamen die ersten Vororte von Gijón. Ich hatte die Möglichkeit der elendig lang erscheinenden und ebenso langweiligen Straße geradeaus zu folgen und schnurstracks ins Zentrum zu kommen oder durch die Vororte zu gehen, schön geschlängelt, mit dem ein oder anderen Blick auf ein paar Gärten und Häuser. Ich wählte den schöneren Weg, tatsächlich kam ich an schönen Gärten vorbei, einigen prachtvollen Villen, aber der langweilige, öde Vorortalltag hatte mich schnell eingeholt und auch dieser Weg zog sich in die Länge, bis ich endlich in Gijón Stadt angekommen war.

Ich machte einen Abstecher durch eine große Parkanlage, die am Strand von Gijón endete, ich musste nur noch durch die Unterführung, dann öffnete sich der Strand vor mir. Dies war der letzte Strand auf meiner Pilgerreise, ein letztes Mal zog ich mir meine Wanderschuhe aus, streifte mir die Socken von den Füssen und lief mit geschultertem Rucksack durch das kühle Meerwasser. Obwohl ich noch einen Pilgertag vor mir hatte, kullerten mir hier durchs Wasser watend Tränen des Abschieds von den Wangen. Die Leute, die mich sahen, mussten mich für eine Irre halten, aber das war mir egal. Ich wusste meine Tränen selbst nicht so recht zu deuten. Waren es Tränen der Trauer, da der Weg nun so bald zu Ende war oder doch zum Teil auch Freudentränen über das Erlebte, das Glück, das ich haben konnte, hier zu sein. Mit Sicherheit ist auch dies nicht mein letztes Mal auf dem Jakobsweg.

Gefühlt war jedenfalls hier meine Reise zu Ende. Morgen, die letzte Etappe, ist nicht sonderlich reizvoll, denn es geht durchs Industriegebiet Gijóns. Am Nachmittag wollen wir uns dann ein Stückweit auf die lange Heimreise machen. Deswegen feierte ich hier am Strand, für mich allein, meine Ankunft am Ziel. Gijón war mein Santiago de Compostela Ersatz und das muss gebührend gefeiert werden. Zuerst einmal mit Tränen und später mit einem guten Essen mit Thilo in der Stadt.

Apropos Thilo, der musste doch mittlerweile auch hier sein und tatsächlich, ein prüfender Blick auf mein Handy bestätigte mir dies. Er war hier irgendwo ganz in meiner Nähe am Strand. Allerdings am Anfang des Strandes wie ich eben feststellte, also ging ich den Weg, dieses Mal durch den warmen Sand den Strand zurück und fand Thilo in einer Bar, bei seinem zweiten Frühstück. Er lud mich auf einen Kaffee ein, den ich entspannt in der warmen Sonne trank. Meine nackten Füße streckte ich etwas verschämt unter dem Tisch aus. Ich mag es nicht, wenn andere Pilger in den Bars oder Kaffees anfangen ihre Schuhe und Socken ausziehen, sie auf die Stühle legen und womöglich noch an den Blasen herumdoktern, es gehört sich nicht. Die Bars hier sind gewiss keine Sternelokale, aber ein bisschen Rücksicht auf andere Menschen sollte man nehmen. Nicht jeder ist Pilger, viele andere Touristen, die sich die Städte Nordspaniens anschauen, wissen nicht einmal vom Jakobsweg und wollen in Ruhe ihr Mittagessen einnehmen. Dann kommen Scharen an Pilgern und legen ihre dampfenden, wunden Füße auf die Stühle und verpflastern ihre Blasen. Also wirklich, nein ich schimpfe nicht, eben halte ich mich selbst barfuß in einem Café auf, aber meine Füße sind unter dem Tisch und ich fingere auch nicht daran rum. Muss der letzte Satz sein?

Ohne viel Überredungskunst bekam ich Thilo dazu, dass er mit mir am Strand entlang geht eine Kirche zwecks Stempel mit mir aufsucht und wir uns gemeinsam die Stadt anschauen.

Stolz lief ich neben Thilo am Stand auf die Kirche Iglesia de San Pedro zu. Nie hätte ich mit dem gerechnet, was in den nächsten paar Minuten passierte. Das erste Wunder war, die Kirche war offen und das, obwohl heute nicht mal Sonntag ist. Wunderschön war sie auch, nur einen Stempel konnte ich nirgends finden. Ich suchte alle Bereiche ab, an denen sich die Stempel sonst finden ließen, aber vergeblich. Bei unserem anschließenden Rundgang durch die Kirche, sah ich, dass die Türe zur Sakristei ein Stück offen war. Ganz aufgegeben hatte ich meine Hoffnung auf einen Stempel noch nicht. Zögerlich klopfte ich an die eindrucksvolle schwere Holztüre. Erst tat sich nichts und dann kam tatsächlich ein Mann und öffnete mir die Türe. Ausgesehen hat er nicht wie ein Pfarrer, ganz ehrlich, bis heute glaube ich, er war der Hausmeister oder Gärtner, in normaler Kleidung. Ich stammelte in meinem spärlichen Spanisch, dass ich Pilgerin sei und ob ich bitte einen Stempel bekäme. Er bat mich freundlich einzutreten. Da stand ich nun, in den heiligen Hallen. Zum ersten Mal war ich in einer Sakristei. Ich folgte dem Herrn durch einen mächtigen Raum, an einer weiteren großen Tür gab er mir

Zeichen zu warten, durch eine Pforte am Ende eines Gartens ließ er zwei Polizisten rein und führte diese in einen anderen Raum. Da bekam ich einen kurzen Moment die Gelegenheit mich hastig umzusehen. Der Raum war ein sehr großes Büro mit einem riesigen Echtholz-Tisch, auf dem sich einige, bestimmt sehr wichtige, Akten befanden. Große Gemälde in goldenen Rahmen hingen an den Wänden, es gab mehrere Schaukästen mit irgendwelchen sicherlich ganz bedeutsamen Reliquien und der ganze Boden war mit rotem Teppich ausgelegt.

Der Herr kam zu mir zurück und wir gingen in ein kleineres Büro, das nicht weniger prachtvoll ausgestattet war, nur eben alles in einer kleineren Version. Er bat mich, an einem ebenso aus Echtholz großen schweren Tisch Platz zu nehmen und nahm mir meinen Pilgerpass aus der Hand. Er warf einen kurzen Blick in das fast volle Stempelbüchlein hinein, sagte aber nichts. Dann zelebrierte er die Stempelvergabe, ich saß ganz ehrfurchtsvoll da und schaute ihm zu. Er öffnete eine kleine Schublade, daraus holte er den Stempel und das Stempelkissen, aus einer anderen Schublade einen Kugelschreiber. Dann suchte er sich eine freie Stelle in meinem Pilgerpass und drückte den Stempel auf, das Datum darunter und fertig. Ich bedankte mich bei ihm und er brachte mich zurück zur Tür. Thilo hatte vor der Türe auf mich gewartet. Ich war bestimmt nur wenige Minuten in diesen Räumlichkeiten, aber für mich fühlte es sich so lange an, ich hatte so viel gesehen, ich war noch immer tief beeindruckt und ich grinste Thilo mit einem strahlenden Lächeln an.

Wir schauten uns gemeinsam die Stadt an, schossen ein paar Erinnerungsfotos mit Meer und viel Sonne im Hintergrund. Die ein oder anderen Sehenswürdigkeiten kamen auch mit in den Kasten. Nur ein Geschäft mit Pilgerandenken suchte ich vergeblich, ich wollte mir noch unbedingt ein schönes Kettchen kaufen.

In einer kleinen Bäckerei versorgten wir uns mit Brot für die nächsten Tage und für Thilo gab es noch ein süßes Teilchen. Ich hatte an diesem heutigen kurzen Pilgertag nicht mal eine Vesperpause eingelegt und trug noch immer mein Vesper mit mir herum. Deswegen suchten wir uns bald ein schönes Plätzchen, um eine Rast einzulegen. 14 Kilometer in drei Stunden und dann noch Sightseeing machen nämlich ganz schön hungrig. Doch noch gingen wir ein wenig quer durch die Stadt. Wir besuchten die prachtvolle Basilica Sagrada Coracon, dann landeten wir endlich an einem kleinen Park, mit Bänken im Schatten. Dort machte ich mich hungrig über meine Brotzeit her und Thilo vertilgte sein süßes Teilchen, nicht ohne mich ein paar Mal davon abbeißen zu lassen.

Sabrina und Thomas meldeten sich, sie sind eben in Gijón angekommen und warten in einem Café, bis ihre Pension aufmacht. Sie schickten uns einen Screenshot von ihrem Standort und im direkten Vergleich mit unserem waren die beiden nur um die Ecke. Wieder so einer dieser Zufälle: Seit Tagen verabschieden wir uns jedes Mal, als wäre es das letzte Mal und dann laufen wir uns wieder überraschend über den Weg, „that's the Camino", würde ich sagen. Selbstverständlich packten wir unsere Sachen zusammen und eilten die paar Meter zu ihnen rüber. Die Freude auf beiden Seiten war groß und wir herzten uns innig.

Da wir uns nun wieder gefunden hatten, machten wir gleich ein Date für heute Abend zum gemeinsamen Abendessen aus. So kamen zu meinem Pilgerabschiedsessen und meiner Party noch zwei liebe Gäste dazu. In einer Großstadt wie Gijón gibt es bestimmt ein Restaurant, das zu unseren gewohnten Essenszeiten, zumindest den einen verbleibenden Pilgers unter uns vieren, offen hat. Sabrina und Thomas schlugen vor, das über ihrer Pensionswirtin herauszufinden und würden sich bei uns melden. Ich wollte auch gar nicht allzu lange bei den beiden bleiben, da ja jetzt ohnehin ein Treffen für den Abend vereinbart wurde. Denn mich zog es wieder zurück an den Strand, auf einen letzten Sprung ins Meer.

Thilo hatte den Henry in bester Strandlage geparkt, wir mussten nur weitere Münzen in die Parkuhr werfen und über die Straße. Dann waren wir an dem Strand, an dem ich vor wenigen Stunden mein eigenes kleines Pilgerankommen in meinem von mir ernannten Santiago zelebriert habe.

Ich brauchte nicht lange, da war ich im Wasser und erfrischte mich im kühlen Meer. Thilo wollte unsere Sachen nicht allein lassen und blieb deswegen am Strand sitzen. Ich ließ mich von den hohen Wellen tragen und wollte das Wasser gar nicht verlassen. Immer wieder wurden Lautsprecherdurchsagen an die Badegäste durchgesagt, leider verstand ich nichts davon, aber immer, wenn die Ansagen kamen, stürmten die Leute tiefer ins Wasser. Ob das was mit diesen grandiosen Wellen zu tun hatte? Was anderes konnte ich mir nicht erklären, jedenfalls waren auch die grünen Flaggen am Strand, also keine Gefahr, das war das Wichtigste. Irgendwann hatte dann auch ich genug, ich verließ das Wasser und kuschelte mich zum

Aufwärmen an Thilos warmen Körper. Wieder eins der schönen Dinge, wenn man mit seinem Partner auf dem Jakobsweg ist.

Bald danach mussten wir uns aber auf die Suche nach einem Parkplatz für die Nacht machen. Komisch, kein einziges Mal mehr nach Güemes kamen wir auf die Idee, es nochmal, zusammen mit meiner Pilgerfamilie, bei einer Herberge zu probieren. Sollte so also somit die schöne Erfahrung im Herbergen Nest Güemes die einzige bleiben? Wir fanden außerhalb des Zentrums einen geeigneten Platz, der hatte aber so eine komplizierte Einfahrt, dass wir tatsächlich drei Anläufe brauchten, um ihn zu erreichen. Dazwischen immer wieder die viel befahrene zweispurige Straße in jeweils nur einer Richtung. Letztendlich schafften wir es tatsächlich, den kleinen kostenlosen Parkplatz zu erreichen, an dem auch schon ein paar Wohnmobile standen und er lag wieder direkt am Jakobsweg. So kann ich morgen früh meine letzte Etappe hier starten.

Unsere anfängliche Angst unseren Henry unbeaufsichtigt in den Städten Spaniens abzustellen, ist in den letzten Wochen des Unterwegsseins gesunken. Wir hatten das Glück, nicht eine einzige schlechte Erfahrung zu machen. Doch heute hatte ich ein mulmiges Gefühl, als wir einige Zeit später den Platz verließen und uns zu Fuß zurück in die Altstadt zu unserm Diner mit Sabrina und Thomas aufmachten. Denn ein paar Fahrzeuge neben uns stand ein total abgelebter, mit Flaggen dekorierter Kombi, dessen Türen offenstanden. Am Ende des Parkplatzes lungerte ein Obdachloser auf Krücken herum und beobachtete uns. Ob das mal gut geht, dachte ich nur.

Thilo wollte sich unbedingt ohne Navi auf den Weg in die Altstadt machen, obwohl ich meinte, dass wir ja nur dem

Jakobsweg folgen müssen. An der Kirche, in der ich meinen Stempel bekommen habe, scharf rechts und dann sind wir schon nahe bei dem Café, wo wir die beiden heute Mittag verlassen haben. In dessen Nähe soll ihre Pension sein. Schlussendlich ließ sich Thilo nicht von seinem Plan abbringen und ich hatte keine Kraft zur Diskussion und lief ihm nach. An jeder Kreuzung oder Weggabelung fragte er mich, ob wir wohl noch richtig seien. Ich zuckte nur mit den Schultern und schmunzelte vor mich hin. Schließlich war er heute mein Guide.

Nachdem wir gefühlt immer mehr zu weit nach links abdrifteten, was ich ihm ja wiederholt zu sagen versuchte, gab er endlich auf und schaltete sein Navi an. Wir hatten uns, Moment mal, Thilo hatte sich komplett verlaufen und wir waren weiter vom Ziel weg als von dort, wo wir losgegangen sind. Und das, nach einer halben Stunde unterwegs. Mit eingeschaltetem Navi schafften wir es, in nochmal einer halben Stunde, zur Pension von Sabrina und Thomas. Regen setzte ein, als wir unten auf die beiden warteten, aber wir hatten zum Glück unseren Schirm dabei.

„Unsere Pensionswirtin hat uns zwei gute Restaurants empfohlen, die hier in der Nähe sind und die jetzt geöffnet haben", begrüßte uns Sabrina ganz aufgeregt. „Na, dann machen wir uns gleich auf, ich habe einen Bärenhunger", meinte ich und wir zogen los. Thomas voraus, er war dafür zuständig uns zum Restaurant zu lotsen, bald hatten wir es erreicht. Im Schaufenster des Restaurants, warben sie mit ihrem Fleisch, das dort zum Anschauen ausgelegt war und mir lief bei dem Anblick das Wasser im Mund zusammen, „ohhh, mmmh, lecker, das Stück ist meins", und ich zeigte gierig mit dem Finger darauf, „und das meins", gab Thomas zu verstehen. Aber die Dunkelheit hinter dem Fenster verriet uns, dass das Restaurant geschlossen war. Wir machten alle enttäuschte Gesichter, es öffnete erst, wie alle Restaurants hier, um 20 Uhr, also erst in gut einer Stunde. „Wir sind doch vorhin an einer Sidre Bar vorbeigelaufen, da sah es doch ganz gut aus, versuchen wir es da", schlug ich vor und wir gingen wieder ein paar Straßen zurück.

Die Sidre Bar, war eine reine Getränkebar, nun schauten wir uns fragend an. „Und wenn wir hier einen Aperitif einnehmen und einfach um 20 Uhr wieder in das andere Restaurant gehen?" Wandte Thomas ein, wir fanden alle, dass das eine gute Idee war und gingen hinein. Gerne wären wir draußen gesessen, da sich die Sonne wieder zeigte, aber die einzigen freien Tische waren nass vom Regen. Dann wurde bestellt, für mich eine Fanta und für die drei eine Flasche Sidre. Beim ersten Probieren verzogen alle die Gesichter, ich musste herzhaft lachen. Thilo ließ mich von seinem Sidre probieren, aber der war nicht nach meinem Geschmack. So waren wir nun im Sidre-Anbaugebiet Spaniens gelandet, schafften es am letzten Abend eine Flasche davon zu trinken und es schmeckt uns nicht mal. Die Show, die die Kellner aber beim Einschenken des Sidre veranstalteten, bewunderten wir immer aufs Neue und konnten es kaum erwarten, bis ein Tisch wieder eine Flasche bestellte.

Endlich ging der Zeiger der Uhr in Richtung der Acht und wir machten uns wieder auf zu dem Restaurant mit der riesigen Fleischauswahl. Die nächste Enttäuschung kam prompt, der Kellner sagte uns, dass die Küche erst um 21 Uhr öffnete. „Oh nein, ich verhungere bald", stöhnte ich, aber der freundliche Kellner, der uns die Not ansah, bot gleich an, eine Platte mit Schinken, Käse und Brot zu richten. Guter Mann! Diese reichliche Platte bekamen wir recht schnell und machten uns über die kleinen Köstlichkeiten her. Wir schwenken unsere Rotweingläser dazu, denn der Sidre war fortan Geschichte. Es ging nicht lange, da kam der Koch, schaltete das Licht in der Küche an und wir durften endlich unser Essen bestellen. Wir bestellten jeder nochmal Vorspeisen und jeder orderte ein großes Steak, das keiner von uns aufessen konnte, so groß waren die Steaks. Für ein Dessert blieb kein Platz mehr.

Der Abend war lustig und traurig zu gleich, für die einen war der Weg hier zu Ende und für die anderen, also für mich, gab es nur noch eine Etappe zu bewältigen, bei hoffentlich gutem Wetter. Wir feierten unseren Abschied und stießen auf ein baldiges Treffen in der Heimat an, dann trennten sich unsere Wege. Bevor Sabrina und Thomas die Straße zu ihrer Pension überqueren mussten, gab es herzliche lange Umarmungen und wir winkten uns lange zu.

Die abendliche Sonne zeigte sich, Thilo und ich beschlossen auf einen Abstecher zum Hafen zu gehen und einen allerletzten Sonnenuntergang auf dem Camino zu erleben. Wir wurden mit einem sehr schönen, knallrot beleuchteten Himmel belohnt und konnten in der romantischen Stimmung am Hafen noch viele großartige Bilder einfangen. Wir schlenderten um den Hafen, fanden eine Eisdiele, in der wir uns Eis holten. Dann ging's den Muscheln folgend gemeinsam auf dem Jakobsweg zurück zu unserem Wohnmobil, bei dem wir auch kurze Zeit später ankamen. Ich musste Thilo gegenüber nicht mehr erwähnen, was für einen Umweg er auf den Weg zur Stadt gewählt hatte, das hatte er schon längst selbst gemerkt.

Unser Wohnmobil stand unbeschadet an Ort und Stelle, puh, ich hatte auf diesem Platz echt ein wenig Bammel. Kaum waren wir eingestiegen, klopfte es am Fenster. Es war der Obdachlose aus dem alten Auto am Ende des Parkplatzes, er bat Thilo, der ihm das Fenster öffnete, um etwas zu essen. Ich war gerade dabei, mich bettfertig zu machen und war nicht wirklich aufnahmefähig und sagte Thilo nur, „gib ihm besser nichts, sonst klopft er die ganze Nacht an unseren Bus und will mehr, am Schluss vielleicht noch Geld". Thilo gab ihm aber eine Banane und einen meiner Powerriegel. Ich sah den Blick, den der Mann Thilo durchs Fenster zuwarf, glücklich war er mit seiner Beute nicht, zuckte nur ungläubig mit den Schultern.

Als wir uns eine Weile im Womo unterhalten hatten und ich zur Ruhe kam, bekam ich doch etwas Mitleid mit dem armen Mann mit den Krücken und wir durchsuchten die Schränke unseres Womo nach Essbaren. Da ich heute frisches Brot für morgen gekauft habe, richtete ich ihm von dem Brot, das ich dick mit Butter beschmierte und mit reichlich Chorizos belegte einen Doppeldecker. Thilo brachte es rüber zu seinem Auto. Thilo erzählte mir gleich, dass es sich dieses Mal richtig gefreut hat und er einen Hund im Auto hatte. „Na, der wird dann wohl die Wurst bekommen", mutmaßte ich. Unsere Nacht in der Stadt war ruhig und wurde nur vom Geräusch des wiedereinsetzenden Regens auf unserem Autodach begleitet.

Tag einundzwanzig von Gijón nach Avilles, der letzte Tag auf dem Camino

Thilo fragte mich gefühlte zehn Mal, ob ich wirklich aufbrechen will, „es regnet doch, mein Schatz, willst du dir das echt antun, an deinem letzten Tag?" das fragte er mich immer wieder. Klar, will ich, gerade weil es mein letzter Tag auf dem Jakobsweg ist, wer weiß, wann ich wiederkommen kann. Ich trank gemütlich meinen Kaffee und noch einen zweiten. Ich quatschte mit Thilo, der wie immer im Bett lag, und als ich mich entschied, so, jetzt geh ich aber los, fing es wieder an stark zu regnen. So setze ich mich nochmal hin. Thilo sagte dann zu mir, „brich doch ab und lass es gut sein, willst du wirklich bei dem Wetter los, wegen diesem einen letzten Tag?" Aber ja, es war mein letzter Tag und ich wollte diese letzte Etappe gehen, ich wollte raus aus der Stadt, zurück aufs Land und in Avilles abschließen. Aufgeben, wegen ein bisschen Regen, das war für mich keine Option. Das teilte ich ihm endgültig mit.

Kurze Zeit später wurde der Regen tatsächlich etwas schwächer. Ich packte mir mein zweites Paar Trailrunning Schuhe und Ersatzsocken ein, wie immer bei Regen, da die Laufschuhe sehr schnell durchnässt sind. Meine Lederwanderstiefel wollte ich heute auf keinen Fall mehr anziehen, denn mein kleiner Zehnagel hat mittlerweile eine nicht appetitlich dunkle Farbe angenommen und am letzten Tag wollte ich ihm nicht noch mehr zusetzten.

Wenige Minuten später, eingepackt in meine Regenjacke und der Regenhaube auf dem Rucksack, stapfte ich raus in mein letztes Abenteuer auf dem Camino del Norte. Ich war glücklich, ich hatte keine Schmerzen ich brauchte keine Tabletten mehr und ich konnte es genießen einfach nur zu laufen. Ja, es regnete, na und, Camino ich komme.

Beim Durchqueren der äußeren Stadtbezirke von Gijón ließ sich sogar die Sonne erstmals kurz blicken und ich freute mich, mich auf den Weg gemacht zu haben. Anfangs ging es durch die Stadt, eine Bar nach der anderen hatte schon geöffnet. Thomas würde das jetzt sicher freuen. Immer wieder schaute ich in die Schaufenster der Läden, die noch geschlossen waren, aber außer chinesischer Billigware lag nichts in den Auslagen. Nur an einem Shop, an dem ich vorbei ging, lief mir fast das Wasser im Mund zusammen, dort hingen bestimmt 20 ganze luftgetrocknete Speckkeulen im Schaufenster, lecker.

Nachdem ich die Stadt durchquert hatte, ging es in Serpentinen die Straße rauf und ich sah erstmals das hässliche Schwerindustriegebiet von Gijón vor mir liegen. Leider sah ich es nicht nur, ich hörte auch den Lärm davon. Ein Ächzen, Klackern und Stampfen kamen laut über das kleine Tal zu mir herauf, dazu der Rauch, der aus den vielen Schornsteinen herausquoll. Es war kein schöner Anblick, echt nicht. Sicherlich ist es nicht schön hier zu wohnen und es war auch nicht schön hier durchzulaufen, aber auch das ist der Camino. Langsam wurde mir warm in meiner Regenjacke und der Himmel, der immer mehr Blau aufwies, sah danach aus, dass der Regen für heute nun endlich vorbei war.

Am ersten Bauernhof, der so idyllisch auf dem Hügel lag, angekommen entdeckte ich einen Mirabellenbaum, dessen Äste weit in den Weg hineinragten. Wieder konnte ich nicht widerstehen und pflückte mir eine Handvoll saftiger Mirabellen, die besten die ich bis jetzt hatte. Später fand ich ein paar Walderdbeeren, an denen ich mich ebenfalls bediente.

Auch ein paar letzte Hofhunde begrüßten mich drohend und bellend, daran werde ich mich nie gewöhnen, ich bekomme fast jedes Mal einen Herzinfarkt. Alle waren angekettet oder liefen frei hinter hohen Zäunen, sie taten nur ihre Arbeit. Irgendwie taten sie mir leid, diese armen Seelen, manche von ihnen waren an irgendwelchen Höfen, die nicht einmal bewohnt waren, an Ketten gebunden und bewachten die heruntergekommenen Häuser oder nur Scheunen den ganzen Tag. Jeden Tag, bei jedem Wetter, dabei waren sie auf sich allein gestellt. Im besten Fall kam tatsächlich mal jemand, der sie versorgte, so hoffte ich zumindest. Manchmal lagen sie apathisch an ihren Ketten und schauten mich mit großen müden Augen einfach nur an, bis ich aus ihrem Sichtfeld verschwunden war.

Der Weg schwenkte endlich von dem riesigen Schwerindustrieareal zu meinen Füßen ab und ich war wieder in der Natur. Weit links von mir sah ich ein paar Mal auf das Meer, das in der morgendlichen Sonne glitzerte. Es ging geschwungen durch die Hügel und durch einen Eukalyptuswald. Der Weg war nicht besonders schön, es war ein breiter langweiliger Forstweg, aber es war angenehm zu laufen und es duftete nach dem jungen Eukalyptus. Die Vögel zwitscherten über mir und so wurde es nochmal schön auf dem Camino.

Ich durchquerte ein schönes gewelltes Tal mit frischen, saftigen Wiesen. Rechts neben mir konnte ich weit in die Ferne blicken, die schöne Natur Asturiens lag vor mir, eingerahmt von einer weit in der Ferne liegenden Bergkette. Nach einem weiteren Wald auf schönen angenehmen Weg, ging es steil hinunter. Ein Bauer auf seinem Traktor kam mir entgegen, sein großer Hund saß stolz und friedlich neben ihm, der Bauer winkte mir zu, es war das letzte Winken, das ich auf dem Camino von einem Anwohner bekam. Im Anschluss ging es auf einer schmalen Straße durch kleine Ortschaften hindurch.

Wieder war es ruhig auf dem Jakobsweg. Seit ich die Stadt verlassen hatte, habe ich kaum jemanden gesehen. Ich war allein, so wie viele Tage zuvor, manchmal genoss ich dies, aber manches Mal fehlt mir die Gesellschaft, so wie jetzt. Ich sehnte mich heute so sehr nach Pilgergesellschaft wie noch nie zuvor auf diesem Camino. Dafür hatte ich aber die Zeit, für mich das Fazit über den Jakobsweges zu ziehen.

Bis dato hatte ich keine Eingebung oder Ähnliches, ich habe einfach nur eine schöne Zeit verbringen können, in toller Gesellschaft anderen Pilgern, mit Thilo und genug stille Zeiten nur für mich. Und wie ich eben diese Gedanken schweifen ließ, kam ich an einer Weide vorbei, auf der ein kleines schwarzes Pony stand.

Eigentlich ist das Wort Weide zu hoch gegriffen, das Pony stand auf einem riesigen angehäuften Berg von Pferdeäpfeln und altem Stroh. Es war kein eingezäuntes Areal, das Pony war einfach an einem Pflog angebunden mit einem langen Seil und in dieses hatte sich der kleine Kerl hoffnungslos verheddert. Nur noch ein kleines Stück Seil, ließ ihm wenige Schritte Freiraum. Ich musste nicht lange überlegen und stieg langsam den kleinen Misthügel zu dem Pony hoch. Dabei redete ich sanft und leise mit dem Pony, es blieb ruhig stehen und wendete sich mir sogar neugierig zu. Sanft streichelte ich es und kraulte sein zotteliges Fell. „Na, wer hat dich denn hier so allein gelassen? Du bist ja ein Braver". Langsam arbeitete ich mich mit meinen Händen an seinem Bein runter, um seinen Huf zu heben, aber er verstand nicht, dass es nun sein Bein heben sollte. Also lehnte ich mich leicht gegen seinen kleinen, warmen Körper, leider verstand es noch immer nicht. Erst als ich mich mit meinem ganzen Gewicht gegen seinen Körper lehnte, hob es endlich sein Bein. Ich hoffte, es könne auf dem unebenen Boden sein Gleichgewicht halten, sonst würden wir beide umfallen, so groß war die Kraft, mit der ich mich gegen es stemmte. Ich schaffte es tatsächlich, die Schlingen, um seinen Huf zu lösen um ihm wieder die volle Länge des Seils als Auslauf zu gewähren. „Geschafft, mein Kleiner". Fragte sich nur, wie lange es ginge, bis es sich wieder im Seil verfing. Ich ging weiter, gefolgt von einem Schnauben des Ponys.

Kurz darauf erreichte ich ein kleines Dorf mit einer schönen Kirche, auf deren Stufen ich mich setzte für meine letzte Rast auf dem Camino.

Nun, ich musste weiter, es ging erstmal weiter übers Land und ich durfte die frisch vom Regen gewaschene saubere Luft einatmen und dem Zwitschern der Vögel lauschen. Ganz anders als bei meinem Aufbruch vor wenigen Stunden aus der Stadt.

Dann ließ mich lautes Hundegebell aufhorchen. Es kam aus einem alten großen Gehöft in Los Celleros das, verlassen aussah. Dem Gebell nach zu urteilen, mussten es mehrere Hunde sein, die dort bellten und wimmerten. Fast bekam ich Mitleid mit den armen Hunden, die zu mir, würden sie frei herumlaufen, aber womöglich nicht nett wären. Ganz in Gedanken bei den Hunden fiel ich fast über einen großen Steinhaufen, der am Wegesrand aufgeschüttet war. Es waren lauter Bruchstücke von Ziegelsteinen, die Pilger aufgehäuft haben. Alle waren mit Worten und Gedanken von Pilgern beschrieben. Darüber an einer Leine hingen Jakobsmuscheln, Wimpel, Halstücher und viele andere Gegenstände vorausgegangener Pilger. Unbeschriebene zerschlagene Ziegelsteine lagen nebenan in einer Kiste mitsamt ein paar Stiften. So nutze ich die Gelegenheit eine Nachricht zu schreiben. Nur was und an wen sollte ich meine Worte richten? Hilflos, nach Worten ringend, stand ich vor dem Haufen, mit meiner Ziegelscherbe in der Hand. Dann wusste ich, was ich darauf schreiben soll, ich schrieb genau diese Worte, „Adios Camino in Avilles". Dazu malte ich zwei Herzen und als ich meine Scherbe zu den anderen auf den Haufen legte, begangen mir die Tränen zu laufen. Ich war traurig und glücklich zugleich, in wenigen Stunden würde dieser teilweise mühsame und doch so wunderschöne Jakobsweg für mich zu Ende sein. Heute Nachmittag werden wir uns bereits wieder auf die Heimreise machen. Drei Wochen voller Freude, Abenteuer und mit vielen neuen Bekanntschaften wird heute enden. Nein, er endet nicht und durch meine Tränen drang ein Lächeln, er endet eben nicht. Heute, jetzt und hier fiel die Entscheidung, dass ich diesen Jakobsweg irgendwann auch beenden werde. Bis eben ließ ich es mir offen, ob ich den Weg beenden würde, da ich ja schon zwei Jakobswege bis zum Schluss gegangen bin und bis eben dachte, ich gehe so weit, wie ich komme und den Rest lass ich eben Rest sein. Aber nun, kurz vor dem Ziel kam ich zu einem ganz anderen Ergebnis. Natürlich werde ich auch diesen Weg beenden. Ich kann den Weg nicht in Avilles zu

Ende gehen lassen, ohne das Ziel Santiago de Compostela erreicht zu haben, das klingt so unvollständig, ja schon fast nach Aufgeben. Also werden ab nun Pläne geschmiedet, wann und wie ich diesen Jakobsweg zu Ende bringe.

Aber erst einmal heißt es weitergehen und so verließ ich diesen spirituellen Ort. Bald war es mit der schönen ländlichen Umgebung vorbei und ich gelangte an eine Straße, die endlos lange und unschön an einem riesigen Fabrikareal entlang verlief. Auf einem schmalen Begrenzungsstreifen führte mich mein Weg direkt auf Teer in Richtung Avilles. Viele Autos brausten an mir vorbei und auch einige LKWs donnerten die lange Straße entlang. Eine der Fabrikhallen wurde eben abgerissen und ich musste den Krach der Abrissbagger lange Zeit ertragen, denn auch diese Halle war so groß und mehrere Bagger waren dort tätig.

Ich hatte Lust auf einen Kaffee, aber es gab weit und breit nichts außer dieser Straße und dieser hässlichen Fabrikgegend. Bald kam ein kleiner Truck Stopp, aber die Kundschaft dort schienen tatsächlich nur LKW-Fahrer auf der Durchreise zu sein. Sie unterhielten sich lautstark in der Bar, ihr Worte drangen unangenehm bis zu mir raus und ich hatte keine Lust, mich zu diesen Männern zu setzten. Ich brauchte noch einmal meine Ruhe in einem schönen Café, also ging ich weiter die Straße entlang.

Endlich war die Straße zu Ende und zweigte in einen Vorort von Avilles ab. Dort fand ich ein kleines Café mit einem netten Kellner, der mir Gebäck zu meinem Kaffee reichte. Das kam jetzt genau richtig, draußen auf der kleinen Terrasse zelebrierte ich meinen letzten Kaffee ganz für mich allein auf den letzten Kilometern meines

Jakobswegs. Bald darauf folgte ich den letzten Pfeilen und den letzten Muschelzeichen in Richtung Avilles und dann kam ich an.

Etwas hilflos stand ich vor der geschlossenen Herberge, ein mir unbekannter Pilger wartete ebenfalls, ein Spanier. Wir unterhielten uns kurz, am Ende war dann doch wieder jemand da. Hier wollte ich mir einen letzten Stempel holen, mich im Anschluss mit Thilo treffen, gemeinsam was essen und uns auf den Heimweg machen. Irgendwie wollte ich jetzt aber darüber gar nicht nachdenken.

Nun, das ist das Ende meiner Pilgerreise und dabei fühle ich mich gar nicht richtig angekommen. In dem Moment fuhr Thilo auf der Suche nach einem Parkplatz an mir vorbei. Ich winkte ihm zu, aber er sah mich nicht, da nahm ich meine Beine in die Hand und rannte ihm hinterher, er wurde aber immer schneller und es machte bald keinen Sinn. Schon rief er an, dass er keinen Parkplatz finden würde und so lotste ich ihn zurück zu mir. Denn direkt neben der Herberge war einer. Das war die letzte Wiedervereinigung von uns beiden auf diesem Jakobsweg. Die Herberge öffnete auch und ich ging hinein, um mir meinen Stempel zu holen. Der spanische Pilger ließ mich sogar vor. Ich musste fast weinen, als der Hospitalero mir den Stempel auf das letzte freie Feld setzte. Mein Ausweis ist voll und meine Pilgerreise für dieses Mal offiziell zu Ende. Die letzten drei Wochen gingen so schnell vorbei ich habe so viel Schönes erlebt.

Gemeinsam erkundeten wir das kleine Städţchen, schauten uns die Kirche San Nicolás de Barian an, besuchten den schönen Park und ließen die Zeit verweilen. Ich wusste, dass, wenn wir uns heute auf die Heimreise machen wollten, wir irgendwann lossollten, aber ich versuchte alles in die Länge zu ziehen. Hier ein bisschen schauen, dort den Kopf in ein Geschäft stecken, nochmal auf eine Bank sitzen. Alles nur, damit der Weg nicht zu Ende ist. Aber ist er das überhaupt jemals? Ich trage den Jakobsweg nun seit zwölf Jahren in meinem Herzen und habe mehr als zwei Jahre auf ihn warten müssen und ich weiß, dass dieser Weg und vermutlich auch nicht der nächste, mein letzter sein wird. Trotzdem setzt die Wehmut ein und ich wollte nicht nach Hause zurück. Dieses Abenteuer, das ich in den drei Wochen mit Thilo an der Küste Nordspaniens erleben durfte, das war so wunderbar.

In einer Sideria an der Plaza Domingo aßen wir zu Mittag, eine riesige Platte für zwei, die wir gar nicht zwangen. Wir tauschten ein paar Bilder und letzte Eindrücke mit Thomas und Sabrina aus, die morgen hier sein würden. Dann hieß es Abschied nehmen, im Regen ging es zurück zum Womo. Fast 500 Kilometer geht es nun zurück an den Ausgangspunkt meiner Pilgerreise, in entgegengesetzter Richtung.

Auf der Autobahn flogen die Städte, die ich zu Fuß durchgereist bin, an mir vorbei. Am Anfang waren die Ortsnamen auf den Schildern, diejenigen, die ich heute durchlief, dann die von gestern, vorgestern, letzter Woche, vorletzter Woche, ganz am Anfang meiner Reise und am Ende waren wir auf dem Jaizkbel abgekommen. Ganz oben auf dem Berg, den ich an meinem Pilgertag wegen der starken Schmerzen in meiner rechten Hüfte und dem Bein ausgelassen habe. Dank unseres Wohnmobils konnte ich nun auch diesen Teil der Etappe besuchen.

Pilger waren an diesem Abend keine mehr unterwegs, aber wir teilten uns den Bergrücken mit ein paar anderen

Campern. Ich ging mit Thilo ein paar Schritte auf dem Bergrücken und wir genossen die Aussicht hinunter nach Irun und Hondarriba. Durch eine Wolkenlücke ließ sich noch einmal kurz die Sonne blicken und wir hatten, dieses Mal wirklich, den letzten Sonnenuntergang über dem Meer. Das war er dann endgültig, mein Camino.

Ach nein, doch nicht, der nächste verregnete Morgen ließ mich noch einmal kurz zurückkehren. Ich durfte die ersten Pilger begrüßen, die sich bei dem trüben Wetter auf machten in ihr Camino Abenteuer. Ich weinte ihnen Tränen nach, sie hatten vor sich, was ich hinter mir hatte. Allen wünschte ich Glück und ein „Buen Camino". Für sie war ich nur eine Frau, die im Regen vor ihrem Wohnmobil stand, aber ich bin Pilgerin im Herzen für immer.

Und das Beste zum Schluss

Der Jakobsweg und das ist mir wirklich sehr, sehr wichtig, dies einmal zu erwähnen und in meine Worte zu fassen, ist für jeden da. Für uns alle, Mensch, Leute, wir haben alle das gleiche Ziel. Andere Gründe, um aufzubrechen, aber im Grunde sind wir hier, um diesen Weg zu gehen. Vielleicht sogar gemeinsam, ich mit dir, oder du mit mir. Jeder hat seine eigene spannende Geschichte, der man lauschen kann, wenn man es will, aber nicht muss. Für den, der 20 Kilometer geht, oder nur zehn, mit oder ohne Gepäck, allein, in der Gruppe, mit dem Rad oder zu Fuß. Jemand schafft den ganzen Jakobsweg in einem Rutsch, der andere eben in vielen Etappen. Die einen ziehen die Gesellschaft in Herbergen vor, die anderen sind gerne für sich und schlafen in Pensionen. Die einen nehmen auch mal den Bus, die anderen laufen Unverdrossen noch so hässliche und triste Wege. Jemand ist vielleicht nicht so gut zu Fuß, obwohl er äußerlich gesund aussieht. Vielleicht läuft er nur langsam, weil er hofft, dass die Gruppe, die er am Morgen verloren hat, zu ihm aufschließen kann. Vielleicht läuft er aber schnell, weil er liebe Mitpilger verloren hat und diese einholen möchte. Viele können sich keine fünf oder mehr Wochen Urlaub nehmen, um den Jakobsweg komplett an einem Stück zu laufen. Sie machen es eben in Etappen, eine Woche oder zwei pro Jahr je nachdem, fangen irgendwo an, wo sie vielleicht im Jahr zuvor aufgehört haben und haben deswegen noch so viel Energie, während du erschöpft bist, von tagelangen, harten Etappen mit vielen Höhenmetern. Manch einer reist mit kleinem Gepäck, weil er ausschließlich in Hotels übernachtet. Da braucht er kein Handtuch, keinen Schlafsack und Ähnliches, sei froh, er nimmt dir dein heiß ersehntes Bett in der Herberge nicht weg. Vielleicht hat einer wenig Gepäck, weil er von jemandem im Wohnmobil begleitet wird, so wie ich von meinem Mann. Auch ich sollte dir kein Ärgernis auf Deinem Weg sein. Vielleicht haben wir uns auf dem Weg schon mal getroffen, sind für eine Weile nebeneinander hergelaufen und haben uns großartig unterhalten.

Viele haben eindeutig zu viel Gepäck dabei und warum? Vielleicht tragen sie einen Teil für ihre Gefährten, die krank oder schwächer sind, oder derjenige hat ein vieles an Medikamenten dabei, weil er sehr krank ist, vielleicht aber auch nur jede Menge Lebensmittel für sich, da er an einer Unverträglichkeit leidet. Warum fährt jemand eine oder sogar mehrere Etappen mit dem Bus? Vielleicht ist es ja genau die Etappe, die er überspringen muss, um seinen Rückflug nicht zu verpassen. Oder vielleicht ist er mit dem Bus erst ein Stück zurückgefahren, weil er unterwegs etwas vergessen oder verloren hat. Er fährt nun hin, es zu suchen, drücken wir ihm die Daumen, dass er es findet. Sind wir nicht die, die wir jeden Tag, einen um den anderen Kilometer laufen, frei? Frei in unseren Gedanken, Erfahrungen und Entscheidungen, einen Weg so zu gehen, wie wir es für richtig halten? Ohne dafür Rechenschaft ablegen zu müssen? Jemand, der sich ein paar Wochen freigeschaufelt hat um pilgern zu können, aber trotzdem am Abend lange seine E-Mails checken muss, da er selbstständig ist und wichtige Kunden hat, ohne die sein Geschäft eben nicht funktioniert.

Fahrradpilger, auch so eine Sache. Von verschiedenen Herbergen weiß ich, dass ein Fußpilger einem Radpilger bei der Bettenwahl vorgezogen wird. Warum? Der Radpilger sitzt den ganzen Tag im Sattel, hat sein Gepäck in den Taschen, fährt viele Kilometer, viel mehr als wir laufen und muss täglich um eine Unterkunft bangen. Auch er ist abends müde und erschöpft.

Wir alle haben unser Ziel, das wir erreichen möchten, nach dem wir streben, auf das wir uns so lange gefreut haben und worauf wir hingearbeitet haben. Womöglich geht unser gesamter Jahresurlaub dafür drauf. Dafür, dass wir uns die Füße wund laufen, aber doch nicht dafür, es andern zu missgönnen ihren Weg zu gehen. Neidisch auf sie sind, weil sie die bessere oder moderne Pilgerausrüstung haben, oder weil man jemanden hat in einen Bus hat einsteigen sehen, oder weil jemand nicht in Herbergen schläft. Ich war so überaus glücklich darüber, den Camino del Norte genauso gepilgert zu sein, wie ich es getan habe. Natürlich habe ich die Gemeinschaft in den Herbergen oft vermisst. Das gemeinsame Kochen, das Zusammensein und die schönen Stunden am Abend, die Geschichten, die in der Runde erzählt werden. Es gibt aber auch die, die laut schnarchen, das kalte Wasser in den Gemeinschaftsduschen, das Ringen um die besten Betten oder überhaupt um ein Bett. Trotzdem bin ich gepilgert, ich war auf dem Jakobsweg und ich war glücklich. Er hat mir all das gegeben, auf was ich gehofft habe. Es gab die wunderbaren Zeiten, mit vielen lieben Menschen, die ich kennengelernt habe, viele schöne Wegabschnitte, das Meer zu meinen Füßen. Zum Glück wenig Regen für mich im Norden Spaniens. Ja, auch wunde Zehen, einen schmerzenden Rücken, trotz des kleinen Gepäcks und ja, auch genug Tränen. Und über mein Bein, meine Hüfte und meinen ganzen Rücken, was soll ich sagen? Bis heute und das, trotz vieler, vieler Untersuchungen und Experimenten mit vielen Medikamenten, wird es einfach nicht besser. Die Schmerzen plagen mich täglich, mal mehr, mal weniger und ziehen mir durch den ganzen Körper, nichts hilft wirklich. Ich versuche mich in Geduld zu üben, in Ruhe und Gelassenheit. Aber versuche das mal, wenn dich dein ganzer Rücken unter Schmerzen krümmt und krampft. Ich habe kaum Kraft, um mich zu konzentrieren. Alle Kraft geht darauf, die Schmerzen zu bekämpfen, ich versuche sie wegzudenken, zu ignorieren, um mir am Ende doch wieder irgendwelche Pillen verschreiben zu lassen.

Schritt für Schritt kam ich meinem Ziel Santiago de Compostela näher und habe es doch nicht erreicht. Aber was ich auf dem Weg dorthin alles erleben und erfahren durfte, gab mir viel Kraft und Freude. Auf dem Jakobsweg konnte ich eine Weile ganz ich sein und vergessen, was mich sonst so beschäftigt. Ganz ehrlich, ich habe sehr oft gar nicht an meine Krankheit gedacht. Eigentlich wollte ich viel darüber nachdenken, weil sie mich sonst so beschäftigt, und auf dem Jakobsweg hätte ich ja endlich Zeit dafür. Aber das Gegenteil war der Fall, viel zu sehr war ich damit beschäftigt, ständig nach Wegweisern Ausschau zu halten, nach meinen Muscheln und Pfeilen, ich habe die Krankheit oft einfach vergessen.

Die Leute, die ich kennengelernt habe, haben meine ganze Aufmerksamkeit bekommen, weil auch sie für mich interessante Dinge erzählten, denen ich gerne lauschte. Meine Hüfte, mein Bein und mein Rücken machen mir derzeit mehr Probleme als meine MS. Die Landschaft und die Natur um mich herum, mit ihren Tieren und Menschen zog mich so in ihren Bann, da blieb meist kein Platz für traurige Gedanken, zum Glück.

Ich ging auf den Jakobsweg, um wieder mehr zu mir zu finden und um Antworten für meine Krankheit zu finden. Ich war tagelang unterwegs, war frustriert, weil nichts passierte, dabei war es längst passiert und ich habe es nicht einmal mitbekommen. Ich habe abgeschaltet, ich war weit weg von trüben Gedanken. Ich hatte nur das Hier und Heute im Kopf. Ich plante nichts voraus, hatte nur den Weg im Kopf, was er an Unvorhergesehenem bringen mag und wohin er mich an jenem Tag brachte. Ich vergaß meine Krankheit und was sie mit mir gemacht hat, weil das einzig Wichtige in den drei Wochen für mich war,

Schritt für Schritt meinem Ziel näherzukommen, meinem Ziel. Daher lautet mein Resümee über den Jakobsweg: egal was man auf dem Weg sucht, oder von diesem erwartet. Egal, ob man die Herausforderung oder die Ruhe sucht. Es gibt für jeden den passenden Jakobsweg. Kurze Etappen, lange Etappen, viele Berge oder die Ebene. Das Meer, die Küste, oder landschaftlich beeindruckende Natur, große Städte und kleine Dörfer mit wunderschönen Kirchen und großartigen Menschen. Geh den Weg, der dir bestimmt ist. Du wirst ihn finden, oder er dich.

Und Liebe Pilger, nehmt bitte euren Müll mit, lebt den Camino, als läge er vor eurer Haustüre. Nehmt bitte Rücksicht auf die Leute, die hier leben, als wären es eure Nachbarn. Verhaltet euch so, wie ihr wollt, dass man sich euch gegenüber verhält. Viele gehen den Camino, weil sie Ruhesuchende sind, auf dem Weg zu sich selbst.

Epilog
Wann und wo beginnt unser Weg

Immer wieder werde ich von Leuten gefragt, wo ich meinen Weg angefangen habe, und warum ich überhaupt pilgere. Was soll man da antworten und ich überlege selbst, wann meine Leidenschaft für den Jakobsweg begann.

Eigentlich begann mein Weg mit dem Ende des ersten Weges 2010. Mein damaliger Jakobsweg war nie zu Ende. Seitdem halten mich meine Gedanken immer wieder am Jakobsweg fest. Wann genau beginnt für einen der Jakobsweg, wann machen wir uns auf den Weg, innerlich und äußerlich?

Der Weg lässt mich jedenfalls bis heute nicht los, trotz all der Strapazen und mancher Schwierigkeit. Immer wieder lese ich Bücher von Pilgern, sehe mir Videoclips von Pilgern oder Beiträge im Fernsehen über den Jakobsweg an. Natürlich sah ich den Film von Happe Kerkeling im Kino an, saß da mit Tränen in den Augen und einer großen Sehnsucht im Herzen. Im bequemen Kinosessel spürt man keine Schmerzen in den Füßen. Man vergisst die Mühen eines Pilgerweges, wenn man über Wochen auf der Straße und in Herbergen unterwegs ist. Ich lese immer wieder die Notizen in meinen alten Tagebüchern über meine vergangenen Jakobswege und immer wieder bringt mich das Gelesene zurück auf meinen Weg, zurück zu meinen Erinnerungen. Für kurze Zeit bin ich auf meinem Gedanken-Jakobsweg. Wie verrückt war ich, nach einem Jahr den Weg nach all den Schmerzen des ersten Weges noch mal zu gehen und auch jetzt elf Jahre später ziehe ich wieder los. Aber er ist da, der Weg, immer, er ist immer präsent. Er lässt mich nicht los, er ruft nach mir, er begleitet mich, er tröstet mich so manches Mal und er weckt Sehnsüchte. Daher machte ich mich wieder auf den Weg, ich bin auf dem Camino, was kann es Schöneres geben? Trotz aller Strapazen, es ist immer wieder wie heimkommen auf den Weg, meine Heimat.

Kürzlich stand ein Spruch in unserer Tageszeitung, der passt genau: *Heimat ist nicht da, wo du die Bäume kennst, sondern Heimat ist da, wo die Bäume dich kennen*. Und was ist mit meiner Erkrankung? Eigentlich weiß ich, was ich mir zutrauen kann und wo meine Grenzen sind. Aber ich werde immer wieder über mein Ziel hinausschießen, das wird nicht ganz ausbleiben. Schließlich muss ich mich nicht in Watte einpacken. Ja, ich merke, dass es mir nicht immer guttut. Und werde mir das ein oder andere Mal die Nase blutig laufen oder eben in diesem Fall die Füße wund. Denn das bin ich, das ist die Susi, ich will eben auf genau diesen Berg und ich will heute 30 Kilometer oder mehr laufen und dann tue ich das auch.

Danken möchte ich gerne:

Meinem lieben Ehemann. Danke Thilo, dass Du mich auf meinen Reisen begleitest und mich bei meinen verrückten Ideen immer unterstützt.

Meiner lieben Mama Barbara Huber. Die beste Mutter der Welt, die immer für mich da war und es stets ist und mein erstes Probebuch Korrektur gelesen hat.

Der besten kleinen Schwester, die man sich wünschen kann. Küsschen Ela. HDL.

Dem Autor der beiden Schwarzwaldkrimis: Blutspur in die Vergangenheit und: Todgeglaubte Vergangenheit, Robert Zirlewagen, der mir mit Rat und Tat zur Seite stand und mir wertvolle Tipps gab.

All meine Leser/innen, Pilger/innen und MS-ler/innen. Schön, dass Ihr mich auf meinen Reisen begleitet habt.

An all jene, die mich bewusst oder unbewusst beim Schreiben unterstützt haben.

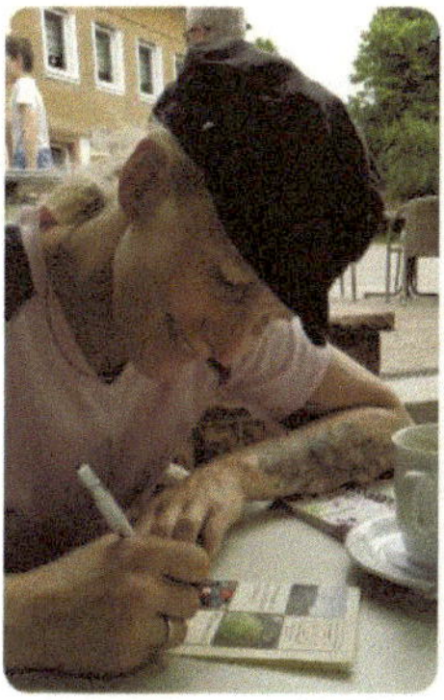
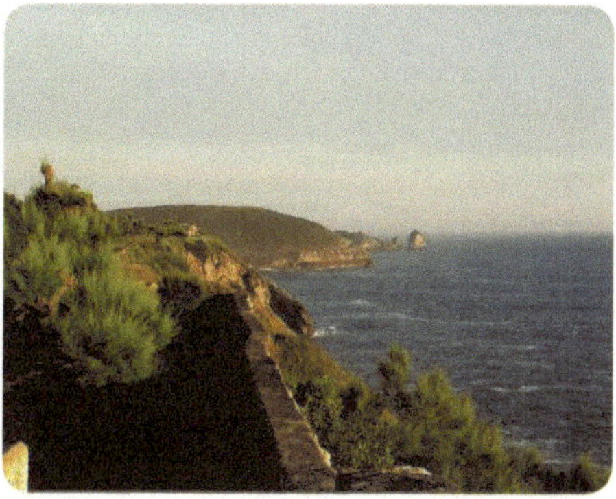
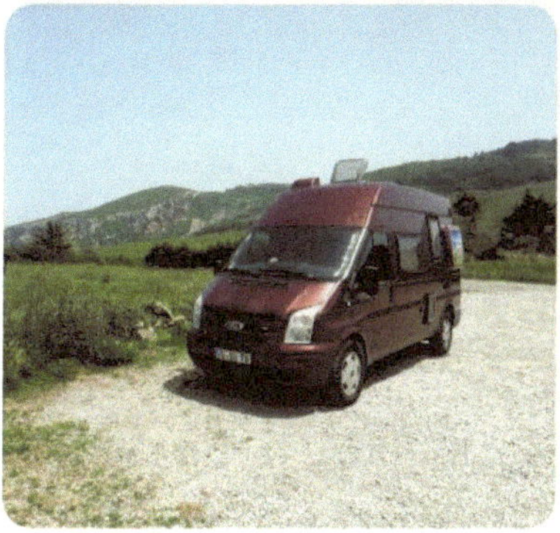
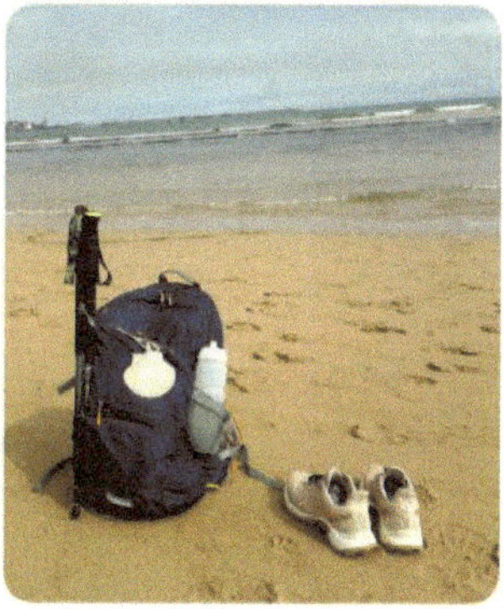

ISBN 978-3-7575-4998-5
www.epubli.de